Human Comics HC

発達障害の不思議な世界

その理解と評価から導く最適な指導法

【原作】新田 收
【作画】田中 治

HUMAN PRESS

原作：新田 收　理学療法士，博士（工学），jazz basist
東京都府中療育センター（1986），東京都立医療技術短期大学 助手（1995），同専任講師（1996），東京都立保健科学大学（元東京都立医療技術短期大学）助教授（1999），首都大学東京 健康福祉学部 理学療法学科 教授（2005），東京都立大 教授（2020）

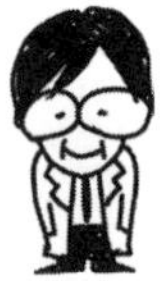

作画：田中 治 イラストレーター，絵コンテライター，funk basisit
日大芸術学部美術学科卒業後，バンドマン 10 年を経てイラストレーターに転身，NHK セサミストリートの専属イラストレーターを経験し，書籍イラストや CM 絵コンテなど，現在に至る

The mysterious world of children with developmental disabilities
(ISBN 978-4-908933-31-8　C3047)

By Osamu Nitta, Osamu Tanaka

2021. 4. 14　　1st ed

Human Press, Inc.
167-1 Kawakami-cho, Totsuka-ku, Yokohama, 244-0805, Japan
E-mail : info@human-press.jp

【目次】

レクチャーⅠ　発達障害とは、どのような障害でしょうか

レクチャーⅡ　発達障害の子どもは、世界をどのように感じているのでしょうか

レクチャーⅤ
発達障害の子どもは、生活空間をどう捉えているのでしょうか

レクチャーⅥ
発達障害と思ったらチェックしてみましょう

レクチャーⅦ 遊びや運動をとおして発達障害を改善しましょう

レクチャーⅧ　発達障害の悩み相談室

✳出演者プロフィール

氏名　かおり先生（別名：カオリン）

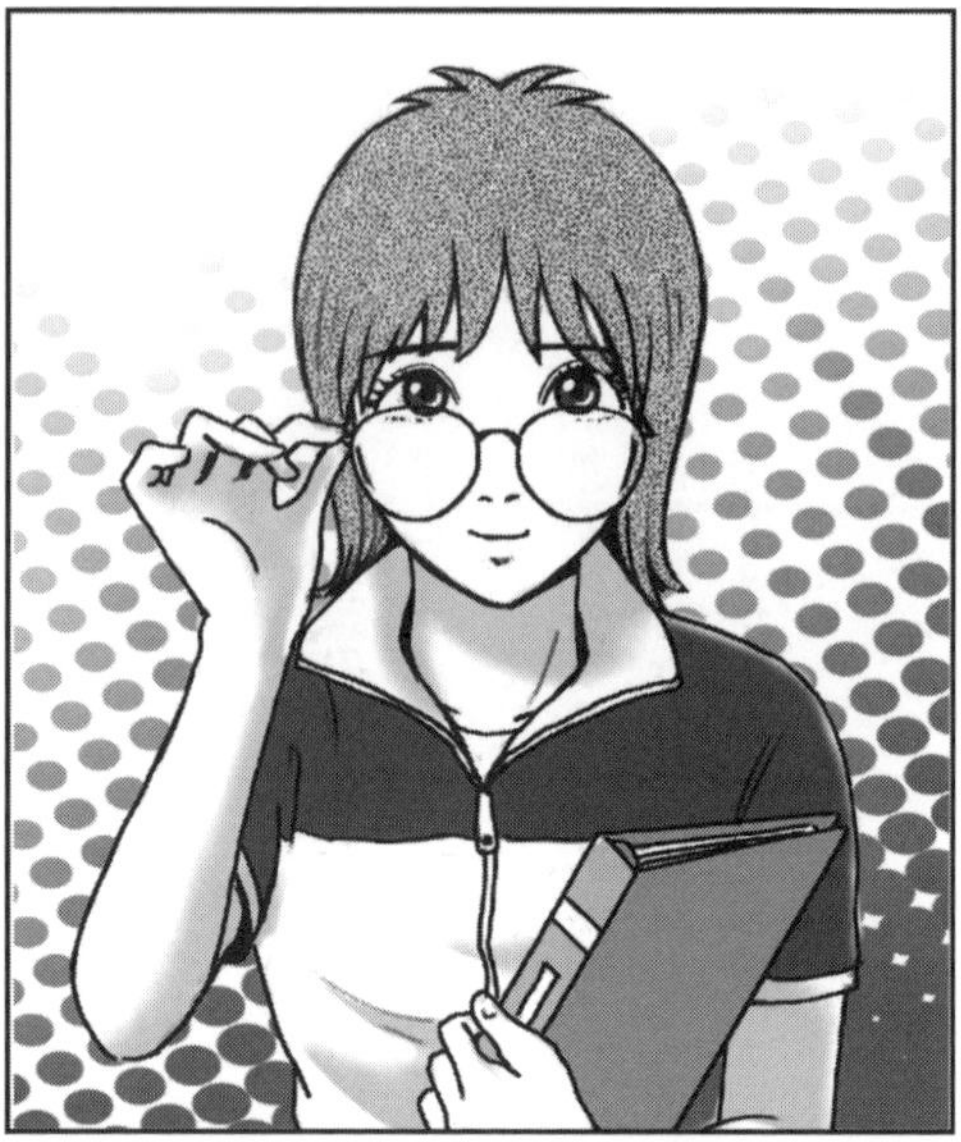

略歴

10年前にリハビリテーション養成校を卒業し、セラピストとして地域の通園施設で働いている。通園施設にきているのは、主に学齢期前の発達障害をもった子どもたち。昨年からは、セラピストとして働きながら母校で非常勤講師として教鞭をとっている。

本人の言葉

かおりです。よろしくお願いします。働き始めてあっという間の10年でした。学校で後輩たちに、発達障害について教えているけど、まだまだわからないことばかりです。もう一度、初心に戻った気持ちで、生徒たちと一緒に頑張っていきます。

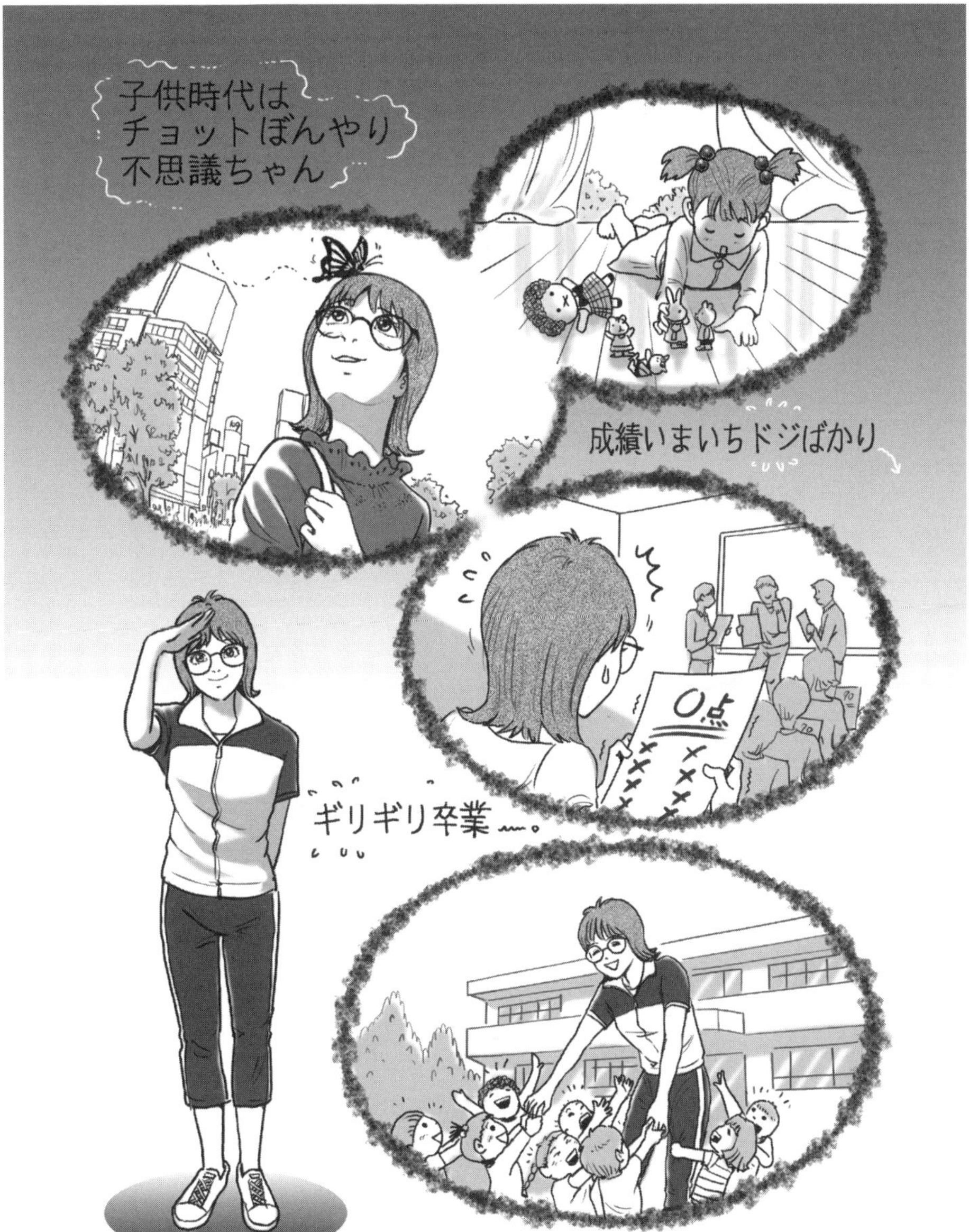
子供時代は
チョットぼんやり
不思議ちゃん
成績いまいちドジばかり
0点
ギリギリ卒業
子供の施設に就職
今では人気者に

氏名　雄太郎（ゆうたろう）

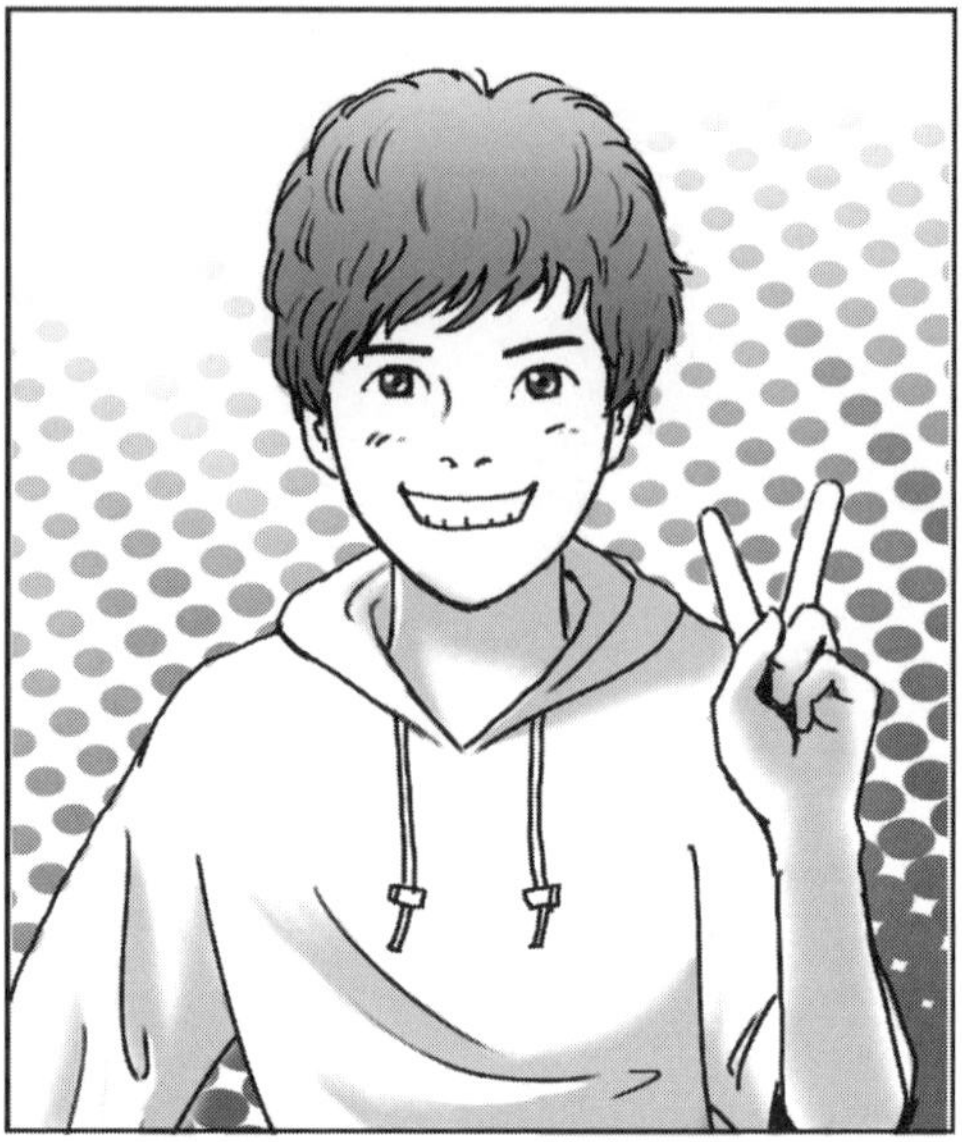

略歴

リハビリテーション養成校でセラピストを目指している3年生。高校までサッカー部に所属していた。体力だけは自信があり。子どもが好きで、卒業後は子どもを対象とした施設で働きたいという希望をもっている。本人は、勝手にカオリン先生の一番弟子と宣言している。

本人の言葉

雄太郎です。高校までサッカー部のキャプテンで、今も小学生のチームでコーチをやっています。卒業したら、障害をもった子どもたちにサッカー教えながら、小児施設で働きたいと思っています。小児のことに詳しいカオリン先生には、トコトンついていくつもりです。今日から始まる発達障害の授業は、今からワクワクしています。ばっちり勉強するぞ！

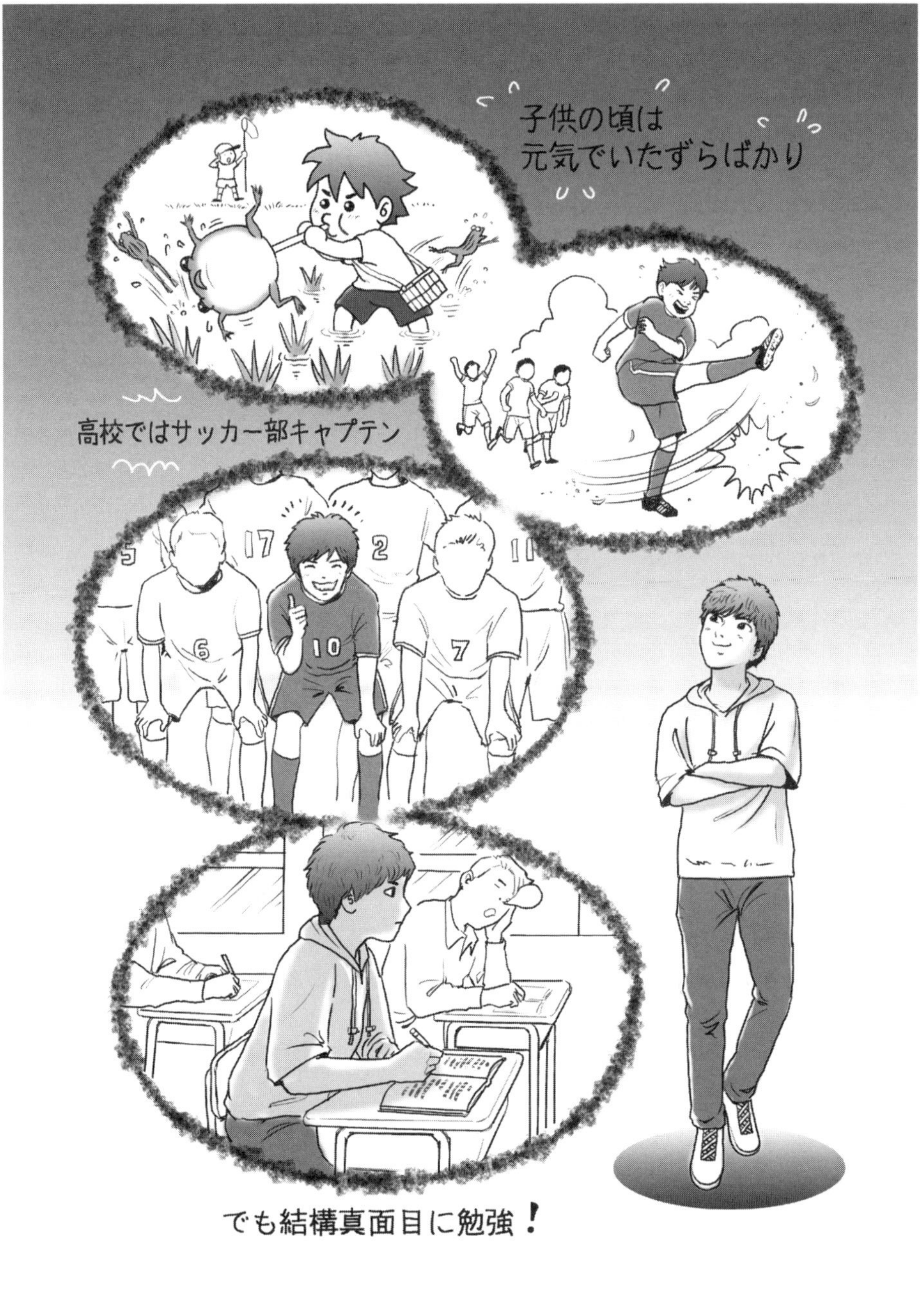
子供の頃は
元気でいたずらばかり
高校ではサッカー部キャプテン
でも結構真面目に勉強！

レクチャーI

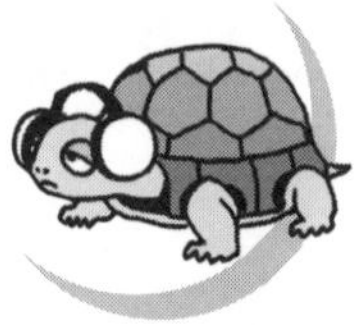

発達障害とはどのような障害でしょうか

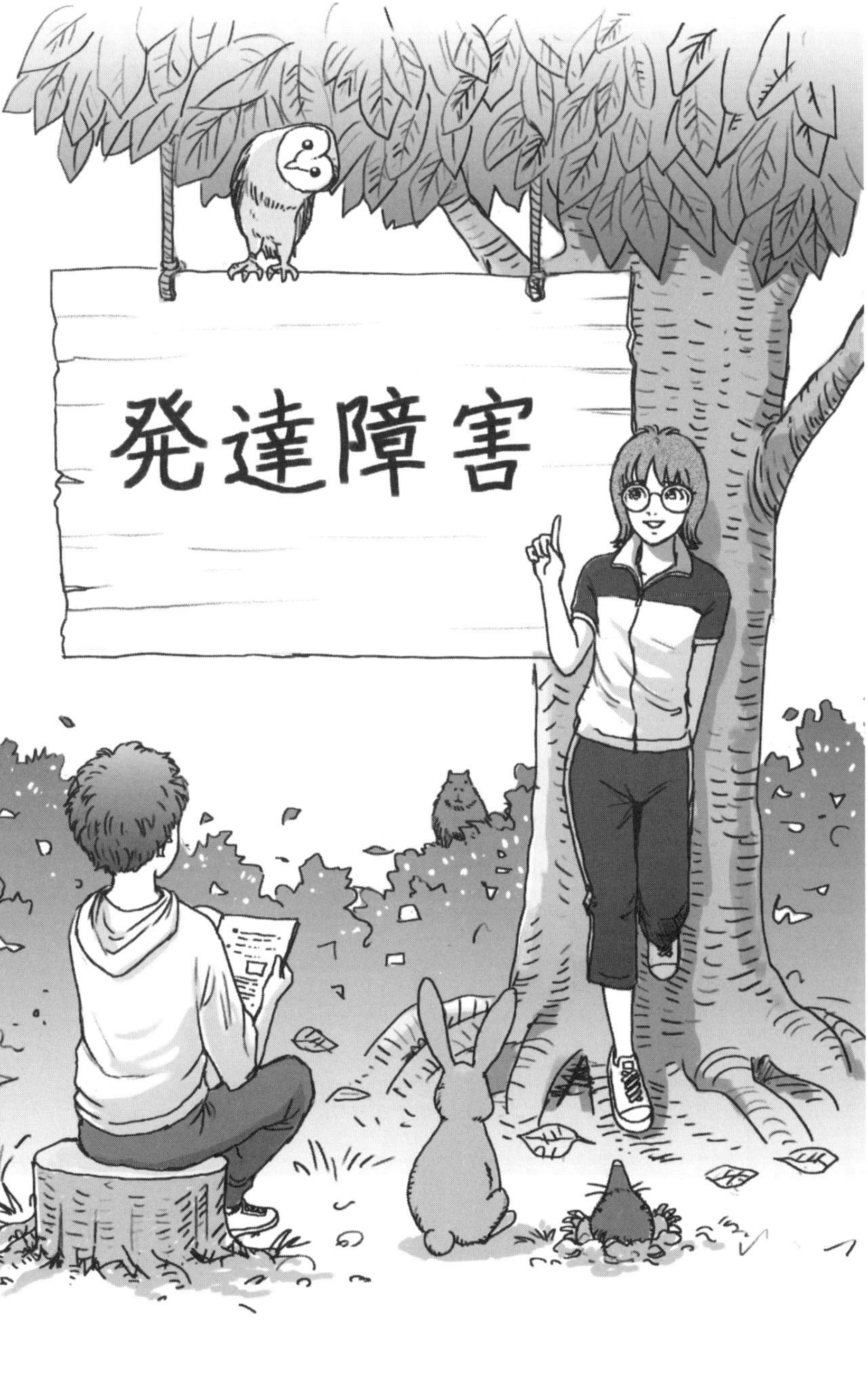
発達障害

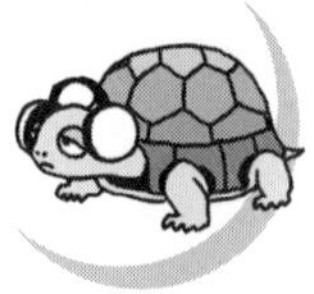

発達障害は、いつごろから認識されたのでしょうか

今は、マスコミなどでも取り上げられることが多い「発達障害」ですが、一般的に知られるようになったのは比較的最近のことです。一般に認識されるようになったきっかけは、1980年代以降、学齢期になり学習についていけない、落ち着いて席に座っていることができない、といった児童がマスコミで頻繁に取り上げられ話題になったことです。その当時、初めて「学級崩壊」といった言葉も生まれました。

文部科学省は、2002年に「通常の学級に在籍する特別な教育支援を必要とする児童生徒に関する全国実態調査」を行っています。その結果、知的発達に遅れがないものの、学習面や行動面で著しい困難を示す児童生徒が6.3%在籍していたと報告しています。その内訳は、第1位に「学習面で困難を感じる児童生徒」、第2位に「行動面で困難を感じる児童生徒」、第3位に「学習と行動ともに困難を感じる児童生徒」でした。その後、**2005年4月1日より「発達障害者支援法」が施行され、それをきっかけに「発達障害」が広く一般の人にも知られるようになりました。**

2008年より都内の大学附属病院では、発達障害外来を開始しましたが、4年間で初診患者の累計数は2千人を超えました。その診断結果は、自閉症《じへいしょう》スペクトラム障害（ASD：Autistic Spectrum Disorder）が45%、注意欠如《ちゅういけつじょ》・多動性障害《たどうせいしょうがい》（ADHD：Attention Deficit Hyperactivity Disorder）が9%であったと報告されています。このような時代の変化により、これまで学校生活に困難を感じていた多くの児童が「発達障害」の認知の広がりとともに、確認されるようになりました。

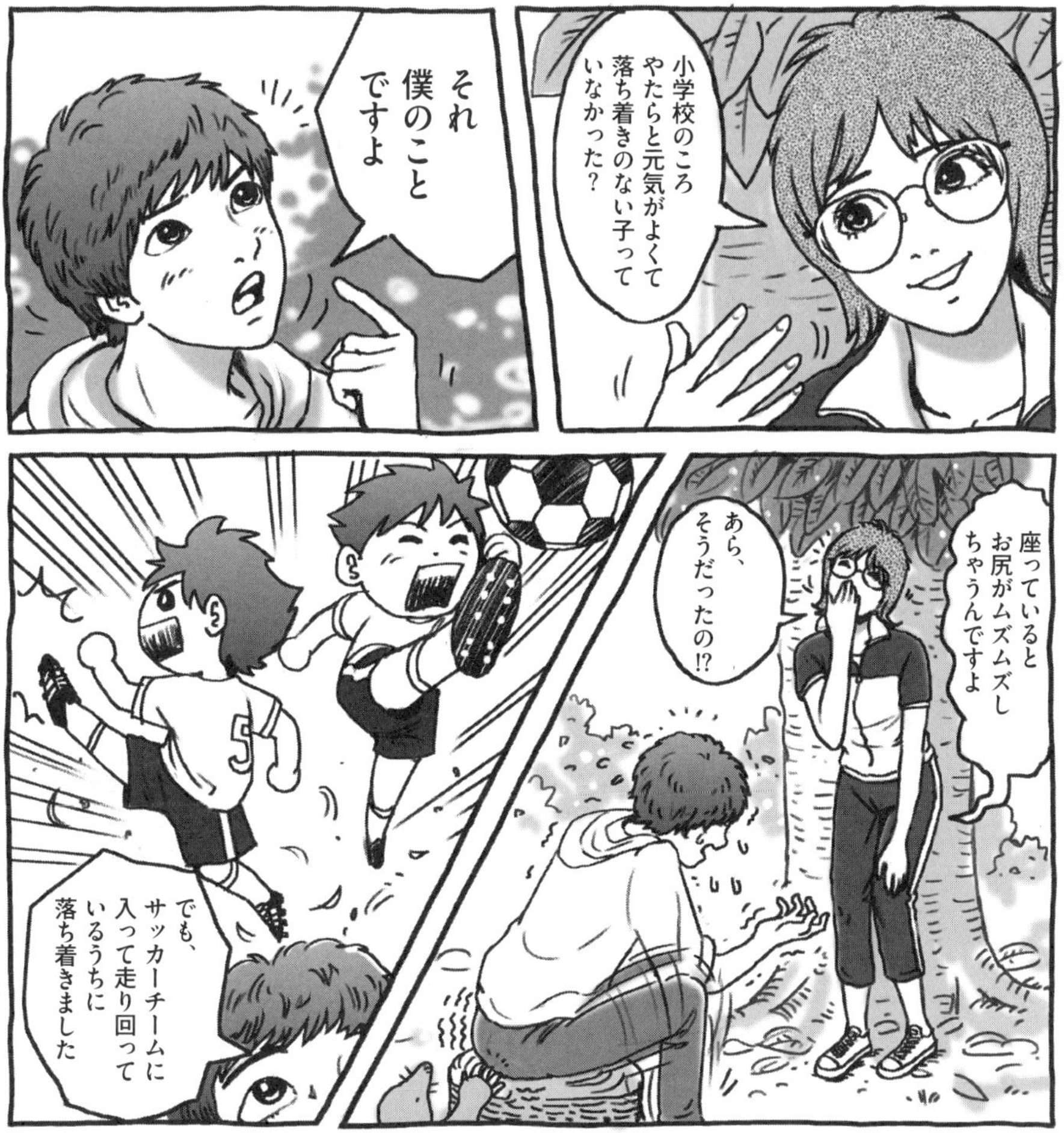
小学校のころ やたらと元気がよくて 落ち着きのない子って いなかった？
それ 僕のこと ですよ
座っていると お尻がムズムズし ちゃうんですよ
あら、そうだったの⁉
でも、サッカーチームに 入って走り回って いるうちに 落ち着きました
今は まじめに 勉強して ますよ
うん知ってるよ 頑張ってね‼

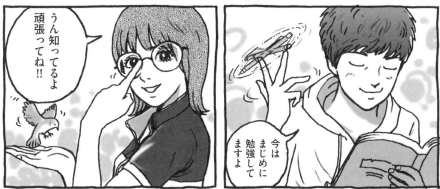

発達障害は身近にみられ、4～8歳の子どもで落ち着きなく走り回っている場合は、その可能性があります

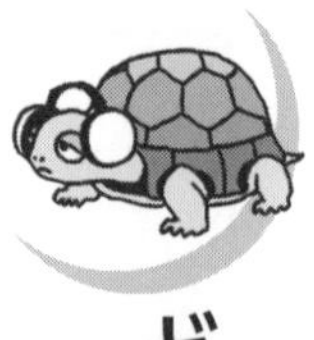

どのように発達障害は定義されているでしょうか

発達障害は、発達障害者支援法で自閉症、アスペルガー（Asperger）症候群とその他の広汎性発達障害《こうはんせいはったつしょうがい》（PDD：Pervasive Development Disorder）、学習障害（LD：Learning Disorder）、注意欠如・多動性障害（ADHD）と政令（省略）で定義されています。日本では「発達障害」は、この定義が広く知られています。しかし、世界的には米国精神医学協会で作成されている「精神障害の診断と統計マニュアル（DSM：Diagnostic and Statistical Manual of Mental Disorders）」の診断基準に基づいて、診断名は判定されています。**２０１３年には5回目の改定版にあたる「ＤＳＭ-５」が示され、日本の定義で示された「自閉症」「アスペルガー症候群」および「広汎性発達障害」が、自閉症スペクトラム障害（ASD：Autistic Spectrum Disorder）に統一されました**（図）。

その理由は、これらは社会関係の障害や限局した興味・関心、反復的・常同的な行動を特徴としており、根本となる障害は同一であるといった考えからです。具体的には、自閉症では言語発達の遅れがみられ、逆にアスペルガー症候群では言語発達の遅れはみられないといった違いがありますが、どちらもコミュニケーションの障害が主な症状です。さらに、広範性発達障害は自閉症やアスペルガー症候群を合わせもったことを呼び、そのため中核となる障害はコミュニケーションの障害であり、問題の本質は同様であるからです。つまり、この三疾患は共通した特徴を有しており、別々の疾患ではなく、連続した疾患として捉えることが妥当と考えられます。前述の発達障害者支援法には「その他これに類する脳機能障害であって、その症状が通常低年齢において発現するもの」という一文があります。この「その他」は「政令に定めるもの」としており、「政令」部分

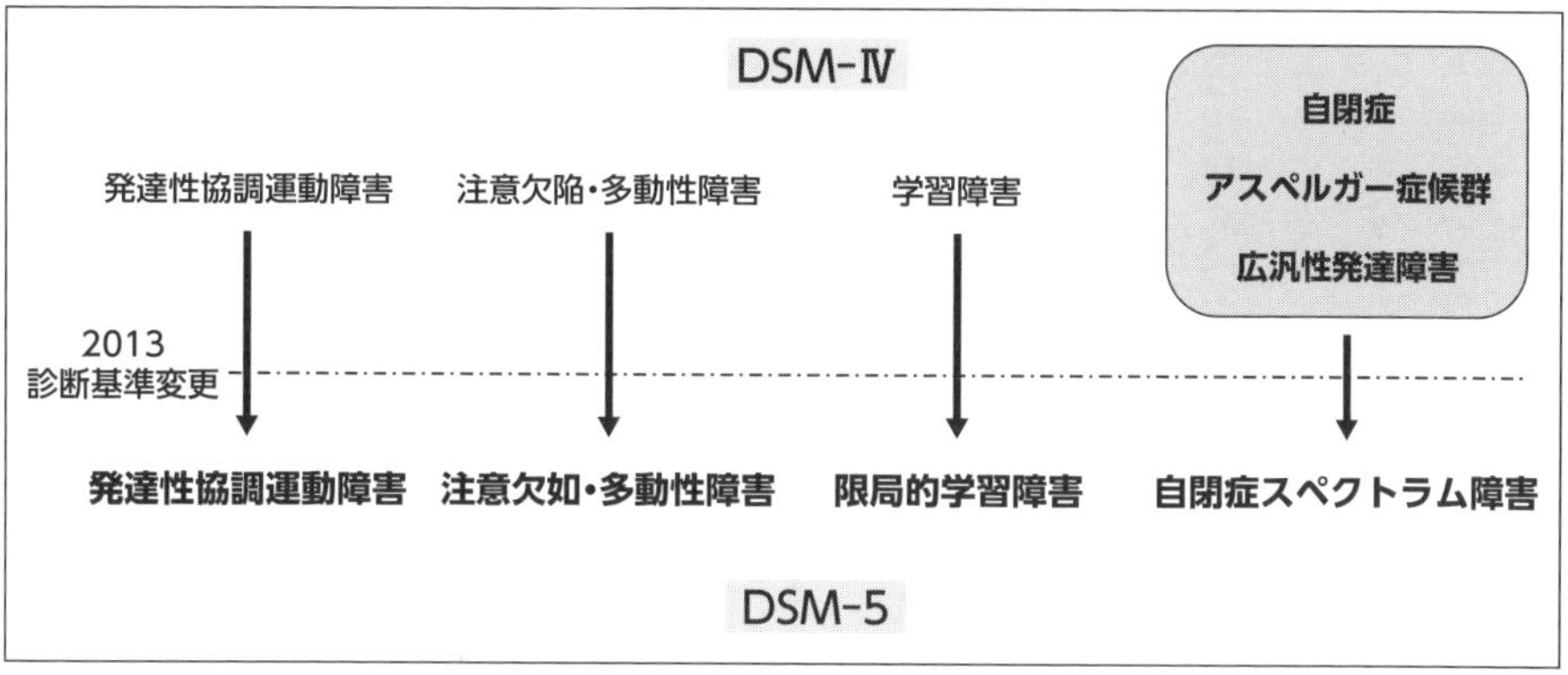

図　発達障害における診断名の変更点

を確認すると以下となります。

●発達障害者支援法施行令

発達障害者支援法第二条第一項の定める障害は、脳機能の障害であって、その症状が通常低年齢において発現するもののうち、言語の障害、協調運動の障害、その他厚生労働省令で定める障害とする。この政令に示された「協調運動の障害」とは、「発達性協調運動障害《はったつせいきょうちょううんどうしょうがい》(DCD：Developmental Coordination Disorder)」を示しています。

ただし、発達障害者支援法の定義において疾患名が明記されなかったために、一般的な認識が自閉症やADHDと比較して低い状況でした。最近になり発達性協調運動障害と呼ばれる運動が非常に苦手な子どもが目立つといった指摘により、発達障害は、自閉症スペクトラム障害、学習障害、ADHDに発達性協調運動障害を含めた四疾患を示すことが多くなっています。これらの疾患は、脳に微細な問題があるというだけでなく、共通したある特徴を有しており、次項からその詳細を説明していきます。

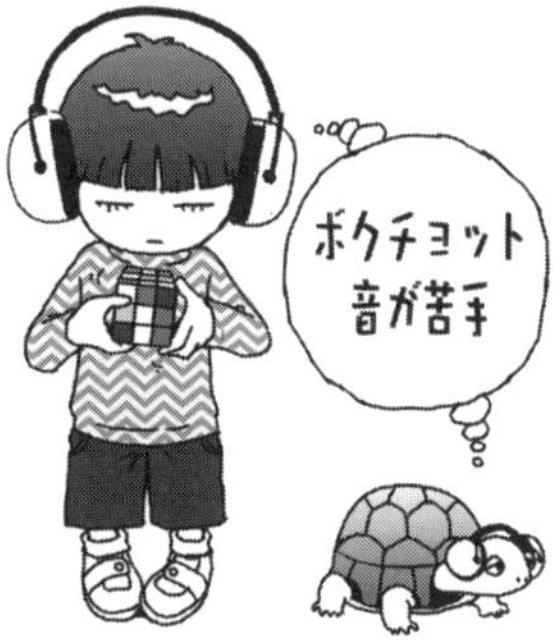

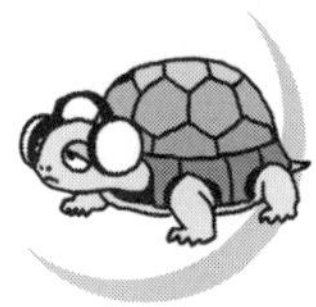

コミュニケーションの苦手な子どもがいます
～自閉症スペクトラム障害の特徴

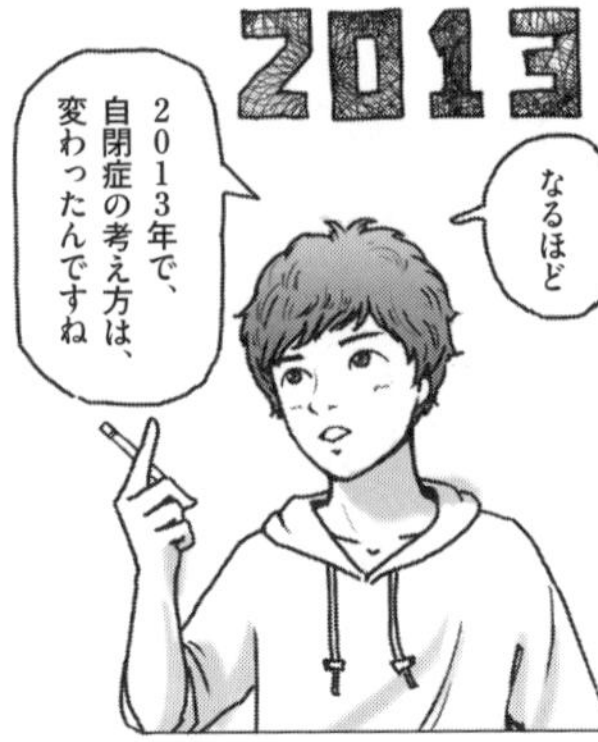
2013
なるほど
2013年で、自閉症の考え方は、変わったんですね

2013年に発表されたDSM-5診断基準の改定以前では、自閉症とアスペルガー症候群、そして広汎性発達障害と分けて捉えていました。これらの疾患は、①社会性、②コミュニケーション、③イマジネーションの障害という点で共通した特徴を有していました。つまり、対人関係およびコミュニケーションが苦手で、パターン化した行動や強いこだわりなどをもっています。このような共通した特徴を多くもっているため、新たな基準であるDSM-5の診断基準では、これらを分けずに連続体として捉える考え方に変更し、「自閉症スペクトラム障害」としたのです。なお、「スペクトラム」とは、連続体という意味です。

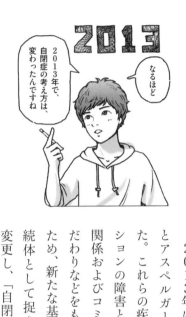

自閉症スペクトラム障害とは、前述のとおり、①社会性、②コミュニケーション、③イマジネーションの三領域における障害と定義されています。ここでいうイマジネーション障害には、パターン化された考え方や行動だけでなく、予定変更が苦手、物事を大雑把に捉えることができないことも含まれています。さらに、他人との接触

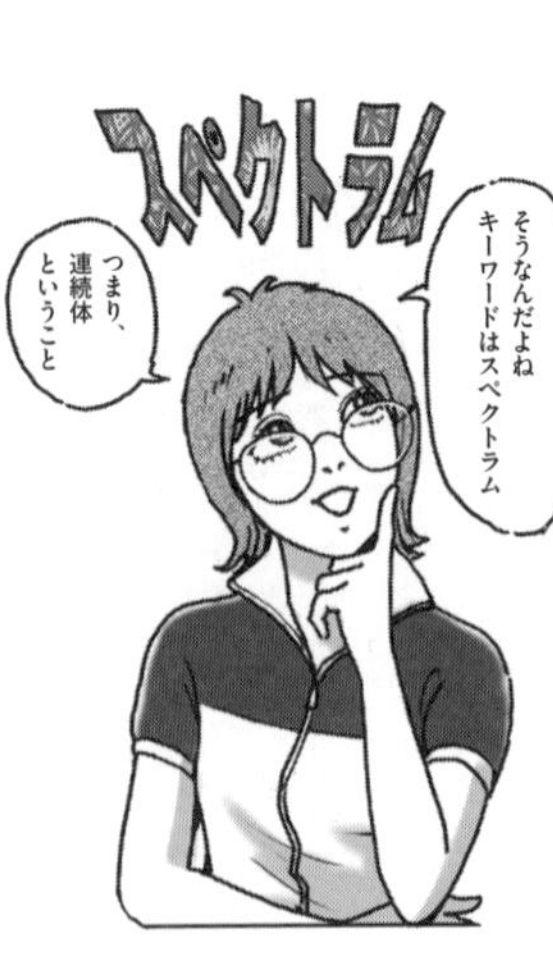
スペクトラム
そうなんだよね キーワードはスペクトラム
つまり、連続体ということ

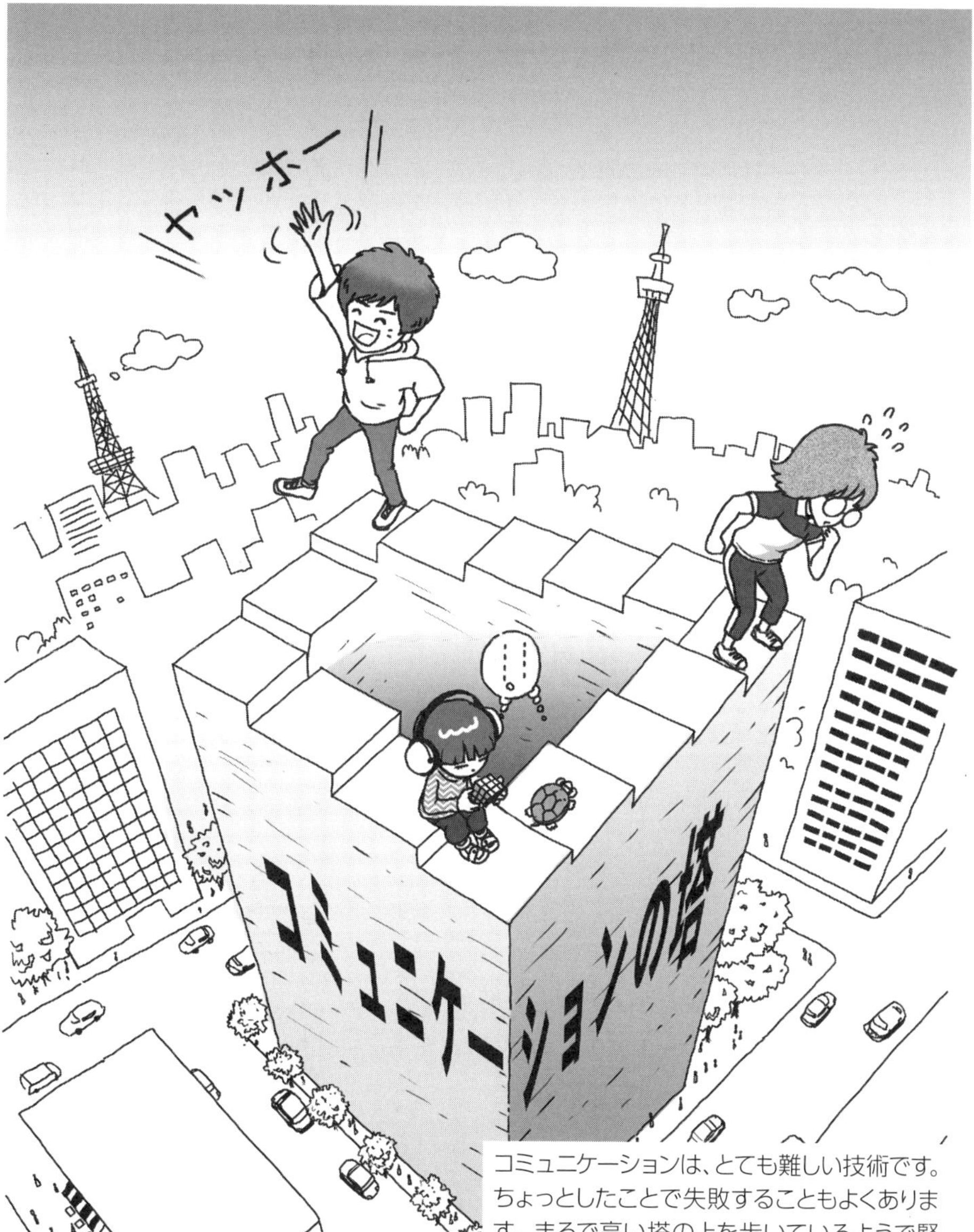

コミュニケーションは、とても難しい技術です。ちょっとしたことで失敗することもよくあります。まるで高い塔の上を歩いているようで緊張します。ヒトによって非常に差があり、平気ですいすいと塀の上を歩くように得意とする人や、逆に立ち止まって歩けなくなってしまうような苦手な人がいます

を嫌い自分だけの世界に閉じこもるや、記憶・言語理解といった知的能力にも問題を持つ場合があります。ちなみに、これらの能力は、健常者においても個人ごとで差が大きいです。

自閉症スペクトラム障害の子どもは、目を合わせない、親の後追いをしないなどの特徴がみられます。また、**特徴的な動作として「逆バイバイ」があります。**例えば、定型発達の子ども（健常な子ども）では、母親が手を振る動作をみて「さよなら」という意図を汲みとります。そして、自分も「さよなら」の意図を込め、手のひらを母親に向けて振ります。これに対して、自閉症スペクトラム障害の子どもは、母親が子どもに向けて手を振る「バイバイ」をみた際、そのまま手のひらを子ども自身に向けて機械的に再現します。そこには「さよなら」という意図は含まれていません。

動作以外にも、言葉に関して特徴があります。例えば、母親の**「おやつほしい？」という問いかけに対して、「おやつほしい？」と答えます。いわゆるオオム返しの会話です。**会話に抑揚がなく、台本を読んでいるような発語となります。これは耳で聞いた言葉を、そのまま再現しているためで、言葉の背景にある意図が含まれていません。つまり、感情のやりとりとしての言葉が獲得できていないのです。

また、興味や関心の強い偏り、同一性保持（同じ状態・状況を保つこと）の強迫的欲求などがみられます。例えば、日々の行動で、細かいところまで同一であることを脅迫的に守ろうとし、少しの変化に対して対応できずにパニックを起こします。さらに音などといった、さまざまな刺激に対しても過剰に敏感な反応を示しますが、身体にぴったりな狭い空間においては安心を感じ、落ち着くといった特徴がみられます。

逆バイバイやオウム返しの会話は、自閉症スペクトラム障害の特徴的な反応です。また、いつもの場所にフォークが置いていないなど、わずかな違いに対応できず，パニックになることがあります

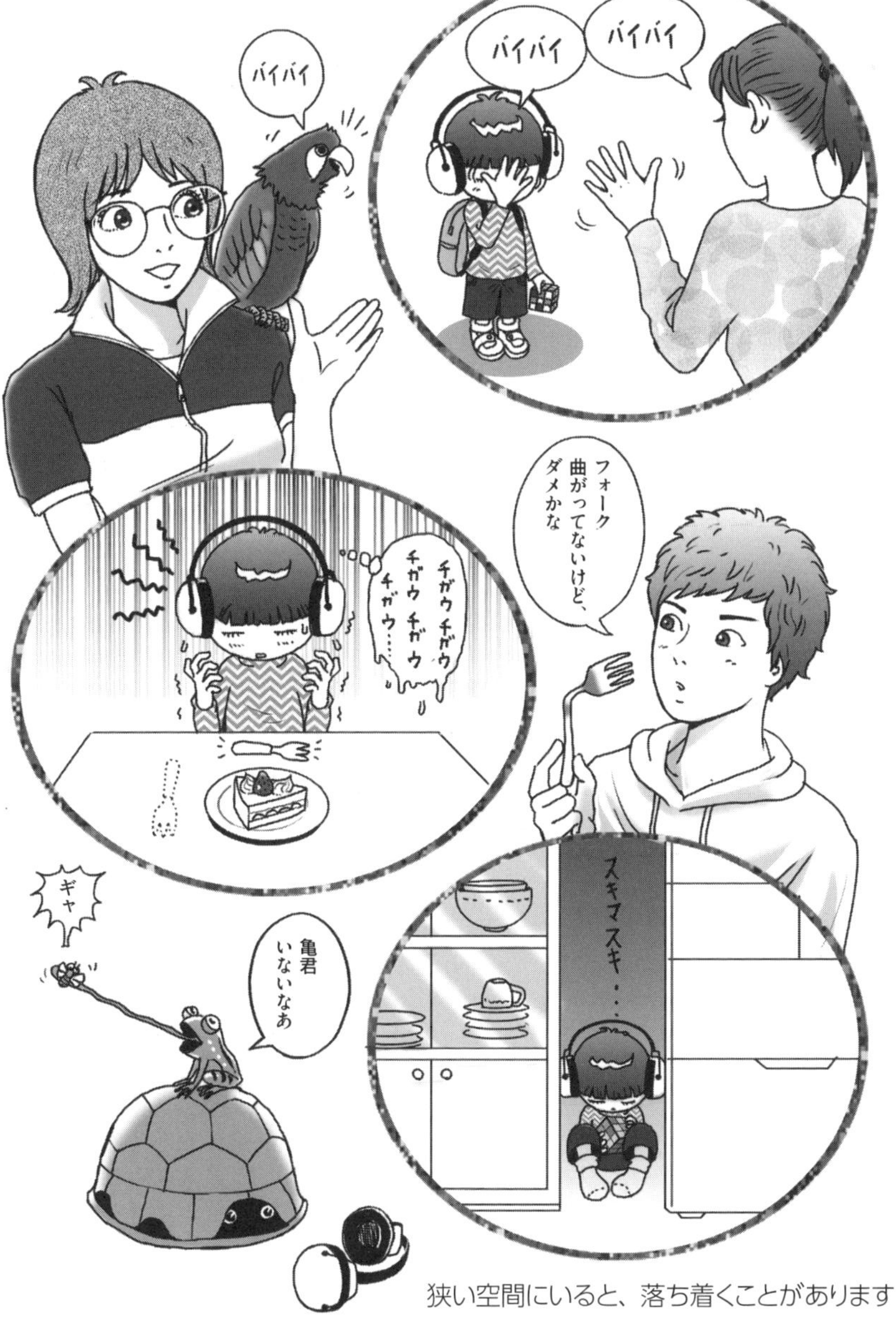
バイバイ
バイバイ
バイバイ
チガウ チガウ チガウ チガウ チガウ……
フォーク曲がってないけど、ダメかな
スキマスキ・・・
亀君いないなぁ
ギャ

狭い空間にいると、落ち着くことがあります

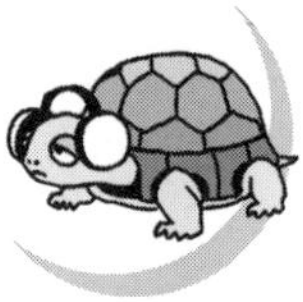

落ち着きがない子どもがいます

～注意欠如・多動性障害の特徴

注意欠如・多動性障害（ADHD）は、注意の障害と多動性・衝動性の障害の両者、あるいはどちらか一方が現れる障害です。こうした症状は、子どもではよくみられる状態ともいえます。しかし、ADHDと診断される場合は、症状が**同年齢の子どもに比べて、①明らかに許容範囲を逸脱している、②ある程度の期間（通常6カ月以上）持続し観察される、③複数の場面でその行動（逸脱した行動）が出現する、④その行動のために本人や周囲に不利益が生じているなどが条件とされています。**また、7歳までに発症することも条件となっています。学齢期前の子どもが、ヒトの多く集まるところなどで、はしゃいでしまい、大人に注意されることや、何度いっても靴の左右を間違えてしまうといったことは、子どもらしい行動ともいえます。しかし、ADHDと診断される場合は、常識的な範囲を逸脱しています。ただし、自閉症スペクトラム障害と同様に、はっきりとした診断に迷う子どもも多くみられます。例えば、ADHDでよく観察される症状としては、注意を持続できない、必要なものをなくすといった不注意、じっと座っていられない（多動性）、順番を待つことが難しい（衝動性）などがあります。これらの症状には、個人または年齢により偏りがみられることがあります。大きく分けるとADHDは、❶不注意が主な症状である子ども、❷多動性・衝動性が主な子ども、❸どちらの症状も強い子どもといった、種類が存在します。**多動性や衝動性の障害が強いタイプは男児に多いとされています。これらの子どもは、周囲と衝突してしまうことが多く、少し乱暴な印象を与えてしまうこともあります。一方、不注意が主なタイプは、男女差が明らかではありませんが、失敗ばかりしてしまうため、自己肯定感が低く、抑うつや引きこもりへの原因となってしまう場合があります。**

ADHD の子どもは、興味が次々と変化し、
そのため動き続けます（多動性）

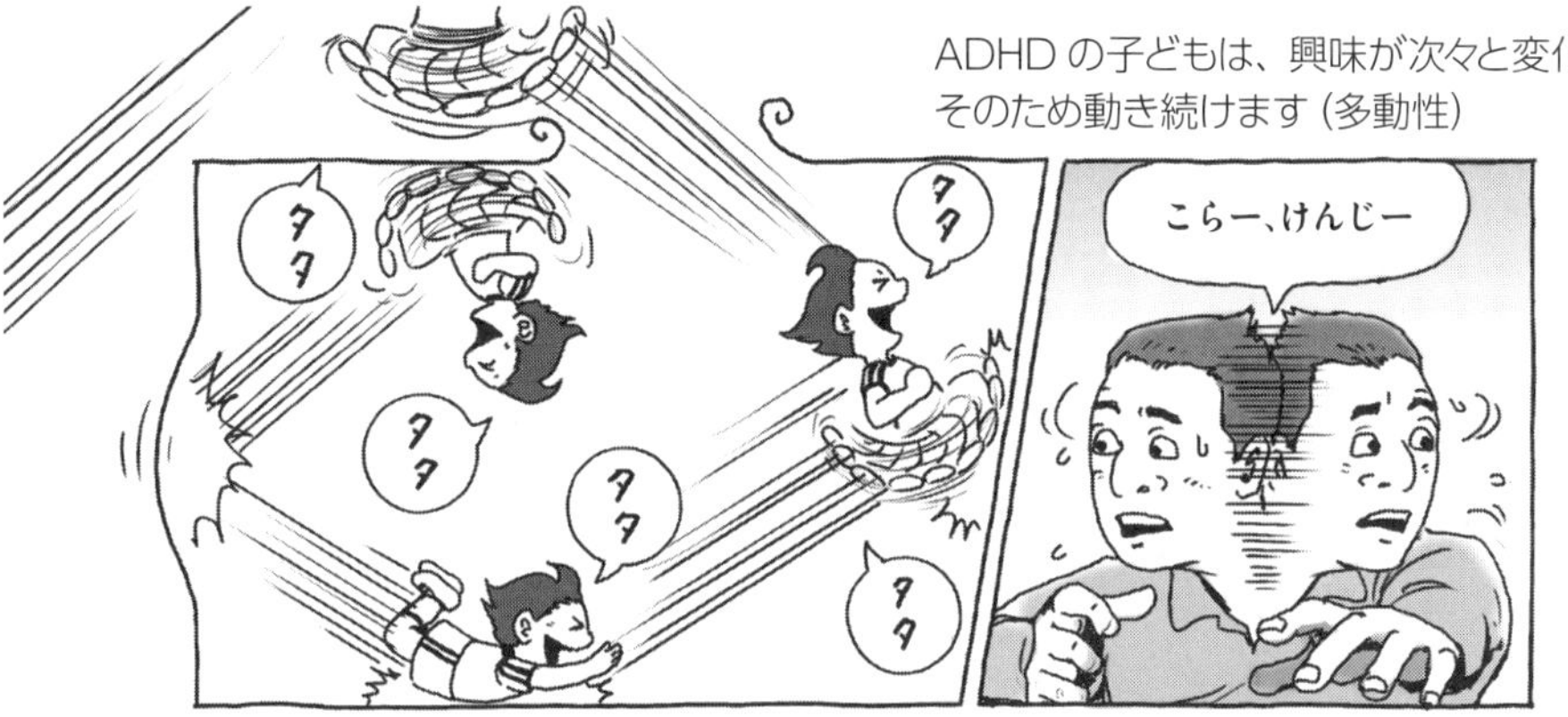
こらー、けんじー
タタ
タタ
タタ
タタ
タタ

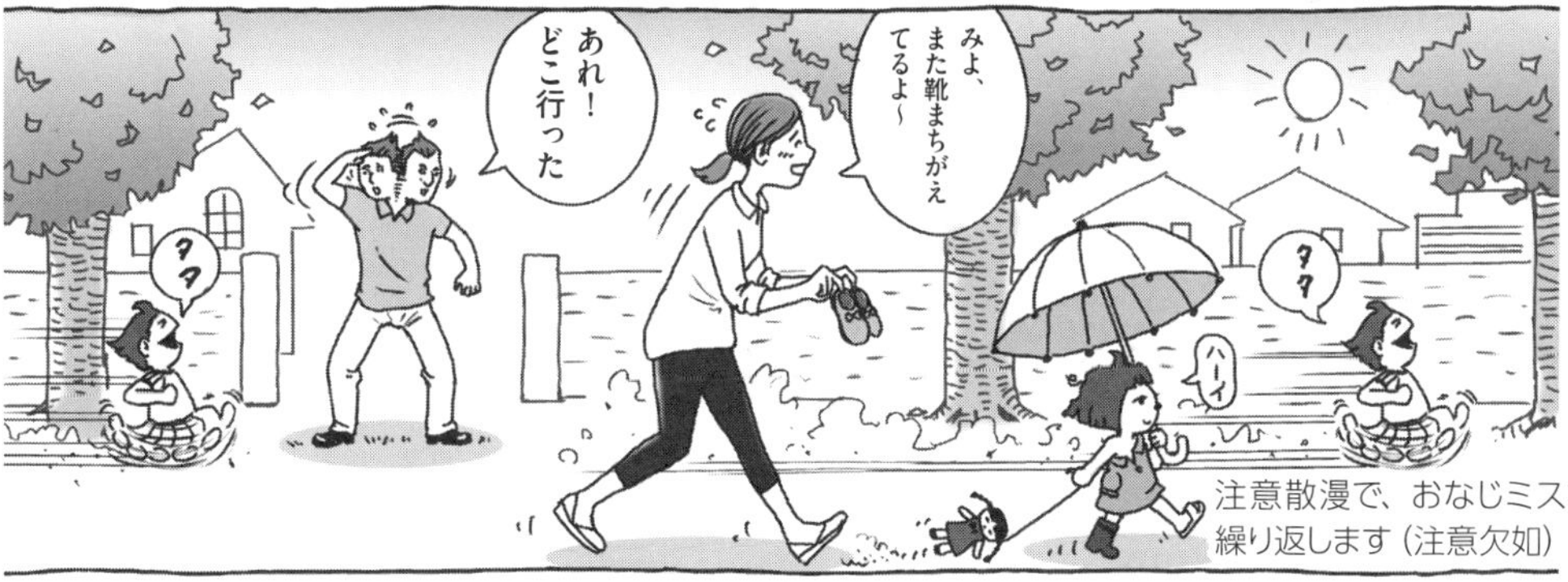
タタ
ハーイ
みよ、また靴まちがえてるよ～
あれ！どこ行った
タタ

注意散漫で、おなじミスを
繰り返します（注意欠如）

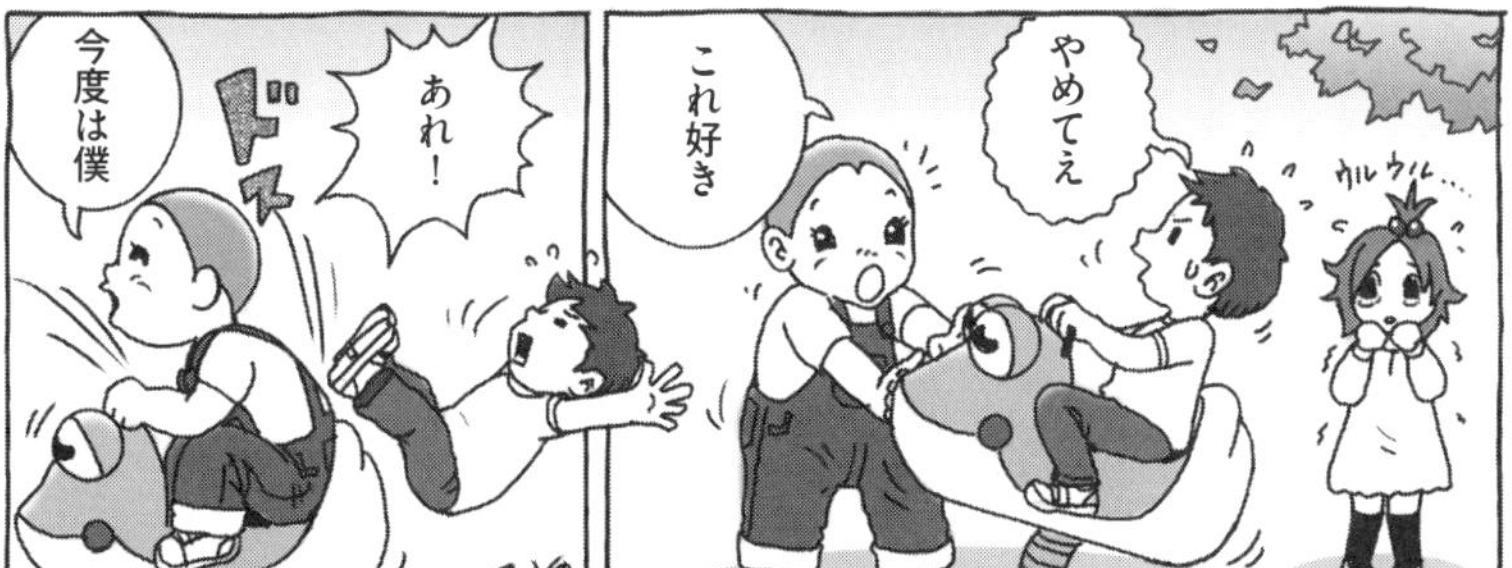
やめてえ
これ好き
あれ！
今度は僕

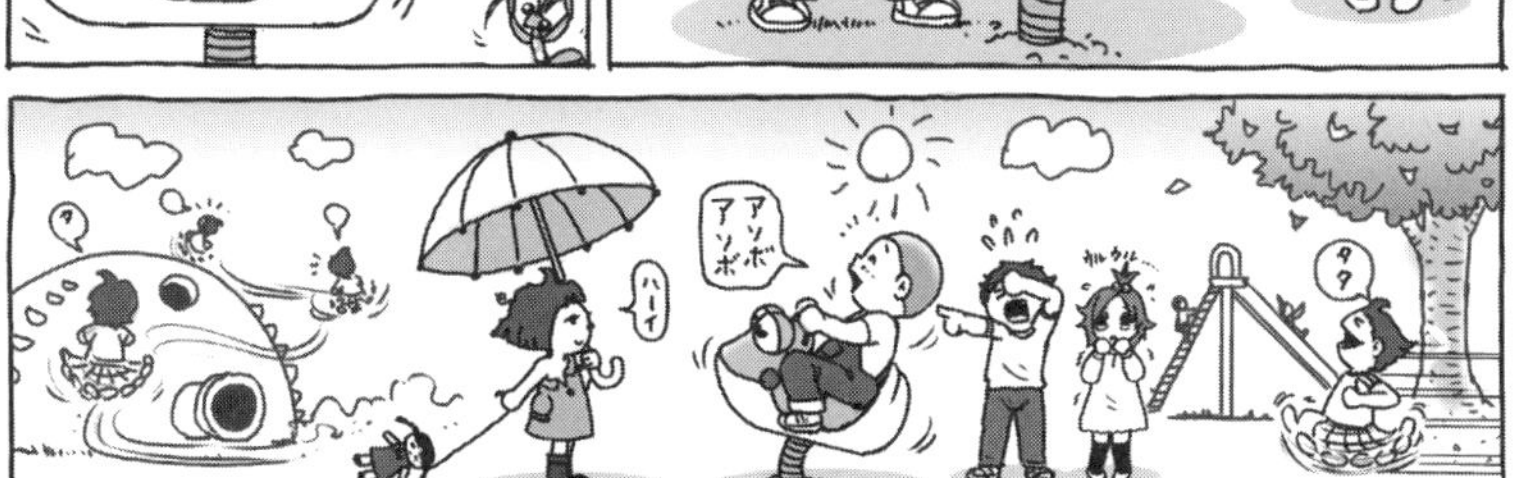
タタ
アソボアソボ
ハーイ
タ

衝動的で、順番を待てず、他児と衝突することがあります（衝動性）

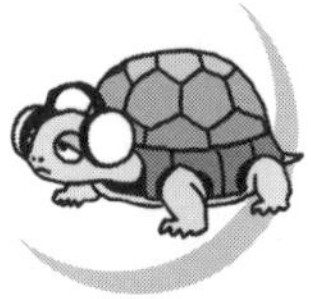

特定の科目が苦手な子どもがいます
～限局的学習障害の特徴

小学校に通うようになって、国語や算数などの授業が始まります。それまでほかの子どもと、なんの変りもなく過ごしていた子どもが、こうした授業で、大きな障害を感じることがあります。**日常生活を送るぶんには問題はなく、友達とのコミュニケーションも良好です。ただし、特定の教科がどうしてもついていけません。**こうした子どもたちは、限局的学習障害《げんきょくてきがくしゅうしょうがい》（SLD：Specific Leaning Disorder）と診断される場合があります。判定基準がＤＳＭ-５に変更される以前は「学習障害」と呼ばれていましたが、変更後は障害される学習領域が「文字」「数字」などに限局していることから「限局的学習障害」へ改名されました。

限局的学習障害とは、視覚、聴覚、知的などに障害は認められないのに、読む、書く、計算する、または推論するといった能力の中で、特定なものに対して習得と使用に著しい困難を示します。そのため、読字障害《どくじしょうがい》、書字表出障害《しょじひょうしゅつしょうがい》、算数障害に分けて捉えることができます。

読字障害は、非常に努力しても、読むことが不的確であり、ゆっくりにしか読むことができません。また、読んでいても、その意味を理解することができません。書字表出障害は、文章の中で、文法または句読点の間違いを多くします。また、段落のまとめ方が下手で、考えていることを明確に書字で表出できません。算数障害は、数字の大小や関係がうまく理解できません。簡単な計算でも、指を折って数えないと計算できません。そのため数学的概念や数学的事実、数学的方法を使って考えることが非常に苦手です。

こうした科目の学習は、学齢期になって始まるため、小学校に入学してから学習に困難を要していることがわかって、はじめて診断されます。

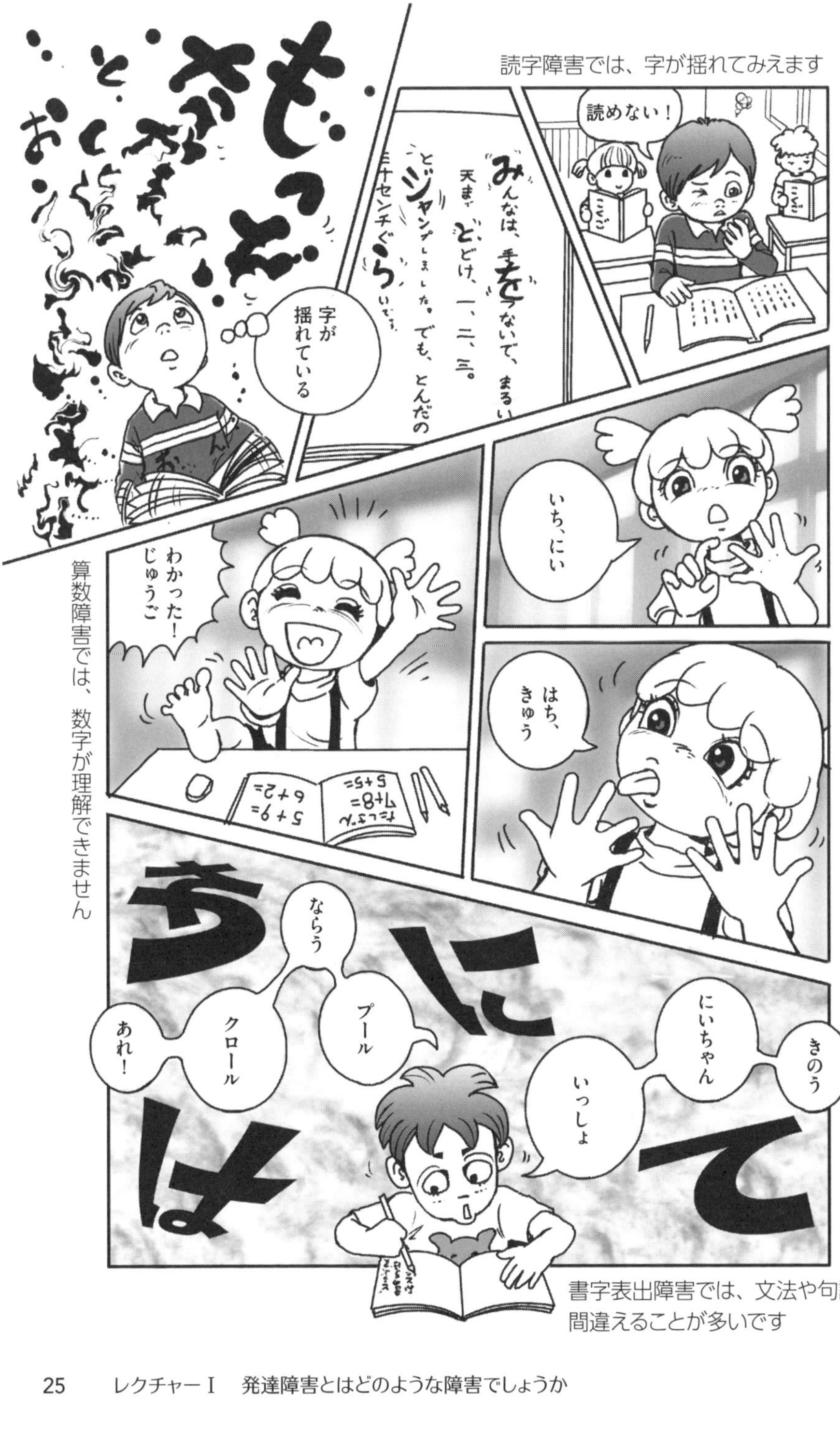
読めない！
みんなは、手をつないで、まるい天までとどけ、一、二、三。とジャンプしました。でも、とんだの三十センチぐらいです。
字が揺れている
いち、にい
はち、きゅう
わかった！じゅうご
たしざん
5＋9＝
7＋8＝
5＋5＝
6＋2＝
きのう
にいちゃん
いっしょ
て
に
ち
ならう
プール
クロール
あれ！
は

読字障害では、字が揺れてみえます

算数障害では、数字が理解できません

書字表出障害では、文法や句読点を間違えることが多いです

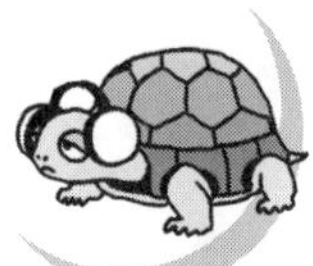

極端に不器用な子どもがいます

～発達性協調運動障害の特徴

同年代の子どもに比べ運動が目立って苦手な子どもたちが存在します。例えば、幼稚園で行う体操や手遊びで、保育士の動作をまねして体を動かすことができません。小学校では、字が乱雑、マス目からはみ出す、筆圧が強すぎて、たびたび鉛筆の芯を折る、ノートが破れているなどがみられます。また、人によくぶつかる、よくころぶなどもみられます。**このような場合、「発達性協調運動障害」と診断される場合があります。**こうした子どもたちは、家庭で生活している間は問題とされることはなく、保育園、幼稚園に通うようになる、3・4歳の段階で、同年齢の子どもたちとの違いから認識されるようになります。この発達性協調運動障害は、最近知られ始めるようになった診断名で、これまで診断される数は多くはありませんでした。保護者は、子どもに運動のぎこちなさや不器用さがあったとしても、そのことを理由に医療機関を受診することはありませんでした。幼児期に不器用さが目立ったとしても、成長とともに解消されるだろうと考える場合が多いからです。しかし実際は、成人になっても著しい不器用さが容易に改善しないことが問題になっています。

これまで発達性協調運動障害は、自閉症スペクトラム障害、注意欠如・多動性障害（ADHD）、限局的学習障害と同時に診断された場合、これら3つの障害が優先され、そのため診断名としては明記されることはあまりありませんでした。このことが、これまで発達性協調運動障害の認知度が低かった理由です。診断基準の改定後は、自閉症スペクトラム障害、ADHD、限局的学習障害の診断がすでにあったとしても、合併症として発達性協調運動障害も診断名に加えられるようになりました。そのため、今後は診断数が増加することが予想されています。

発達性協調運動障害の子どもは、枠の中に字を書くのが苦手で、姿勢も悪く、よく転びます

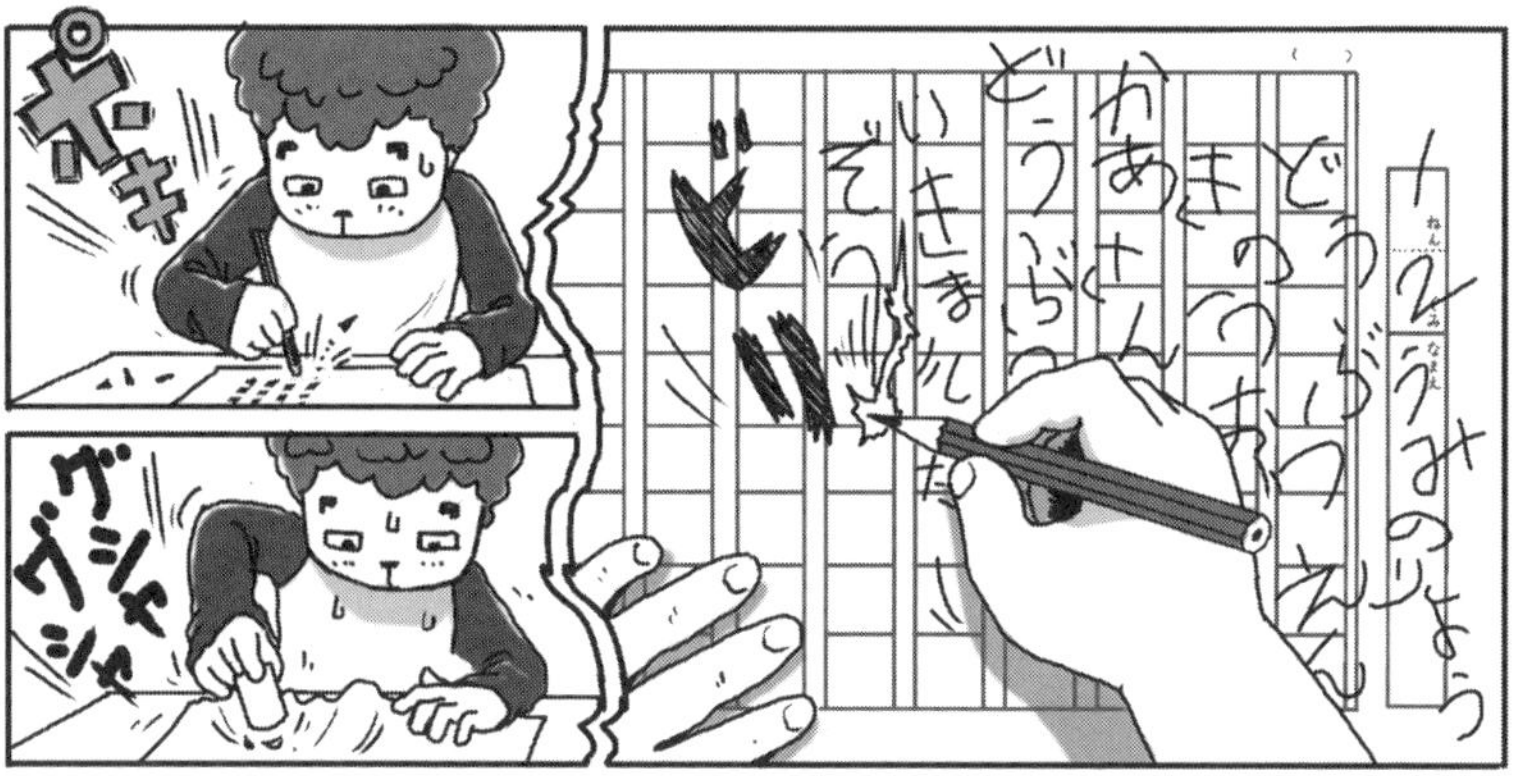

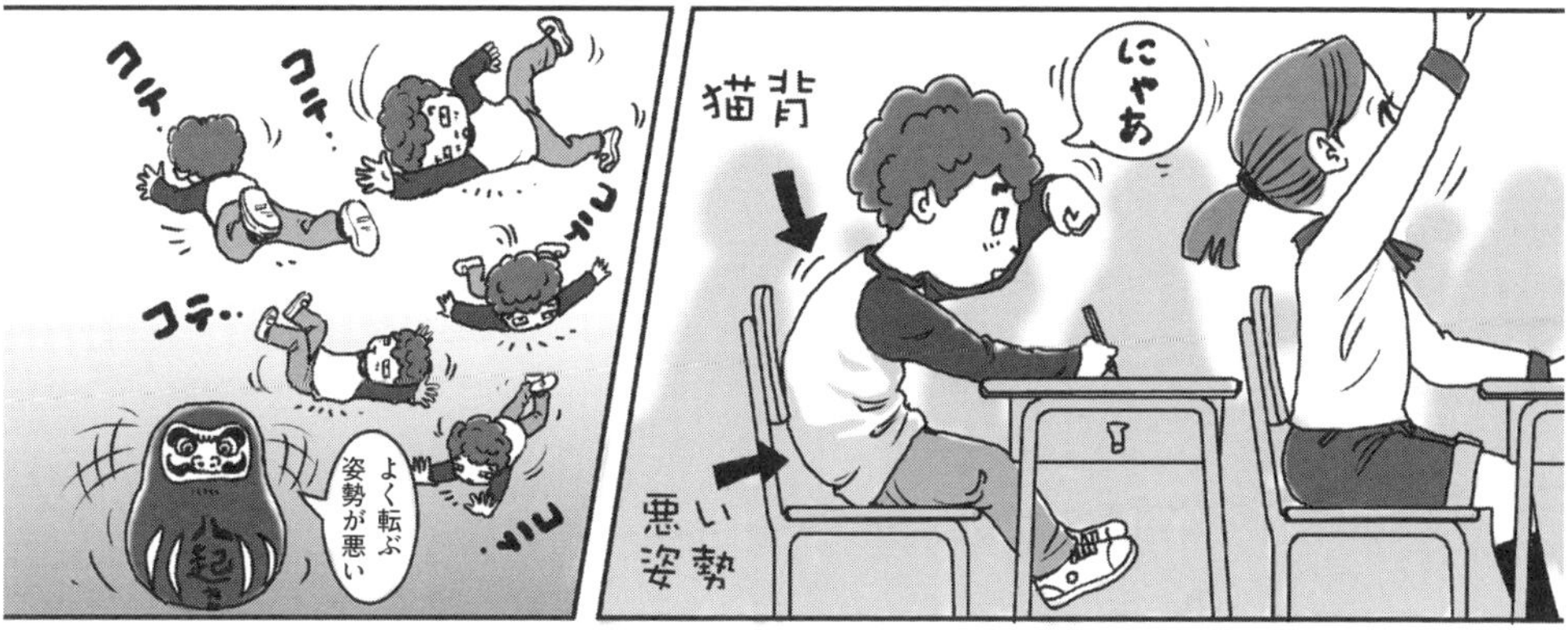

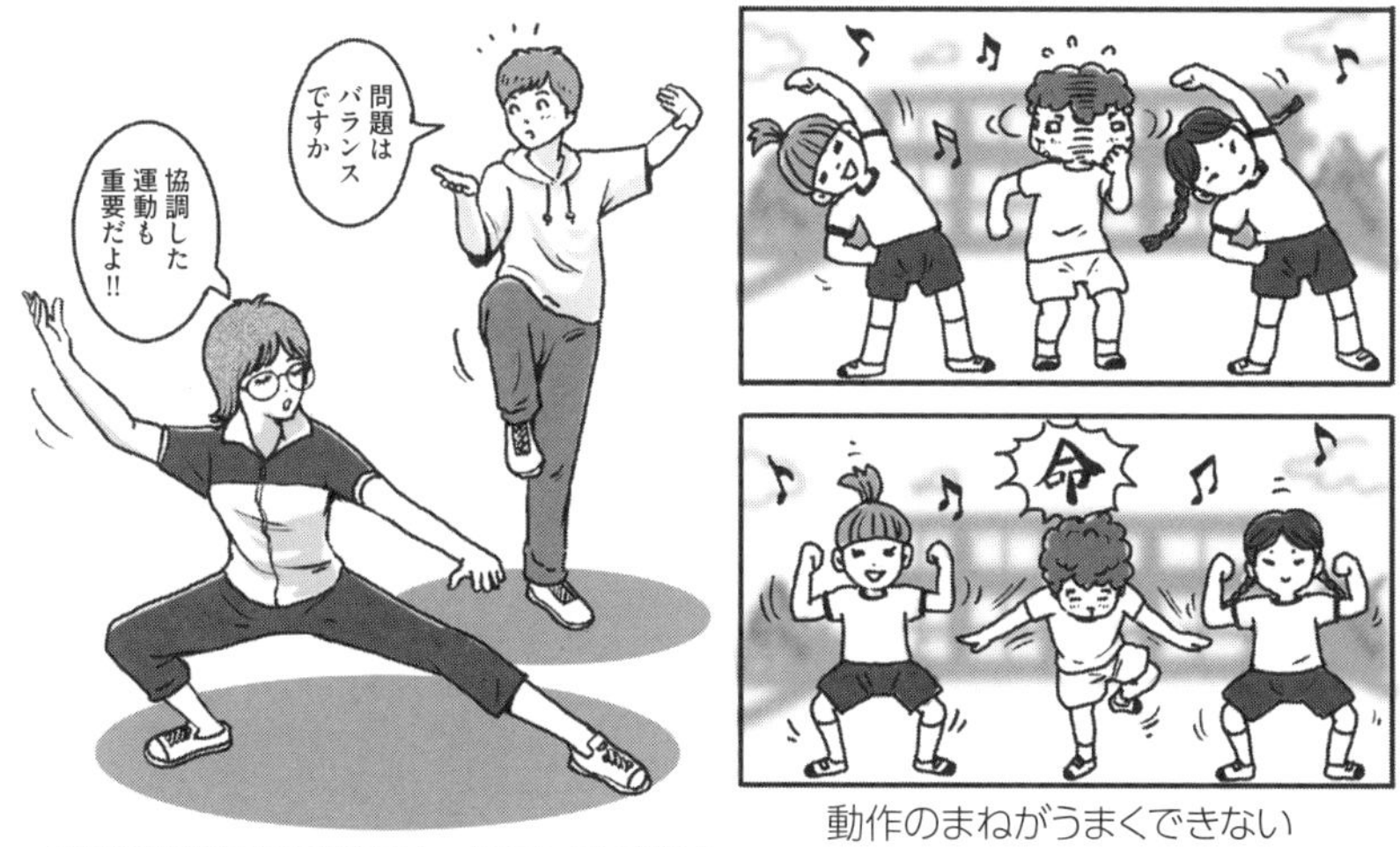

動作のまねがうまくできない

発達性協調運動障害は、バランス感覚と協調した身体運動に問題が生じています

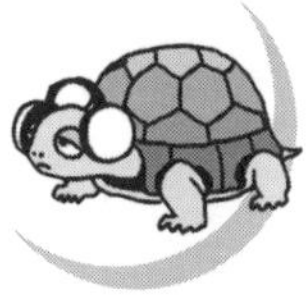

隣接して重なりあう4疾患

もともと発達性協調運動障害は、自閉症スペクトラム障害、注意欠如・多動障害（ADHD）、限局的学習障害に隣接する障害と考えられてきました。これらは、症状が重複し、完全に分離できません。実際に、どの程度の重なりがあるかについては、ADHDの約30～50％に発達性協調運動障害が併存し、限局的学習障害では50％に併存し、自閉症スペクトラム障害については約40％に併存するといわれています。

ところで、現在の発達障害の概念が定着する前は「微細脳機能障害《びさいのうきのうしょうがい》」という考え方がありました。いっけん定型発達の子どもと変わらずに成長しますが、成長に伴い特異なキャラクターを示すようになります。こうした子どもたちは、脳の器質的な微細脳障害（脳にもともとから微細な障害をもつこと）があるために、特異なキャラクターを示すと考えたのです。微細脳機能障害は、現在の発達障害と重なる概念です。微細脳機能障害の神経学的な徴候として、発達性協調運動障害も含まれていました。発達障害の発症についてはまだ不明な点が多くあります。ただし、すべてが微細脳機能障害という概念に関係しており、これにより生じる問題を別々な形で4つに分けたのが、自閉症スペクトラム障害、ADHD、限局的学習障害、発達性協調運動障害ともいえます。

発達障害に属するこの4疾患は、さまざまな部分で隣接しており、重なりあった疾患といえます。特に感覚異常は4疾患に共通してみられる特徴です。ヒトは、感覚により自身がおかれている環境を認識します。また、自身の身体状況についても感覚をとおして把握します。この点から発達障害の4疾患を説明すると、感覚異常が要因の一つとなっている発達上の障害と考えることもできます。

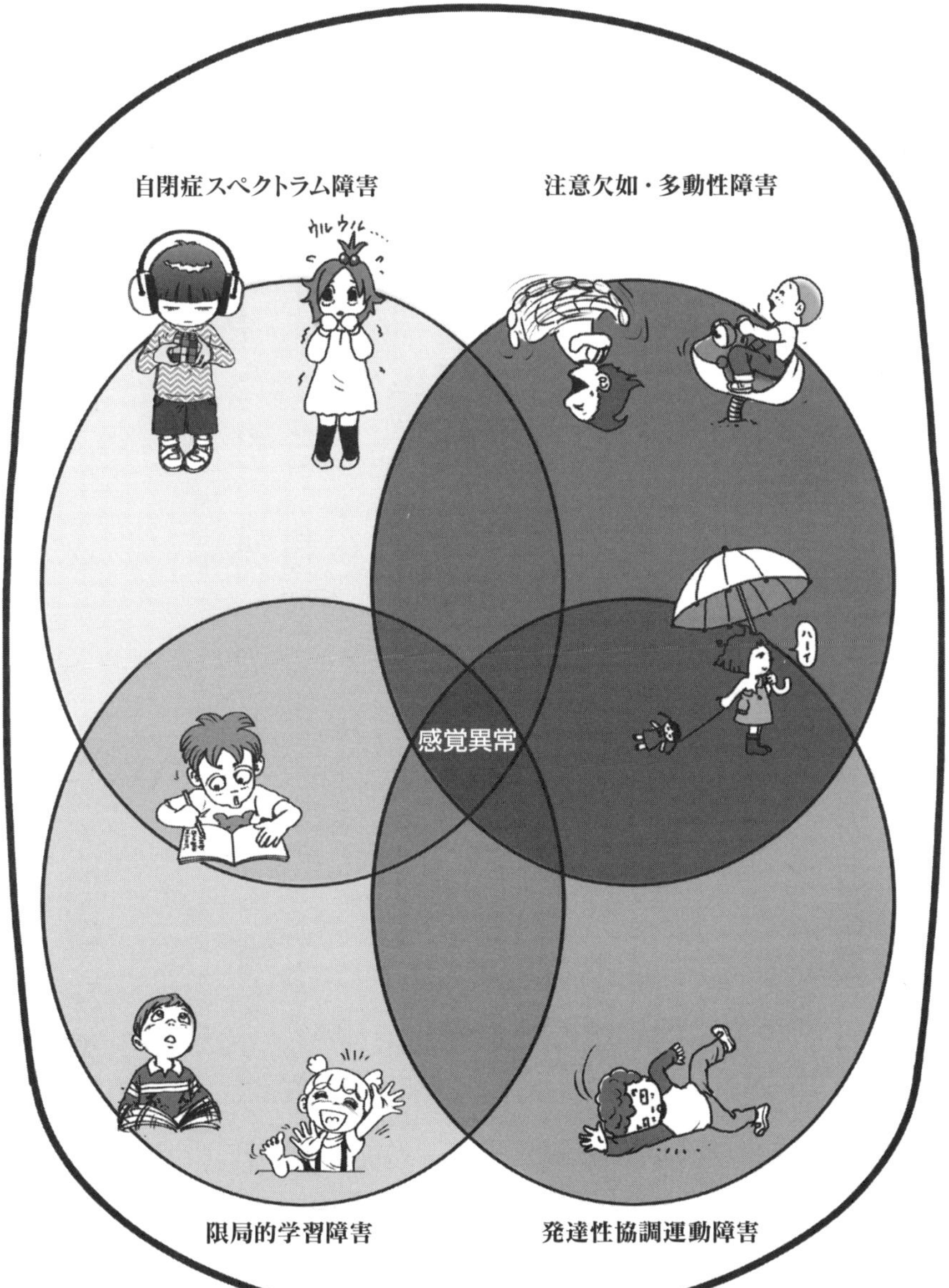

これら 4 種類の発達障害は、それぞれ特徴が重複しており、多くの類似した症状を示しますが、感覚異常は全般的にみられる特徴です

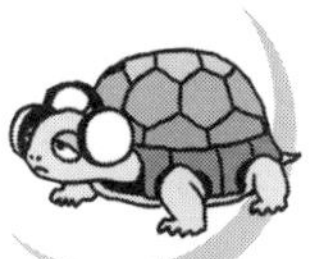

発達障害と妊娠・出産には関連性があるのでしょうか

～低出生体重児と発達障害

近年、出産に関わる周産期《しゅうさんき》医療《いりょう》の発展は目覚しいものがあります。**主に早産による低出生体重児（2,500g未満）は、1970年代は5％であったものが、現在では9.6％へ増加し、死亡率も減少しています。**こうした医療において、新生児集中治療室《しんせいじしゅうちゅうちりょうしつ》（NICU：neonatal intensive care unit）が大きな役割を果たしています。NICUは、24時間連続して新生児の呼吸・循環・代謝などを管理ケアする場所です。出生時体重1,500g未満では100％、1,500g～2,000gでは50％、2,000g～2,500gでは11％、2,500g以上では1％がNICUに入院しています。なお、超低出生体重児《ちょうていしゅっしょうたいじゅうじ》（出生体重1,000g未満）の平均在院日数は4カ月です。新生児期に疾患などの指摘が特にない低出生体重児の退院後の経過をみると、身体発育は3歳までにほとんどの例で標準に追いつくといわれています。このことは、周産期医療のすばらしい点であることは間違えではありません。ただし、**自閉症スペクトラム障害（ASD）をもつ子どもの出生体重と在胎期間に関する報告では、出生体重が1,999g以下、あるいは在胎期間36週以下で有意に自閉症スペクトラム障害の発症率が高いといった報告がされています。**この原因として、低出生体重児は心身機能が未熟なまま刺激の多い外界へ生まれてきたため、リスクも高いと考えられます。例えば、低出生体重児が一定期間入院するNICUでは、24時間明かりやモニター音といった刺激が途切れず、さらに通常はお腹の中で丸まって過ごす期間をベッドで平らに寝かされており、その環境が新生児の発達にどのような影響を与えているのか不明な点が多く残されています。**発達障害は、共通して感覚の問題（異常）を有しており、この意味から短い在胎期間やNICUでの生育期間が、その後の発達になんらかの影響があることは否定できません。**

早産で生まれた子ども（低出生体重児）は、
新生児集中治療室（INCU）にいったん入院することになります

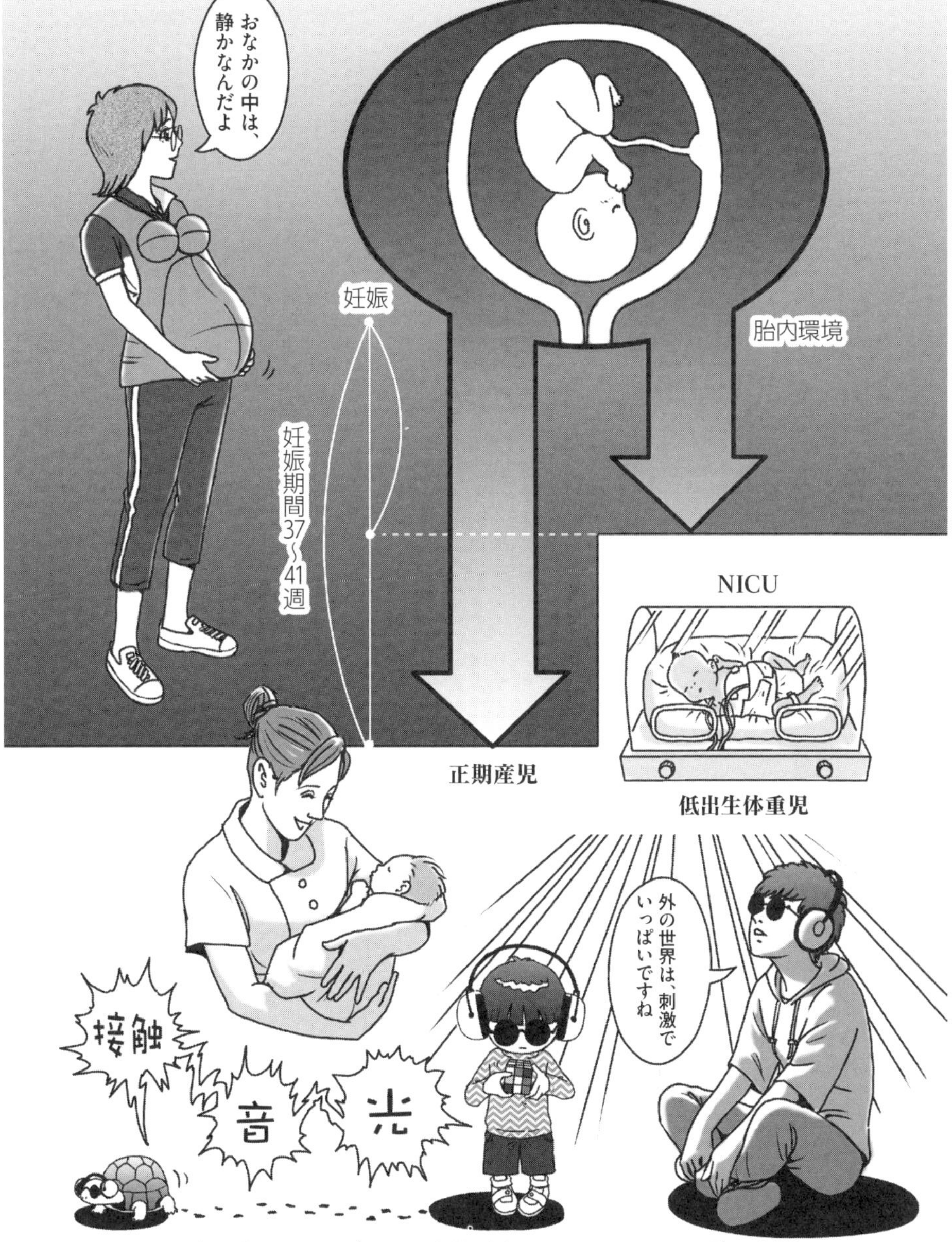

早産で生まれた子どもは、準備が十分できていないまま強い刺激にさらされることになり、そのため発達になんらかの影響が考えられます

レクチャーⅡ

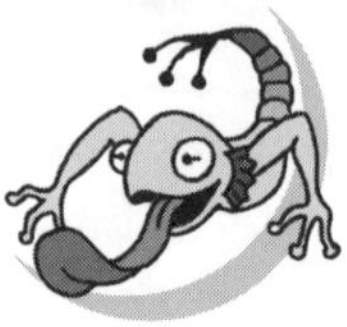

発達障害の子どもは世界をどのように感じているのでしょうか

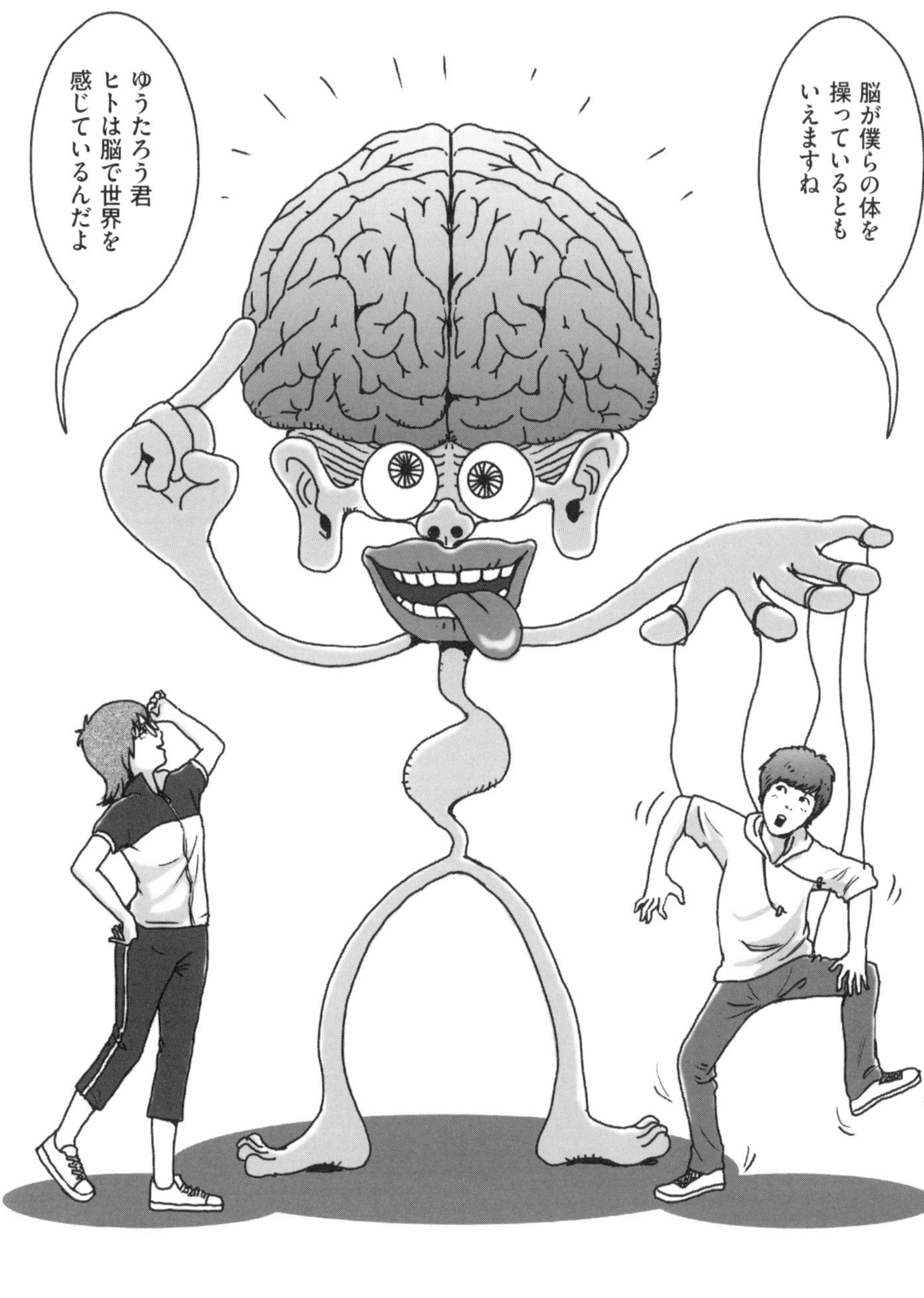
脳が僕らの体を
操っているとも
いえますね
ゆうたろう君
ヒトは脳で世界を
感じているんだよ

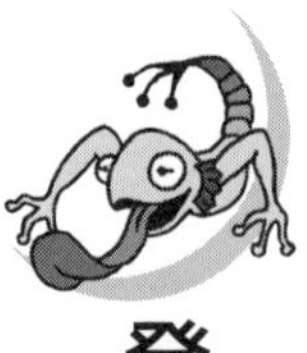

発達障害の子どもは強烈な刺激の中で生活しています

発達障害の子どもは、共通して感覚における問題をもっています。それは、刺激に対して異常な反応を示すということです。どのような場所で生活しても、ヒトが生活する時は、外部からさまざまな刺激にさらされています。外部とは身体の外の世界です。刺激といっても通常感じることができる、昼間の明るさ、ヒトの話し声、料理の香りといったものです。**ヒトはこうした刺激から、いろいろな情報を得ることで、身の回りの状況を把握しているのです。つまり、生きている限り刺激のない環境はありません。**もし、刺激を完全に遮断してしまったら、ヒトは生きていけないでしょう。

こうした日常の刺激もヒトによって感じ方が異なります。同じ音楽を聞いていても、気持ちよいと感じる人もいるし、爆音でイライラすると感じる人もいます。ヒトにより刺激に対する感度が異なるのです。ところで、発達障害の子どもは、どのように日常の刺激を感じているのでしょうか。彼らの感覚は非常に過敏であるため、日常の刺激が不快な刺激となり、不安になることがあります。例えば、雨が皮膚にあたる刺激が、毛穴に針を刺されるように感じたり、昼間の光がまぶしくて街の様子がハレーションを起こし、白くぼんやりした像としてしかみえなかったりします。つまり、発達障害の子どもたちの日常は、まるで真夏の浜辺で、厳しい太陽の日差しのもと、隠れる影もなく、必死に目を閉じ、うずくまっているような状態ともいえます。このような状況であれば、身の回りの様子を、冷静に捉えることなどはとてもできません。

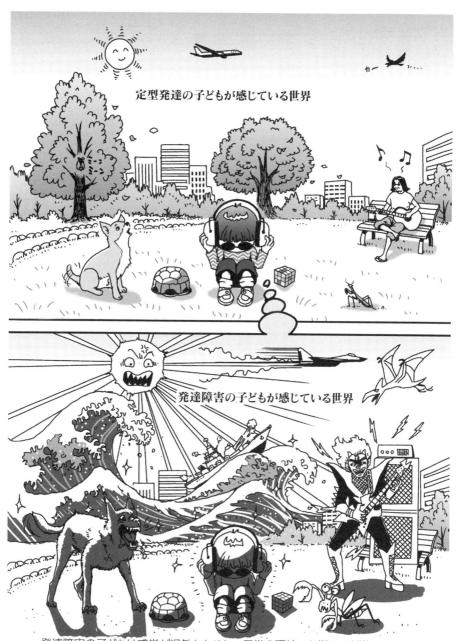

発達障害の子どもは感覚が過敏なために、日常の環境でも激しい刺激として襲いかかってきます。そのため正確に環境を理解することができません

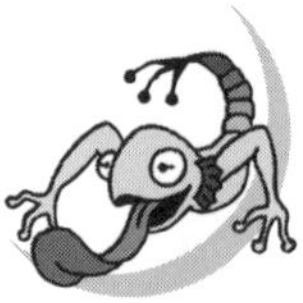

感覚は成長に伴いどのように変化するのでしょうか

新生児が外界の状況を知るための感覚としては、視覚、聴覚、嗅覚、触覚などがあります。視覚、聴覚、嗅覚などは、特殊感覚といわれており、それぞれ扱う刺激が決まっています。しかも、これらは遠隔受容機《えんかくじゅようき》といい、体から離れた環境の情報を感じとります。これに対して触覚は体性感覚、つまり体に密着する環境の情報を感じとります。

新生児は、成人に比べてすべての感覚において、過敏な状態にあります。これは、発達障害をもつ子どもでも定型発達の子どもでも同じです。生後数カ月の新生児の手足をそっと触れると、素早く手足を曲げて、刺激から遠ざかろうとする反応がみられます。これは無意識に行われますが、刺激に対する防御反応と考えられます。このように新生児は、環境からの刺激に対して過敏に反応するよう初期設定されています。**定型発達の子どもでは、この過敏さは徐々に低下し、安定して環境刺激を受け入れられるようになります。**学齢期前の４・５歳なると、環境からの刺激はなんでもない刺激となります。

出生の時点で、新生児の感覚は環境刺激を検出するセンサーとしての役割を、ほぼ完成しています。ただそれは、情報を受けとることができるだけで、刺激を分析して環境を理解することは、まだできません。感覚情報を正しく分析して環境や身体の状況を認識するためには、感覚の過敏さが収まり、さまざまな刺激を安定して受け入れられるようになっていることが必要です。しかし、**発達障害の子どもでは感覚異常があるため、この点に問題が生じています。**

胎児の時期に、感覚は形成し始めています

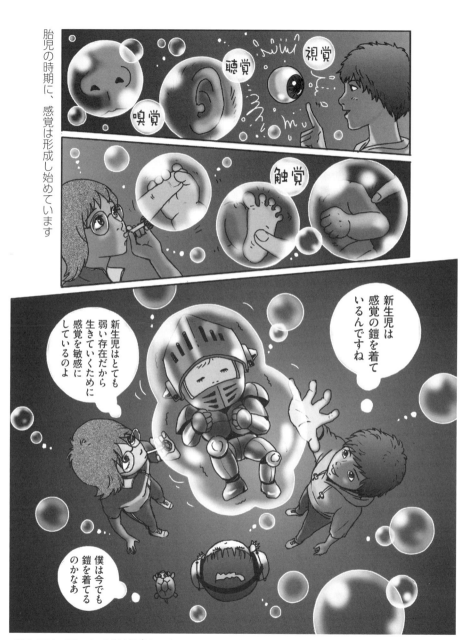

新生児は、誰でも感覚が過敏です。これは弱い存在である自分の身を守るためで、防御のための鎧ともいえます。徐々に過敏さが低下して刺激を成長とともに受け入れられるようになります

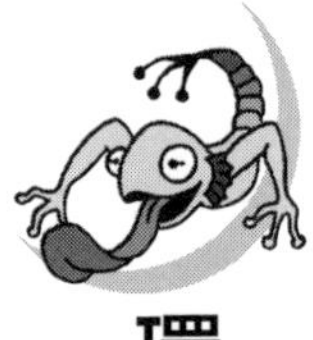

環境からの刺激が受け入れられるのはいつごろでしょうか

発達障害の子どもは、環境からの刺激に対して強い防御反応を示すことを前項で述べました。これは定型発達の子どもでも同じです。生後4カ月ごろまでの乳児では、意識的な行動はほとんどみられません。乳児の運動を支配しているのは、刺激とこれに対する無意識反応です。これは原始反射《げんしはんしゃ》といわれ、乳児が刺激から身体を守り、生命を維持するために生まれながらにもっている能力です。この反応を有効とするために、**乳児は刺激に対する感受性が高く設定されています。**しかしその後、成長に伴い高度な運動が意識的に行われるようになると、**原始反射は抑制されて表面的には観察されなくなります。この現象を感覚という面からみると、刺激に対する耐性が少しずつ進み、環境からの刺激を客観的に受け止められるようになる発達過程といえます。**ところで、発達障害をもつ子どもでは、成長してもなお、刺激に対する防御反応が強い状況が多く観察されます。つまり、**発達障害の子どもは、乳児のように感覚過敏な状態を、時間が経過しても持ち続けているといえます。**

例えば、発達障害の子どもは、基本的に刺激に対する反応が過敏のため、定型発達の子どもでは気にかけないような弱い刺激でも、大きく身体反応を起こします。さらに刺激が強まると、ある強度を境に感覚を遮断し、反応しなくなってしまいます。この状況は、感覚鈍麻《かんかくどんま》（刺激をほとんど認識できないこと）として捉えられることができます。つまり、発達障害の子どもは感覚過敏と感覚鈍麻が共存しているのです。

環境からの刺激には、さまざまな情報が含まれています。われわれは、こうした刺激を分析することで、自分自身がおかれた環境について知ることができるのです。日々においてケガをせず、あるいはヒトとコミュニケーションし、社会生活を送れるのも環境からの刺激を冷静に分析できているからです。しかし、発達障害の子どもは感覚過敏があるために環境の認識が育ちにくいという問題があります。

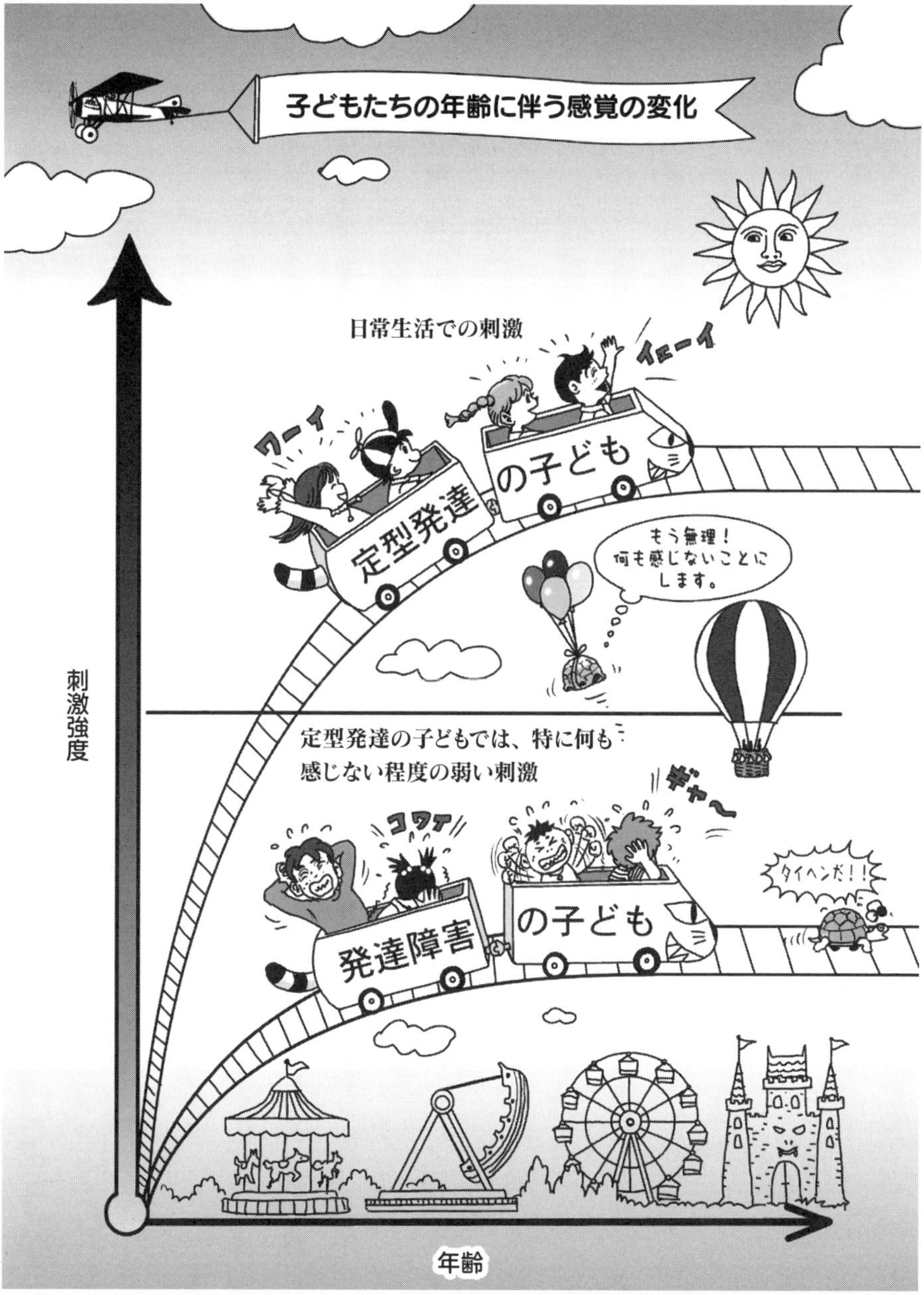

新生児は、感覚過敏な状態にあり、弱い刺激にも強く反応します。その後、年齢に伴い環境からの刺激を受け止められるようになり、日常生活における刺激に適応していきます。しかし、発達障害の子どもでは乳児の感覚過敏な状態が継続し、刺激に対する適応能力が遅れて強い防御反応がみられます

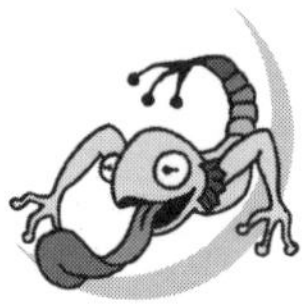

感覚は脳内でどのように捉えられているのでしょうか
～皮膚感覚と脳に住む小人

脳の中には、グロテスクな小人「ホムンクルス」が住んでいます。これはおとぎ話ではありません。カナダの脳神経外科医ペンフィールドは、大脳のどの部分が身体と対応しているかを調べました。これがペンフィールドの脳マップといわれるものです。**ヒトにおける全身の皮膚感覚は、大脳の表層である脳皮質に、それぞれ対応する領域をもっています。**この脳皮質の特定領域と身体部位の関係は、出生時にほぼ完成しています。興味深いのは、**身体部位によって脳皮質における対応領域の広さが、大きく異なる点です。特に手のひら、唇・舌では脳皮質の広い領域を占めています。**足の裏も比較的に広いです。一方、背中は狭い領域となっています。**身体部位と対応する脳皮質の広さの違いは、感覚感度の感受性に強く関連しています。**例えば、指先5㎟の感覚識別を担当する脳神経細胞数《のうしんけいさいぼうすう》と、背中20㎠を担当する脳神経細胞数がおよそ同数であるということは、指先は背中の数倍も脳皮質の領域をもっており、そのため感覚感度が高いといえます。

こうした身体部位による感覚感度の差異は、人が生きていく中で必然的に決定されていると考えられます。指先の感覚は、微細動作（細かな動き）に絶対必要です。唇や舌は、安全に食べ物をとるという点で重要です。そのために背中に比べ、高い感度が必要とされるのです。

ところで、「ホムンクルス」とは、対応する部位の脳皮質領域の広さをもとに、その大きさを調整して描いた小人です。例えば、手のひらと唇・舌が異様に大きく、体や足は小さいといったグロテスクな姿をしています。これが感覚という点からみた、人間を写したものともいえます。

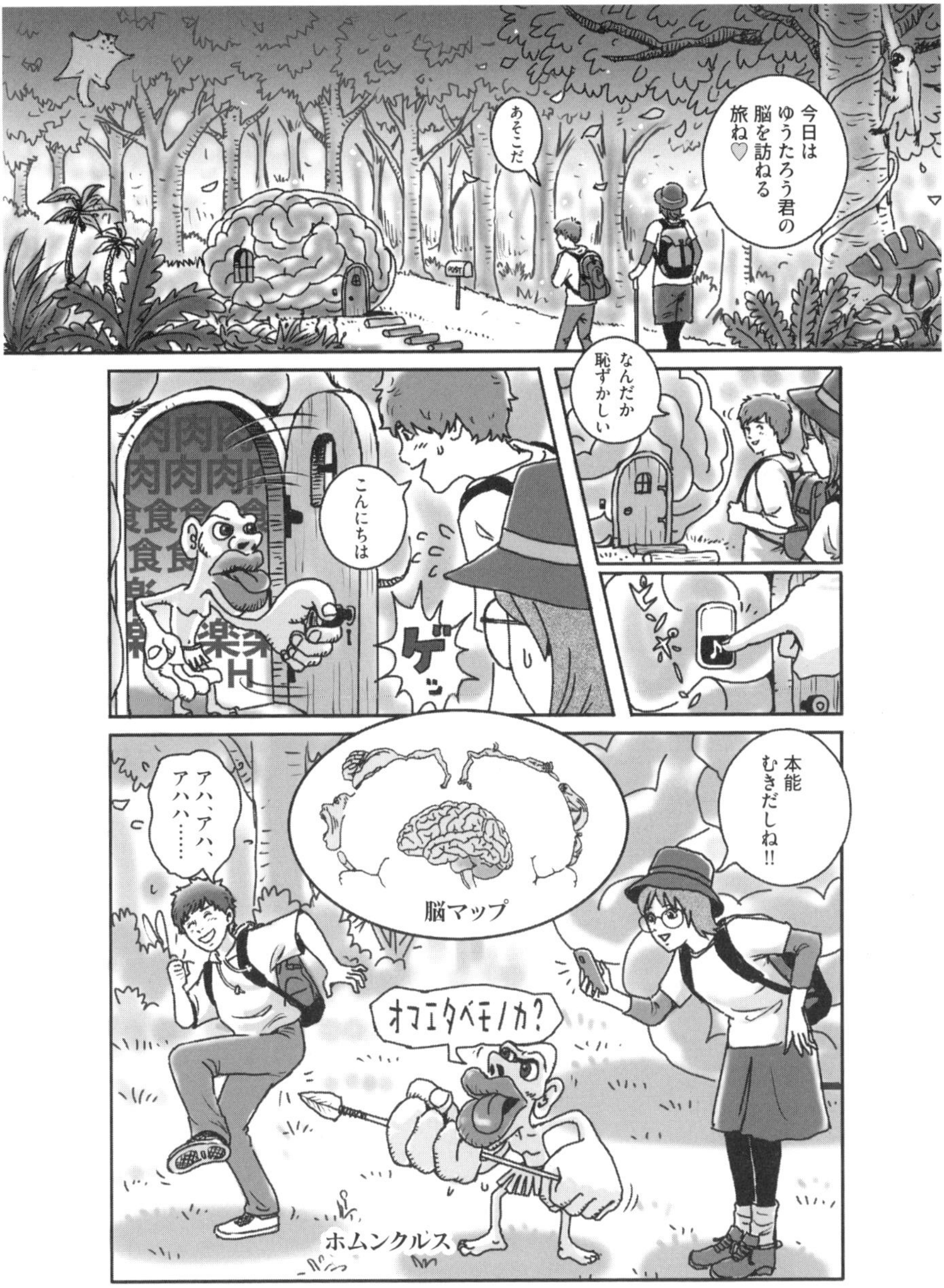

全身の感覚は、脳の特定部位でその刺激を受けとる仕組みになっています。特に体の部位によって、刺激を受けとる脳の領域が異なり、このことが身体部位による感覚の感度差となっています。例えば、手のひら、唇、舌は脳を占める領域が大きく、これらの部位が敏感なのはそのためです。なお、脳に住む小人といわれる「ホムンクルス」は、感覚感度の強弱を人型に表現したもので、手や唇などが大きくなっています

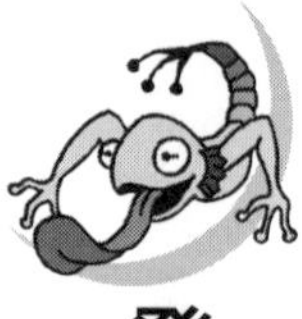

発達障害の子どもにみられる感覚異常はどのようなものでしょうか

感覚は、環境を認知するための唯一の手段といえます。しかし、発達障害をもつ子どもでは、感覚の異常が多くみられます。感覚が不安定であれば、正確な環境の認知ができず、環境に対する適切な対応ができません。感覚の異常は、発達障害における合併症というより、むしろ発達障害におけるさまざまな症状、例えば自閉、注意障害、多動、協調運動障害、不安定な姿勢などの、根底をなす問題と考えられます。

さまざまな感覚の中でも、体性感覚は体に密着した感覚です。その体性感覚は、さらに表在感覚《ひょうざいかんかく》と深部感覚《しんぶかんかく》に分類されます。深部感覚は、体の内部の感覚ですが、これについては後ほど説明します。

表在感覚は、体が触れる身辺周囲の情報を収集しています。例えば、表在感覚には、各種センサーが皮膚に存在し、痛覚《つうかく》、圧感覚《あつかんかく》、温度覚《おんどかく》などを感知する皮膚感覚があります。皮膚感覚は、前項のホムンクルスの小人で解説したように、身体部位により感度が大きく異なります。**発達障害の子どもでは、感覚過敏があるために、皮膚感覚においてさまざまな問題が起こります。例えば、砂場で遊ぶのが苦手だったり、手づかみで食べることができなかったりします。また、着衣にこだわりがあり、毎日同じ服しか着ないといった行動も、衣服素材に対する皮膚感覚の鋭敏さが根底にあります。**発達障害の子どもによっては、転んだり、机に足をぶつけても痛みを訴えない場合もあります。これは、感覚過敏が根本にあり、強すぎる刺激によりパニック状態に陥ることを防ぐために感覚の遮断が生じ、結果として感覚鈍麻となっているといえます。つまり、発達障害の子どもは表在感覚に異常があるため、身辺周囲の情報を効果的に収集することができません。この点は、生活環境へ適応するということの大きな障害となります。

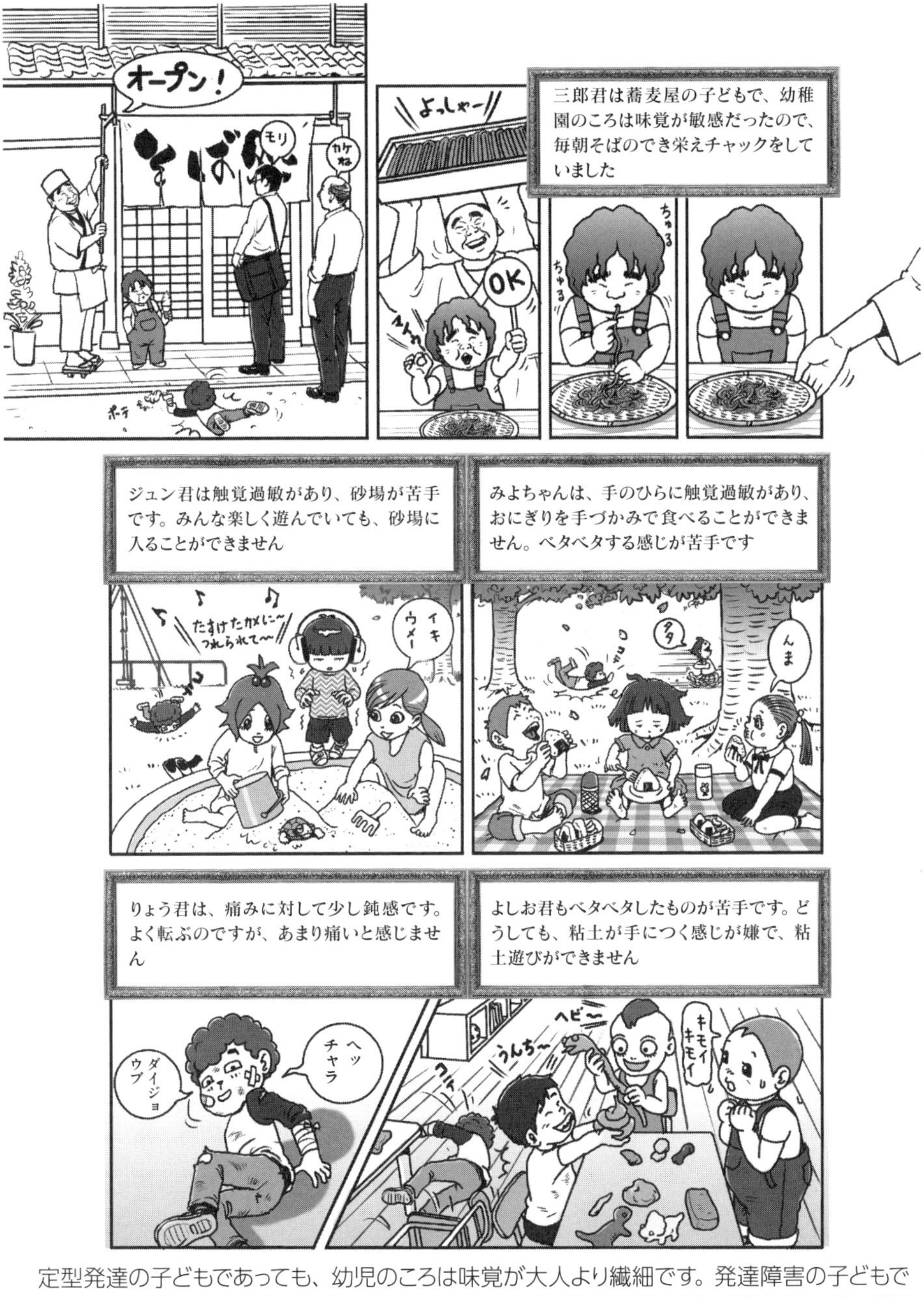
三郎君は蕎麦屋の子どもで、幼稚園のころは味覚が敏感だったので、毎朝そばのでき栄えチャックをしていました
ちゅる
ちゅる
よっしゃー
OK
オープン！
モリ
カケね
みよちゃんは、手のひらに触覚過敏があり、おにぎりを手づかみで食べることができません。ベタベタする感じが苦手です
ジュン君は触覚過敏があり、砂場が苦手です。みんな楽しく遊んでいても、砂場に入ることができません
んま
イキ ウメー
たすけたカメに～ つれられて～
よしお君もベタベタしたものが苦手です。どうしても、粘土が手につく感じが嫌で、粘土遊びができません
りょう君は、痛みに対して少し鈍感です。よく転ぶのですが、あまり痛いと感じません
キモイ キモイ
ヘビ～
うんち～
ヘッチャラ
ダイジョウブ

定型発達の子どもであっても、幼児のころは味覚が大人より繊細です。発達障害の子どもではこの傾向が顕著で、強い偏食となることもあります。また、手のひら、足の裏などに感覚過敏がみられます。子どもによっては、感覚過敏に感覚鈍麻が併存する場合もあります。これは、刺激から身を守るために感覚を遮断しているからと考えられています

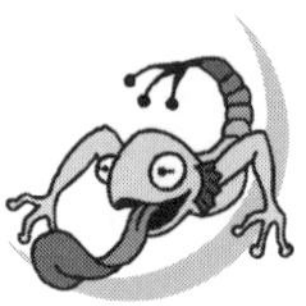

共感覚という言葉を知っていますか

～不思議な感覚センサー

感覚には、触覚、聴覚、視覚などといった感覚センサーが機能しており、成人ではこれが混乱することは通常ではありません。ところがまれに、感覚センサーの不具合のためか、**音楽を聞いて色を感じる、あるいは色をみて手触りをリアルに体験できる人がいます。この不思議な感覚を「共感覚《きょうかんかく》」と呼びます。**

感覚センサーについては、胎児期7週ごろから触覚刺激に対して明確な反応を示します。聴覚についても、胎児期18週すぎには内耳と外耳といった基本器官が形成されます。その後、胎児期の後半には触覚および聴覚、視覚などの刺激を分析・理解する脳機能の場所（脳の機能局在《きのうきょくざい》）が決まり、感覚センサーが完成します。ただし、生まれてまもない新生児の場合、脳の機能する場所が少しあいまいで、特に触覚に対する刺激を処理する場所は脳の広い部分を占めます。さらに、新生児の各感覚は独立して働いておらず、複数の感覚、例えば聴覚と視覚などが同時に処理され、これにより前述のような「音楽を聞いて色を感じるなど」といった2つの感覚が生じる「共感覚」が起こります。つまり、脳の機能する場所があいまいな状態では、2つの感覚が脳の同じ場所で刺激処理を行うため、それにより感覚センサーに混乱が生まれて2つの感覚を感じる「共感覚」が出現します。

共感覚は、新生児期の発達段階といった混沌とした脳によって引き起こされるものです。その後、脳機能の場所が明確化されることで共感覚は月齢とともに変化していきます。そして、成熟の過程でこうした感覚は、いつのまにか失われていきます。ただし、発達障害の子どもの中には、この共感覚をもつ子どもが多く存在します。発達障害の子どもにみられる感覚の混乱、複雑な運動が困難といった症状には、共感覚の関連性が強く考えられています。

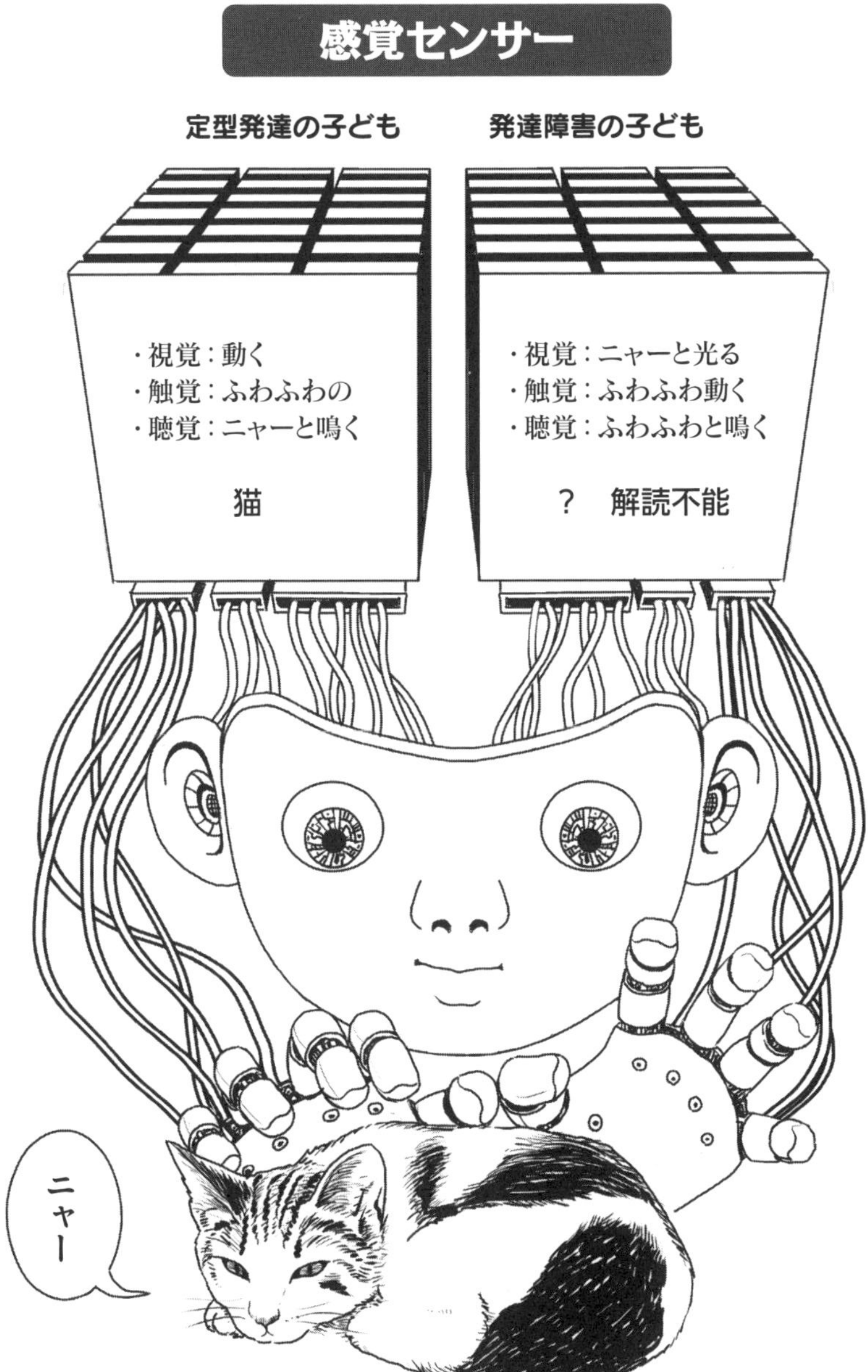

定型発達の子どもでは、視覚・聴覚・触覚からさまざまな情報を汲みとり、物事を理解します。例えば、「動く、ふわふわした、ニャーと鳴く」といった情報で猫がいると理解します。しかし、発達障害の子どもでは、間違って情報を汲みとるため、猫を正しく認識することができません

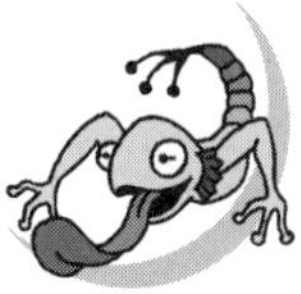

人混みの中でも会話ができる不思議さ

～選択的注意の重要性

ヒトはさまざまな刺激の中で生きています。刺激は環境を知るうえで必要ですが、許容範囲を超えた刺激は、混乱を招くだけで、有用な情報を引き出すことができません。ここで重要なのが、選択的注意という機能です。

人混みの中で友人と会話する状態を思い浮かべてみてください。そこには視界に入るだけでも数十名の見知らぬ人々がいるとします。彼らは思い思いに会話をしています。この数十名の会話を並列に（すべて同じ重要度で）分析しようとすると、脳は情報処理しきれず、機能崩壊を起こしてしまいます。しかし、このような状況でも、われわれは友人の言葉だけを聞きとり、会話することが可能です。これは、同時にもたらされる刺激（周囲の音）の中から重要な情報（友人の声）を選択することで、効率的で理解しやすい形に整理し認知しているからです。このような機能を選択的注意と呼びます。

選択的注意とは、一部の刺激を取り入れ、その他を排除することといえます。言い換えると、有用な刺激を強化し、それ以外を抑制することで、必要な情報を効率的に収取していくのです。つまり、選択的注意は、さまざまな刺激の中から目標とする刺激に焦点をあて注意する行為です。見方によっては、自動的に注意を向ける行為よりも、妨害刺激を抑制する行為が重要ともいえます。

発達障害をもつ子どもにおいては、選択的注意の問題がよく指摘されています。処理しきれない刺激が並列に取り込まれ、パニックに陥ってしまう状態は、発達障害の子どもが周囲の不必要な刺激を抑制できないため起こると考えられています。

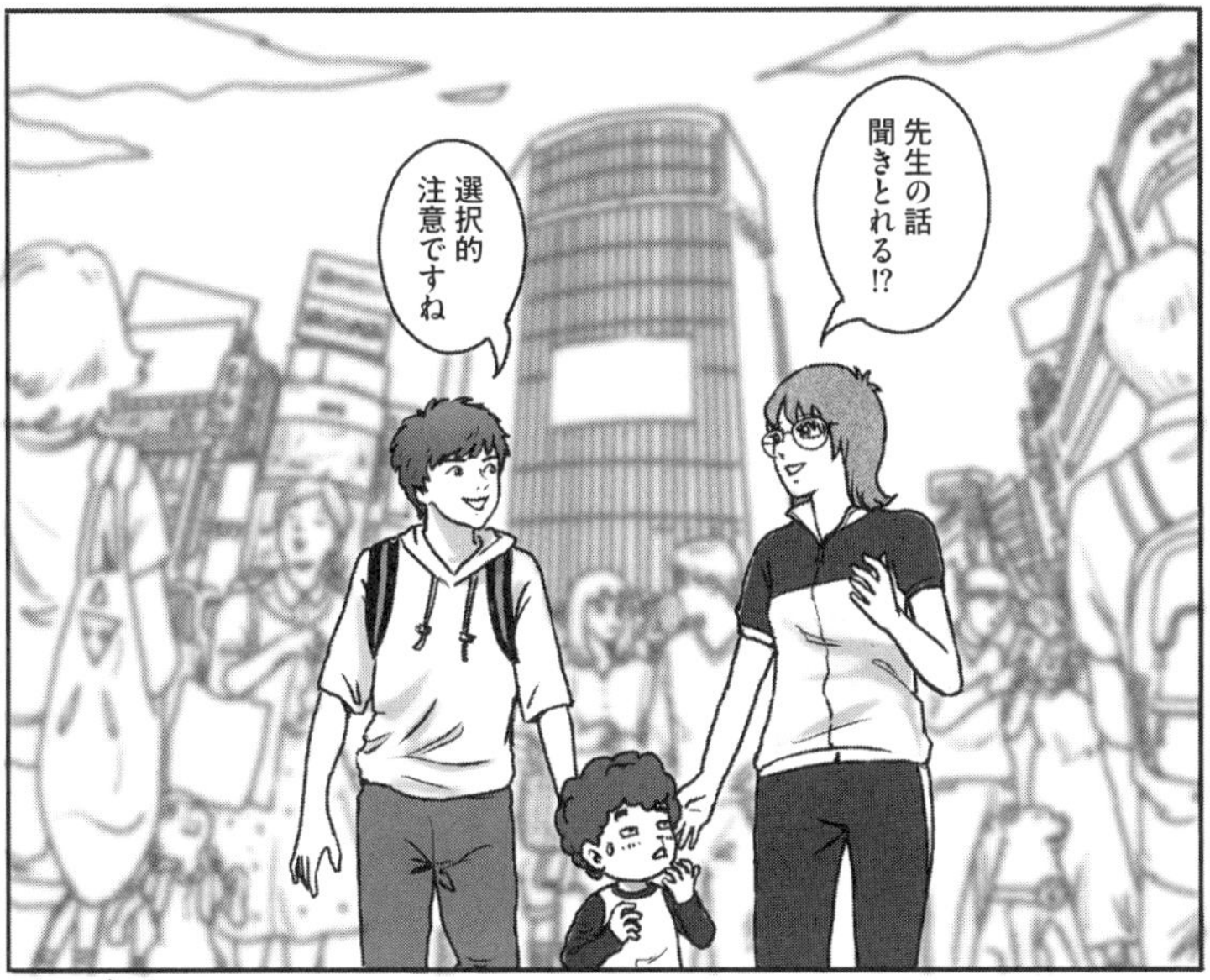

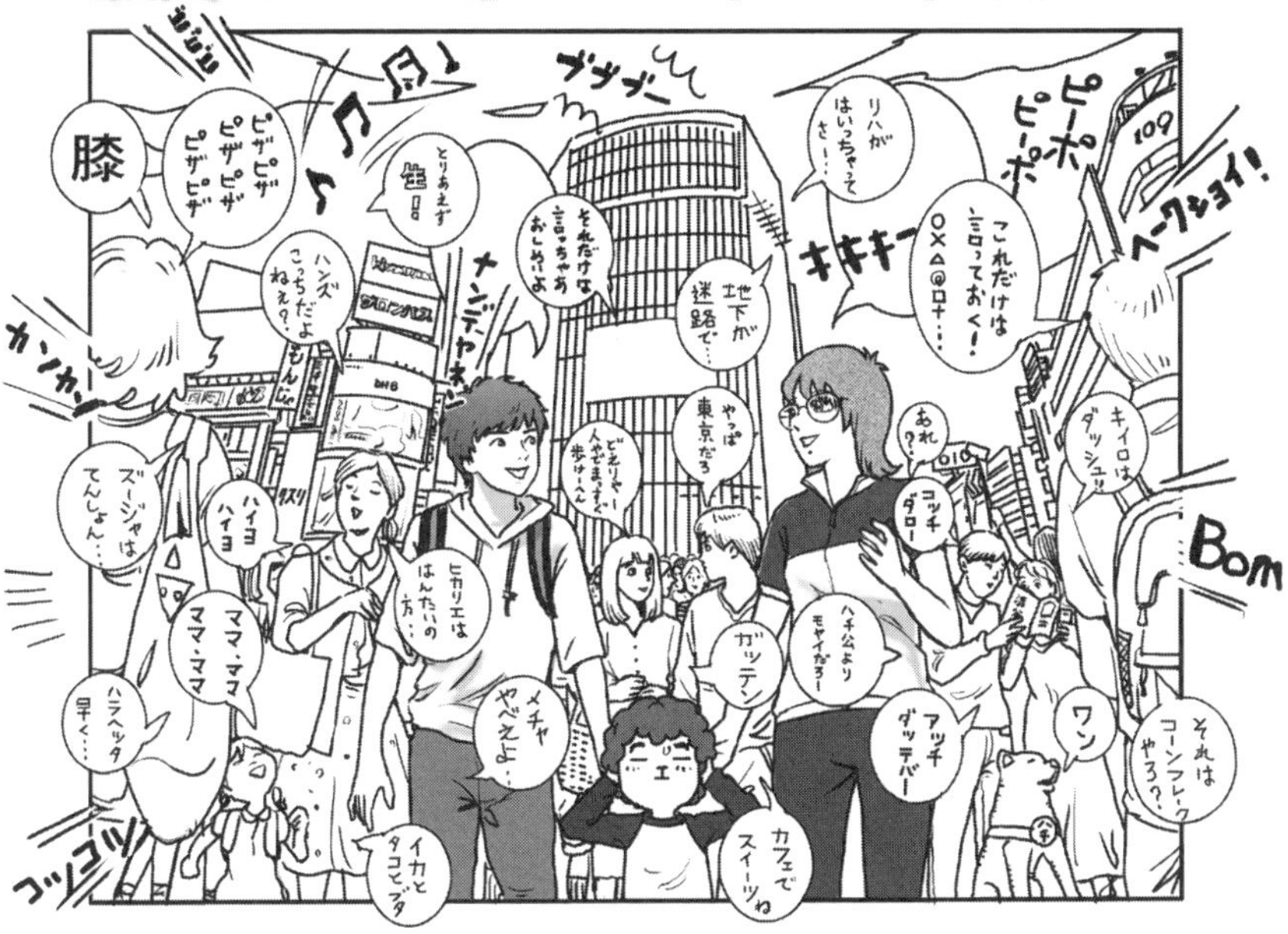

ヒトは、さまざまな刺激の中から有用な情報のみを抽出することができます。これを選択的注意といいます。この時、不要な情報は抑制されます。この機能があるので、人混みの中でも会話ができます。発達障害の子どもは、この機能が未熟で騒音を抑制できず有用な情報を見つけることができません

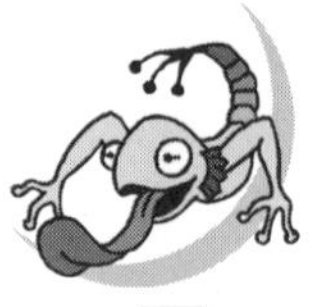

最新の知見でわかった脳機能とは

～脳神経細胞ネットワークの誤接続

脳は、さまざまな刺激を分析・認知し、そして身体を操作するシステムです。このシステムがどのような仕組みになっているのか、意識はどこで生じるのかなど、まだ多くの謎が残されています。ところで、脳機能の根本となるのは、100億個以上ある脳神経細胞が、複雑に連携し合い、そのネットワークにより成り立っています。**脳神経細胞のネットワークは、妊娠後期の胎児か、出生前数カ月の間に急速に発達します。生後2カ月ごろは、脳神経細胞どうしの結合であるシナプス結合が爆発的に形成され、12カ月ごろにピークとなります。この時期から逆に、シナプス結合は減少に転じます。**つまり、新生児期の爆発的なネットワークの発達により、過大に構築されたシナプス結合および多くの不要なネットワークが整理されます。これにより適切なシナプス結合だけが残されます。このシナプス結合の減少を、「刈り込み」と呼びます。シナプス結合の刈り込みは、生後8カ月ごろから始まり、10歳ころまで続きます。前項の共感覚は、こうした新生児期の過大なシナプス結合により引き起こされていると考えられています。つまり、この過大なシナプス結合は脳の機能局在をあいまいにしてしまうので、その後の刈り込みによって脳の機能局在を明確にしていきます。発達障害の子どもが成長後も共感覚を持ち続けてしまうのは、このシナプス結合の刈り込みが進まず、脳の機能局在のあいまいさが残ることが原因と考えられています。

近年の発達障害に関する研究では、**自閉症スペクトラム障害の脳体積は生後1・2年の間に定型発達と比較して過剰に増大し、その後、徐々に定型発達のレベルに近づくと報告されています。また、脳の解剖においては自閉症スペクトラム障害では、脳神経細胞が多く存するため、高密度となる部分があると報告されており、それによる神経回路の誤接続が疑われると報告されています。**

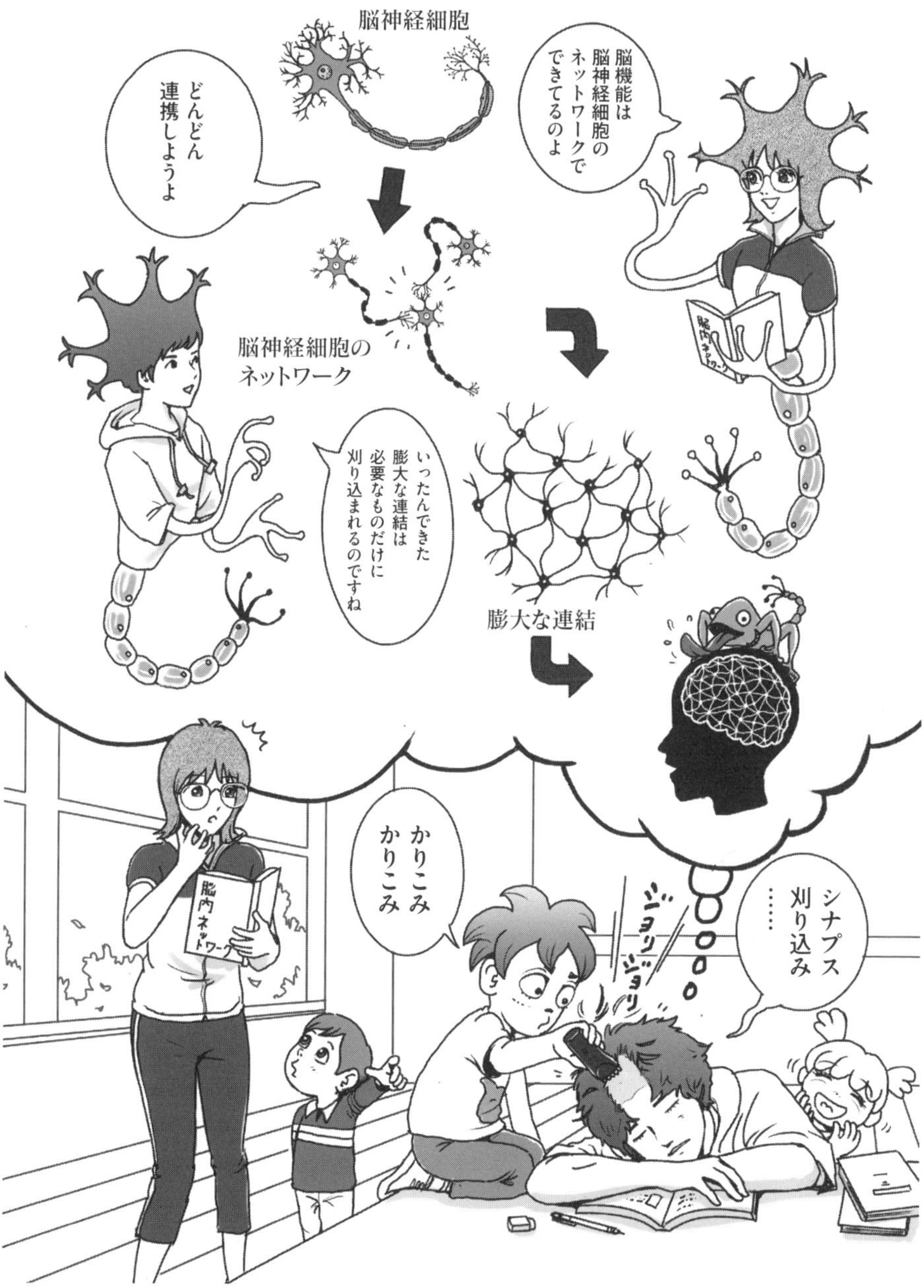

脳機能は、脳神経細胞のネットワークでできています。生後、脳神経細胞はいったん膨大な連携を形成します。その後､必要なものだけを残し､余分なものが削除されます。これを刈り込みといいます。発達障害の子どもでは、この刈り込みに問題があり、そのため脳神経細胞の過剰な連携が残っていたり、誤連携があると考えられています

レクチャーIII

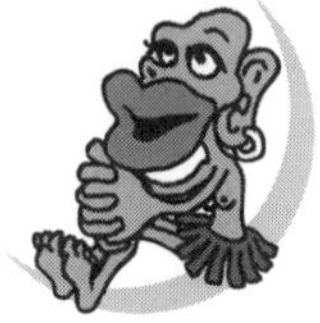

発達障害の子どもに不良姿勢が多いのはなぜでしょうか

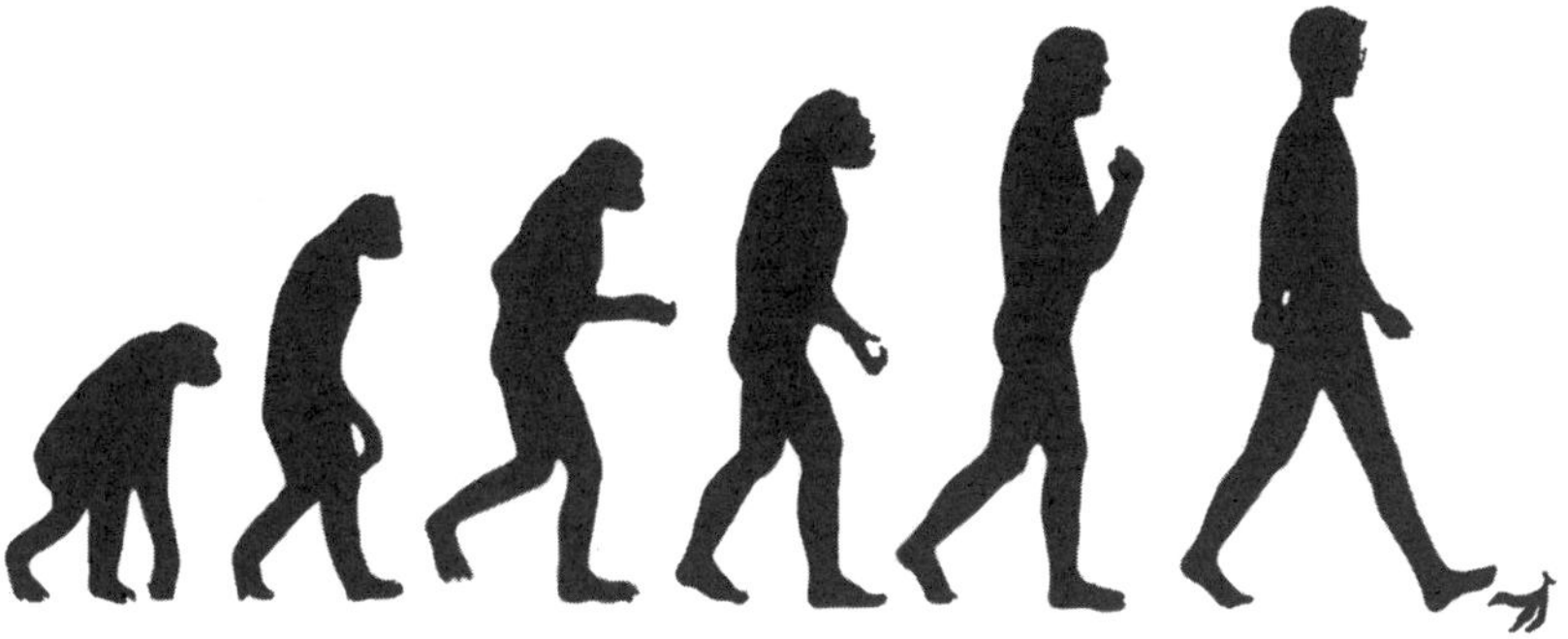

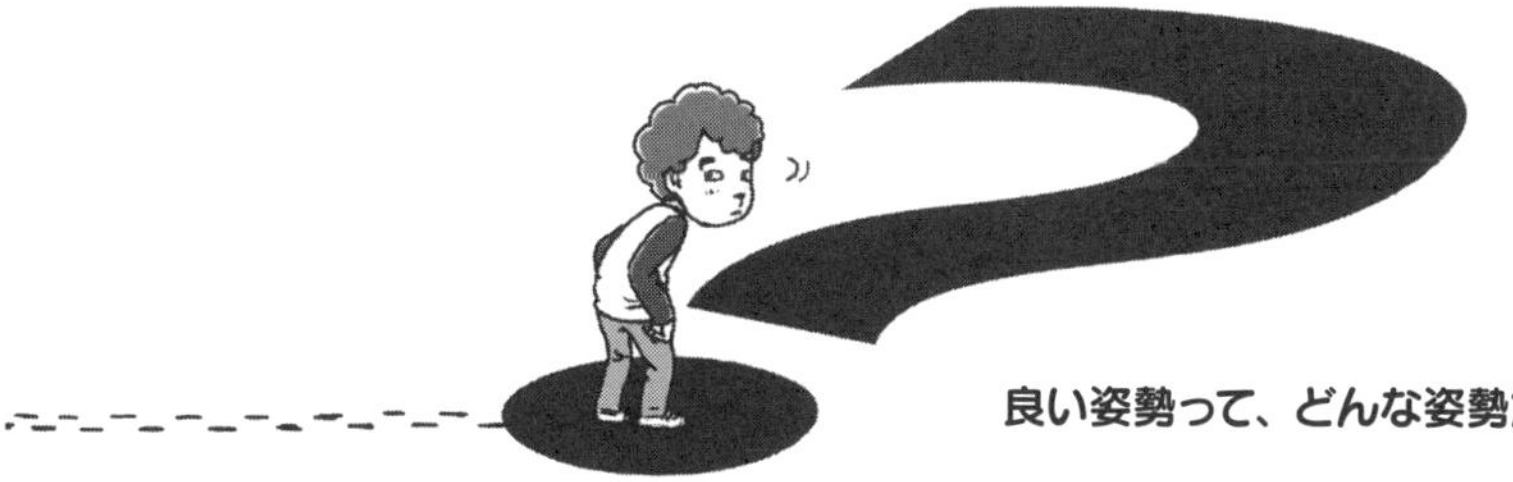
良い姿勢って、どんな姿勢だろう～♪♬

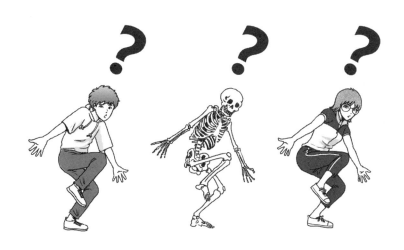

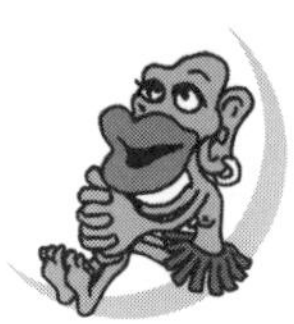

良い姿勢とは、どのような姿勢でしょうか

良い姿勢というと、どのような姿勢を想像するでしょうか。例えば、体操選手の最後の決めポーズとかでしょうか。確かにこれは、形の良い姿勢ですが、日常生活の姿勢からいうと、やや極端な姿勢です。**通常、良い立位（立った）姿勢といわれているのは、下の図にあるように、耳たぶ～肩～大腿骨（股関節の張り出した部分）が、膝関節の前面・後面の中間部、外果（くるぶし）の2cmほど前方が、一直線上に並んだ姿勢とされています。座位（座った）姿勢でも基本的には同じで、上方へ伸びた脊柱の真上に頭部がのる姿勢です。**重たい頭部を、脊柱が最も負荷のない形で支えるには、頭部の重さが脊柱に垂直にのっていることが理想といえます。しかし、このためには体幹の筋が絶妙に協調して働いていることが必要となります（体幹筋の役割は次項で述べます）。例えば、歩き出す前の乳児は、背中が丸く、脊柱を垂直にする力がありません。生後12カ月ほどで、脊柱は伸展（伸びること）し、頭部を垂直に支えられるようになります。ただし、このような教科書的に良い姿勢を自然にできるのは、小学生から高校生くらいまでです。成人以降は、体幹の筋をトレーニングしないと、姿勢は年齢が上がるとともに崩れてしまいます。

逆に悪い姿勢とは、どのような姿勢でしょうか。典型的な高齢者の姿勢を想像してみてください。頭部が胸より前に出て、背中が丸まっている立ち姿が想像できます。つまり、脊柱全体が後弯し（背骨が後ろに出た状態）、骨盤が後方へ倒れた形となります。**発達障害をもつ子どもでは、高齢者のような不良姿勢が目立ちます。特に座った姿勢が極端に悪く、授業時間は姿勢を保つことすらできず、机に顔をつけてしまう、あるいは背もたれに大きく寄りかかったりします。**その理由は、後ほど述べます。

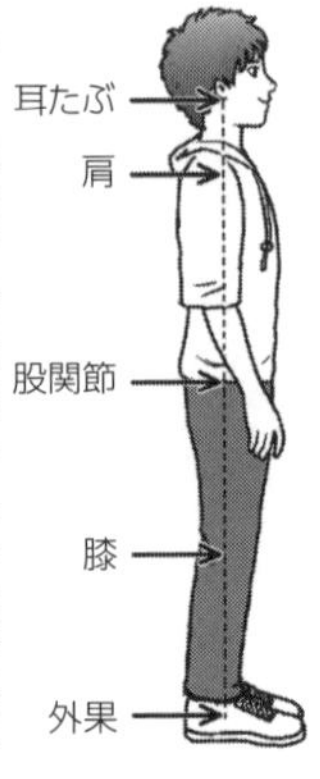

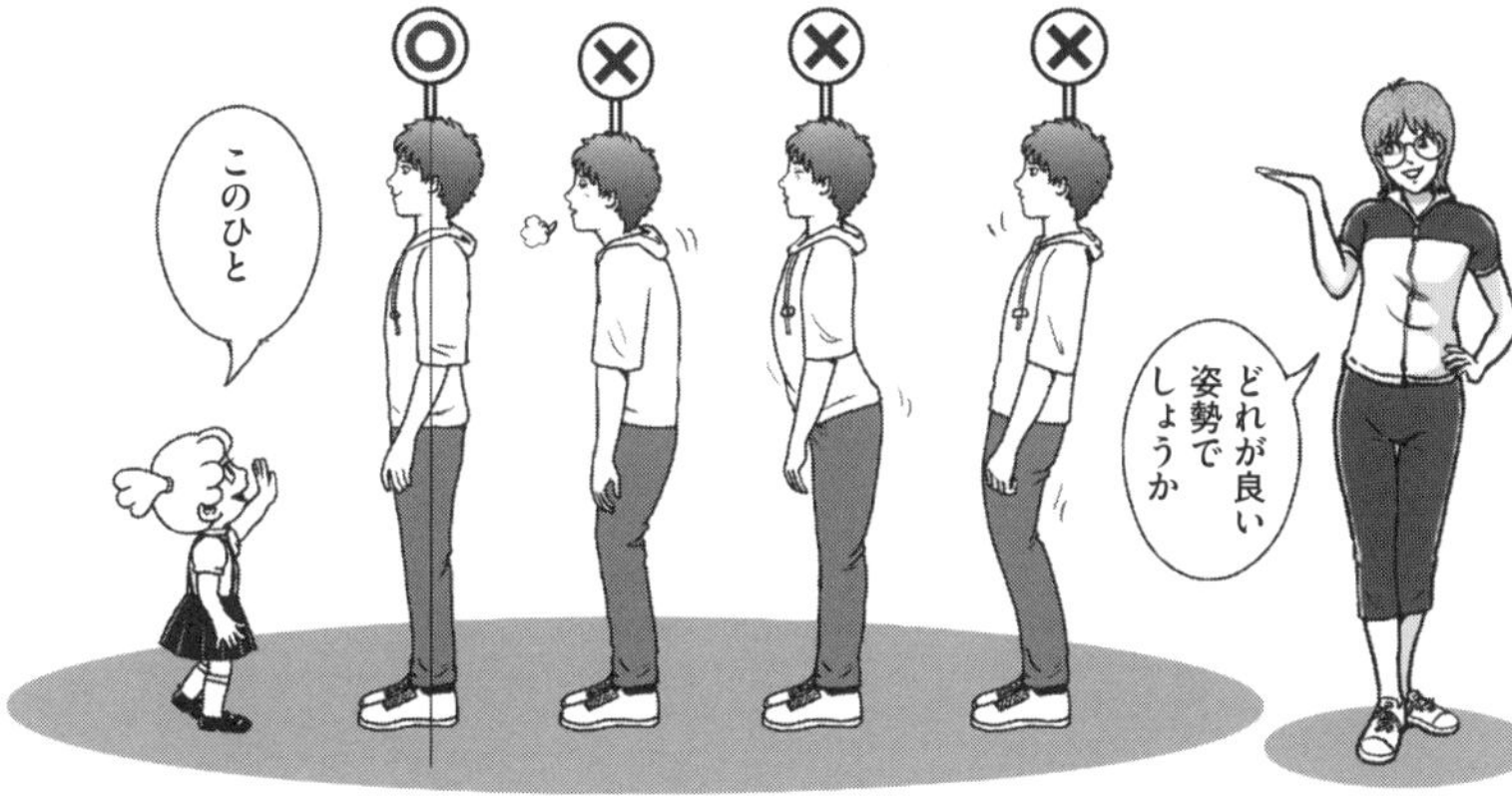

成長の過程で脊柱のカーブはつくられます

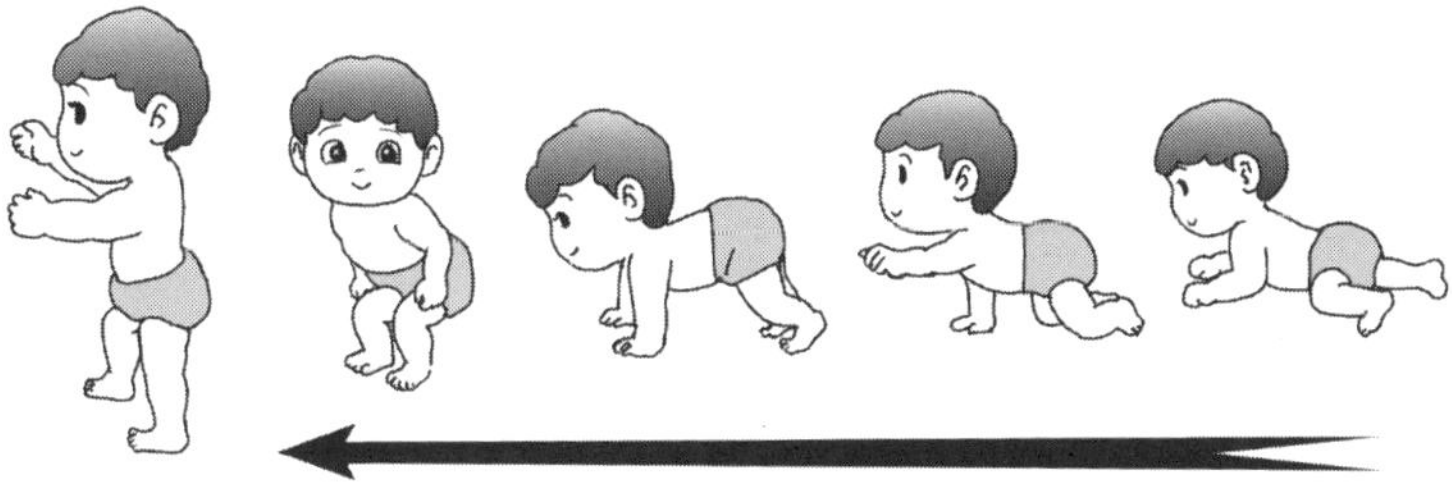

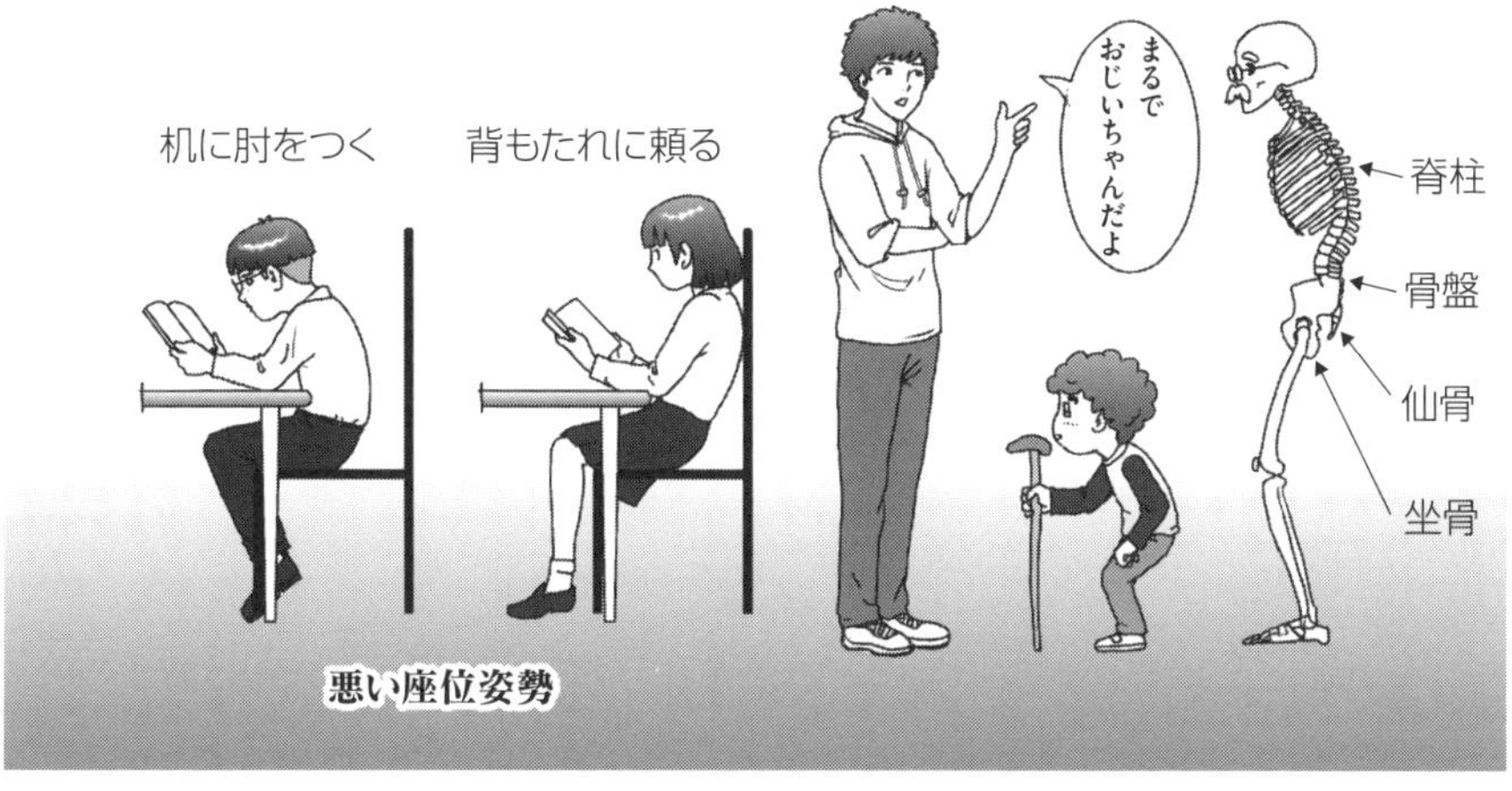

座っている姿勢では、頭部の重さを脊柱で支えているのが良い姿勢です。猫背や、お腹を突き出した姿勢はよくありません。特に机や背もたれに頼る姿勢はよくありません

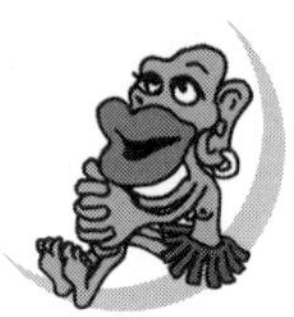

体幹の筋は、どのように姿勢と関わっているのでしょうか

～深部筋と表在筋の協調性

日常生活を送る中で、姿勢を保持する体幹の筋はいつも活動し続けています。地球上で重力がある限り、身体を支える必要があるからです。特に二足歩行のヒトは、重たい頭部を脊柱と体幹の筋で支える必要があります。しかし、筋は負荷をかけ続ければ疲労して機能低下を引き起こします。脊柱も、特定部位に負荷が集中すると、骨や靱帯に障害が発生します。こうした問題を避けるためにヒトは、頭部を脊柱の真上で支えながらも、脊柱や体幹の筋を完全に固定させず、わずかなゆるみを保つことで負荷を逃がしています。

ところで、**頭部を支える重要な役割の脊柱は体幹の筋によって安定しており、この体幹の筋には2つのグループがあります。「深部筋《しんぶきん》」と「表在筋《ひょうざいきん》」です。**深部筋は字からでも想像できるとおり、身体の深くにあるため脊柱の近くに直接付着しており、そのため筋の長さが短く小さな筋です。一方、表在筋は身体の表面近くにあるため脊柱からは離れており、そのため筋の長さは長く大きな筋となります。つまり、深部筋は筋自体が小さいため、脊柱に対する力も小さいですが、姿勢制御においては常に活動し、立つや座るなどの基本的な姿勢保持に貢献しています。逆に表在筋は筋自体が大きいため発揮される力は大きく、脊柱に対して強くダイナミックに作用するため、ジャンプするなどの運動時の姿勢変化における姿勢保持に貢献します。

左のイラストでは、モアイの頭を支える大黒柱（脊柱）周りの補強釘《ほきょうくぎ》は深部筋を示し、外側のクロスした支え棒は表在筋を示しています。つまり、**脊柱の安定には、深部筋と表在筋が協調して働く必要があります。どちらか一方の筋が強すぎると、脊柱が不安定となり、姿勢が保てなくなります。このように筋が協調して活動できるのは、脳からの指令によるもので、姿勢の保持には脳の発達と筋の成熟がそろって初めて成し遂げられます。**

大黒柱（脊髄）周りの補強釘は深部筋、外側のクロスした支え棒は表在筋を示しています

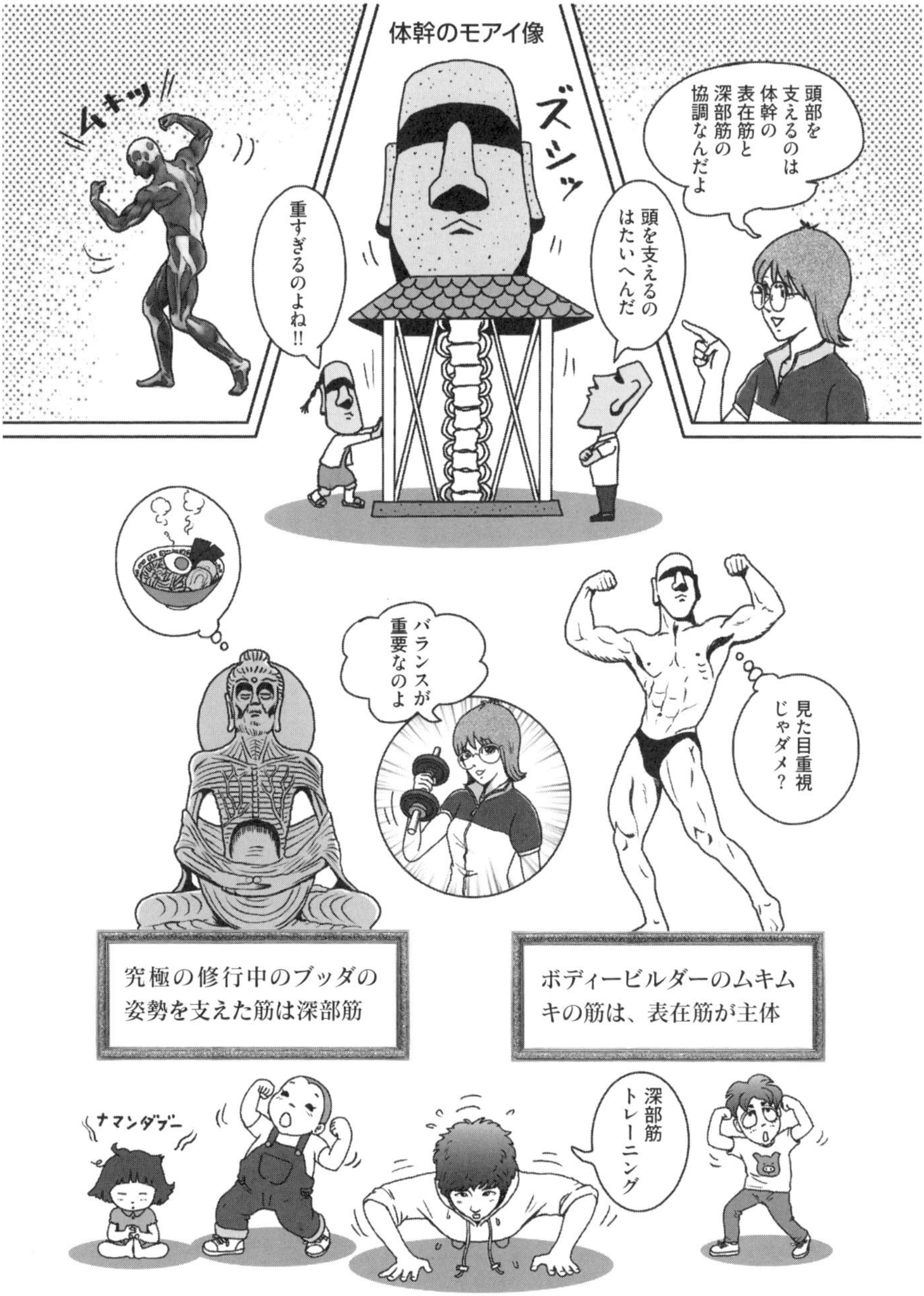

体幹のモアイ像
頭部を支えるのは体幹の表在筋と深部筋の協調なんだよ
ズシッ
頭を支えるのはたいへんだ
重すぎるのよね!!
ムキッ
見た目重視じゃダメ?
バランスが重要なのよ
ボディービルダーのムキムキの筋は、表在筋が主体
究極の修行中のブッダの姿勢を支えた筋は深部筋
深部筋トレーニング
ナマンダブー

脊柱は、重たい頭部を支える役割を果たしています。そのためには、
体幹の表在筋と深部筋が協調して働く必要があります

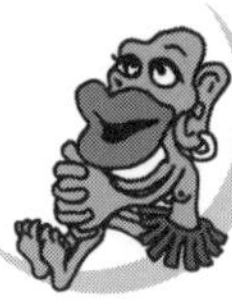

スムーズな運動を可能にしているのは、どこでしょうか
～小脳の大切さ

発達障害の脳に関する研究では、小脳の問題が多く報告されています。小脳は、脳の後方下部にあり、大脳に比較してやや影に隠れた存在に感じられるかもしれません。しかし、**小脳はヒトがスムーズで安定した運動を行うためにたいへん重要な役割を果たしています。**ヒトは、胎児期の後半から新生児期、乳児期にかけて脊髄、脳幹、大脳、小脳の順番に発達していきます。このなかで運動と感覚の中心的な役割は大脳となり、小脳は運動を効率的に行うためのさまざまな調節を行っています。

その**小脳に機能障害があると、①筋緊張の低下、②運動の協調性の低下が起こります。**運動を行うために筋が動く仕組みは、まず大脳皮質の脳神経細胞が興奮し、その興奮は脊髄を下降しながら脊髄内にある運動神経細胞に伝えます。運動神経細胞は、次にその興奮を目的とする筋へ伝え、これにより筋が収縮（筋収縮）して運動が行われます。ところで、筋には筋の収縮程度を感知するセンサーがあります。小脳は、このセンサーの情報をもとに筋の張り、つまり筋緊張を調整しています。この調整は、筋収縮の有無にかかわらず行われています。すなわち、大脳皮質の興奮による筋収縮がない時でも、筋は完全に弛緩（ゆるんだ）状態とはならず、一定の緊張を保っています。これを筋緊張と呼び、この機能は大脳皮質から興奮を受けとった筋が、素早く効果的に収縮できるよう、筋を常に収縮の準備段階においておくためです。もし、筋緊張が低下すると筋収縮が素早くできずにスムーズな運動が行えなくなります。

小脳のもう一つの機能である「運動の協調性」とは、小脳の主たる機能といえるもので、この機能が障害されると、運動はぎこちなくなり、安定して歩くこともできなくなります。そのため発達障害では、さまざまな微細な脳機能障害がみられますが、小脳の機能障害に起因した症状がよく観察されます。

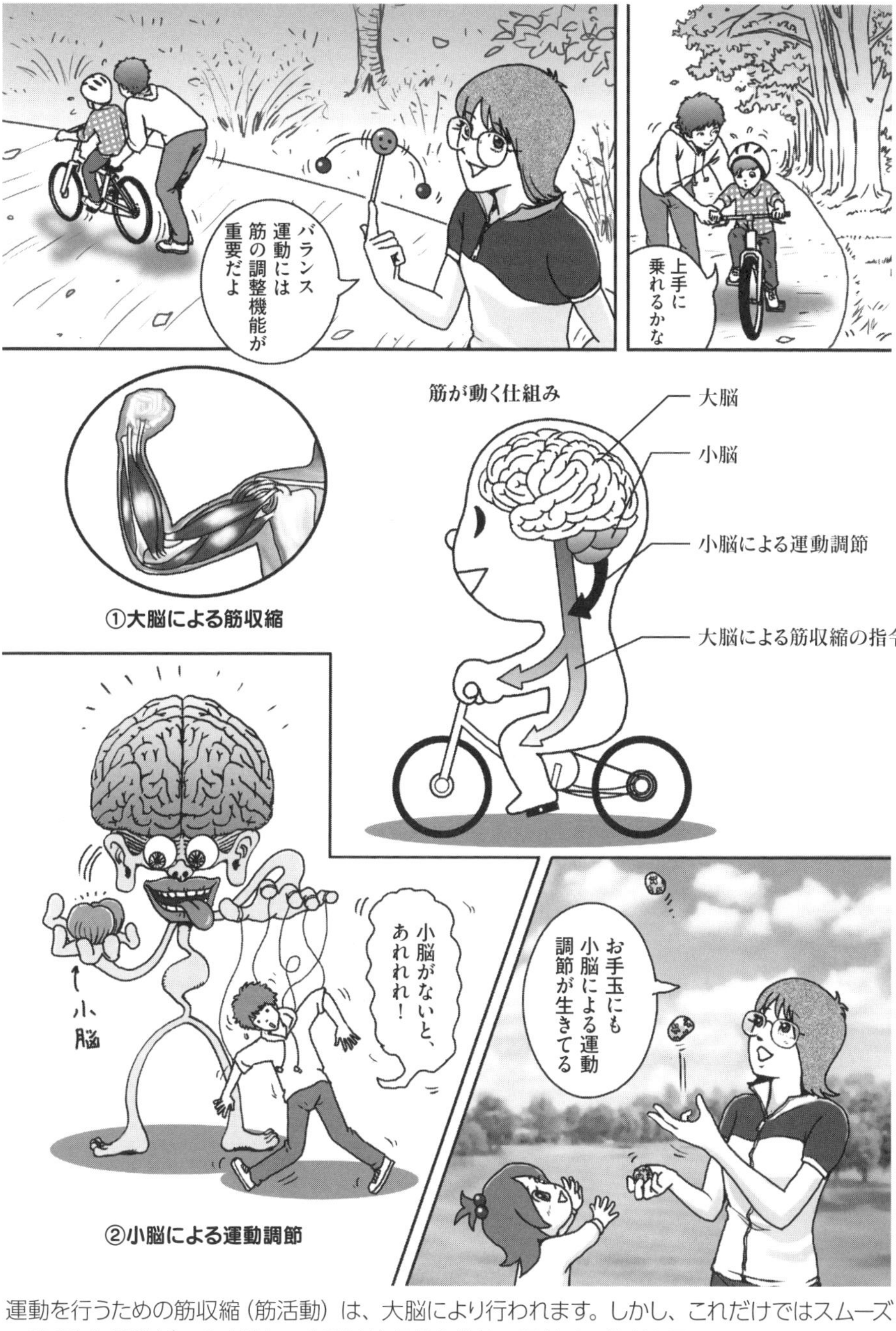

運動を行うための筋収縮（筋活動）は、大脳により行われます。しかし、これだけではスムーズで安定した運動ができません。小脳は筋収縮を微妙に調整する役割を果たしています

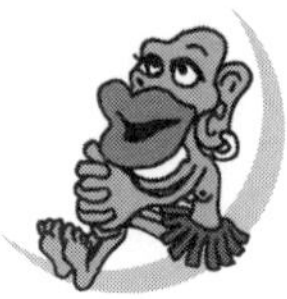

発達障害をもつ子どもの姿勢とその原因とは何でしょうか

発達障害をもつ子どもは、先にも述べましたが姿勢の悪さが目立ちます。**頭部が体の前方に突き出して背中が丸くなり、肩も前方に突出します。骨盤は後方に倒れ、お腹は前に突き出したような姿勢になります。**まるで高齢者の姿勢です。ヒトは加齢とともに姿勢が崩れますが、これは脊柱を支える体幹の筋力が衰えることが大きな原因となっています。ちなみに脊柱は、頸椎7個、胸椎12個、腰椎5個、仙椎5個、尾椎4個で成り立っています。この中でも頸椎から腰椎によって頭部の重さを支えています。また、特に頸椎と腰椎は可動性が大きいため、体幹の筋が協調して支える必要があります。

発達障害の子どもは、筋緊張が低いことが知られています。筋緊張はヒトの体質によって異なり、定型発達の子どもであっても、筋緊張の高い子どもや低い子どもが存在します。しかし、発達障害の子どもの筋緊張の低さは、定型発達の範囲を逸脱しています。この筋緊張の低さは、スムーズな筋収縮による運動の妨げとなります。そのため、十分に筋力が発揮できなかったり、運動による筋肥大（筋が太くなること）が起こりにくくなるといった特徴があります。

姿勢の安定には、脳からの指令により多数の筋が協調して行われることと、筋が十分に力を発揮することが必要です。**発達障害の子どもは、小脳機能の低下に関連し、脊柱を支える体幹の筋（具体的には表在筋と深部筋）の協調した収縮（活動）の障害と、筋緊張の低さが合わさった状態となっています。**そのため、脊柱は垂直に頭部を支えることができず、骨と靱帯に依存するため円背（猫背）となり、これにより骨盤は後傾します。さらに、肩甲骨を脊柱の近くに保持することができず、外側に広がるため肩は前方へ突出した姿勢をとります。これらが悪い姿勢の原因です。

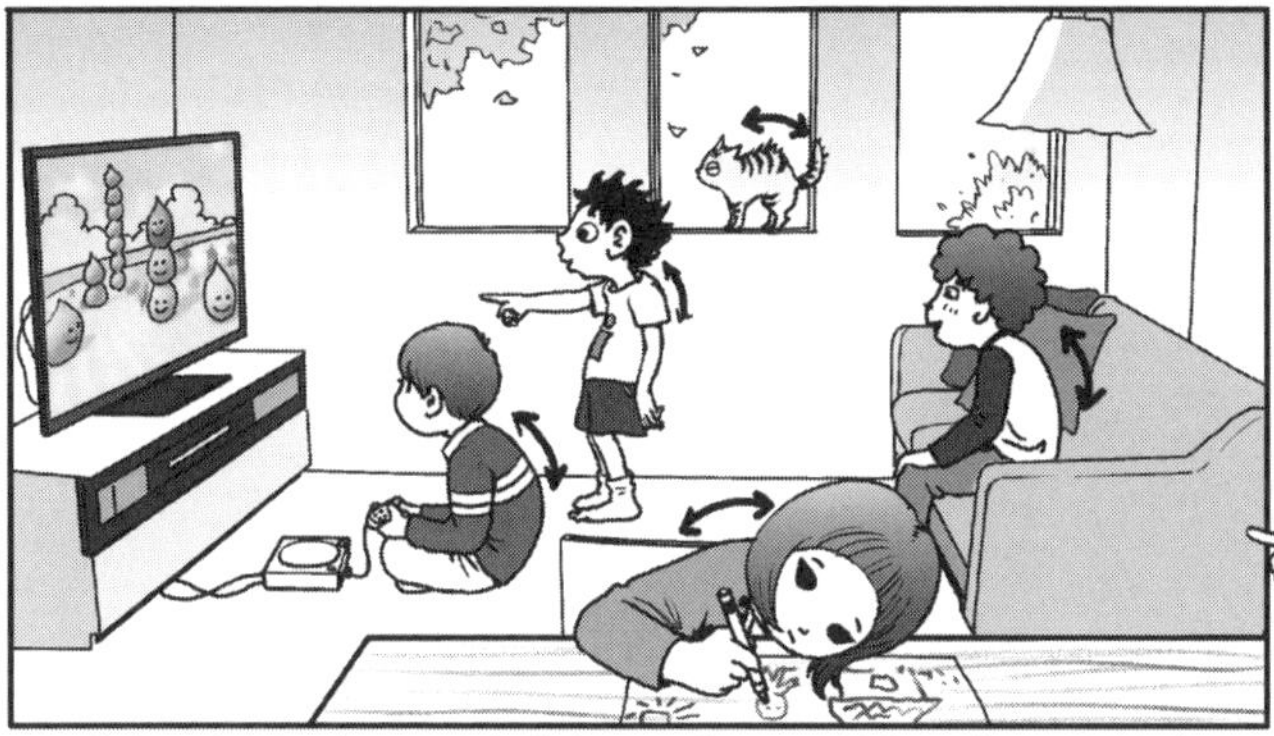

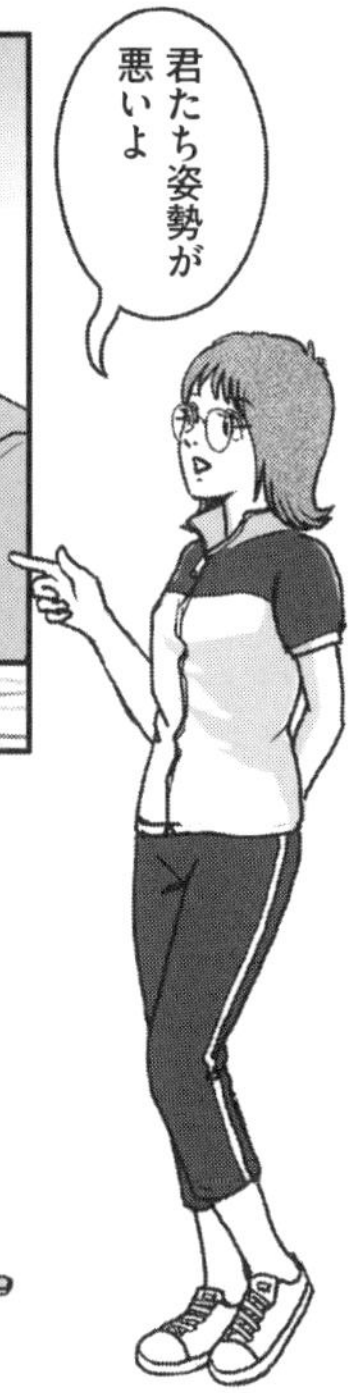
君たち姿勢が悪いよ

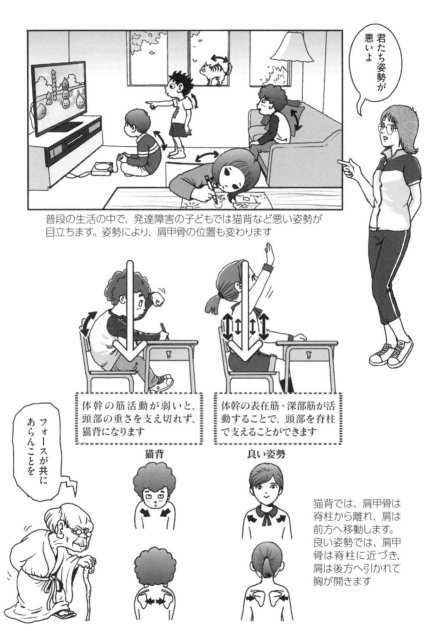

普段の生活の中で、発達障害の子どもでは猫背など悪い姿勢が目立ちます。姿勢により、肩甲骨の位置も変わります

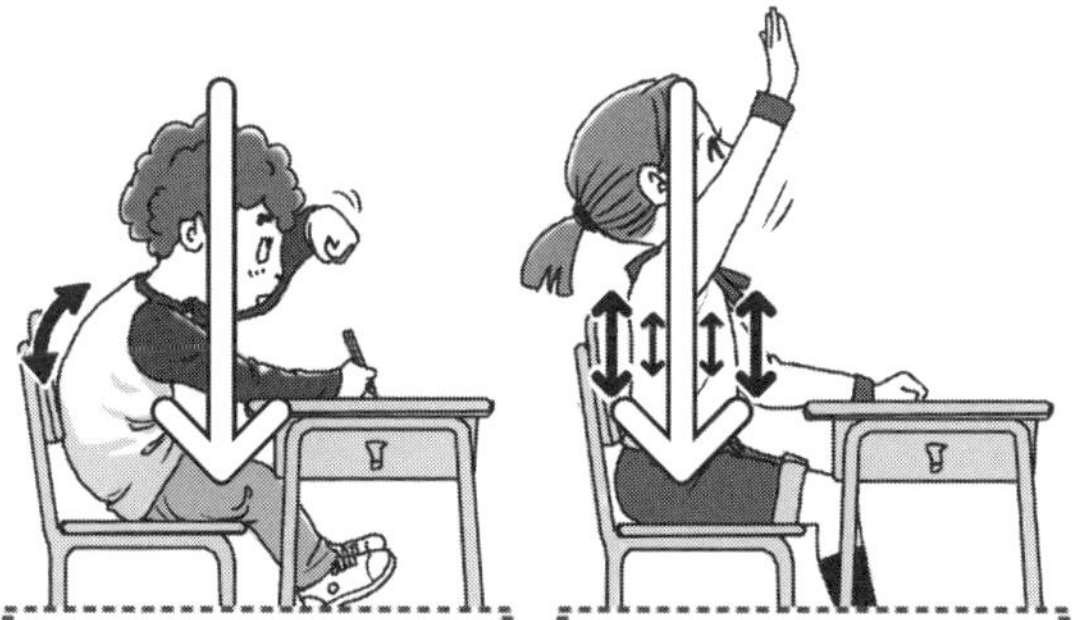

体幹の筋活動が弱いと、頭部の重さを支え切れず、猫背になります

体幹の表在筋・深部筋が活動することで、頭部を脊柱で支えることができます

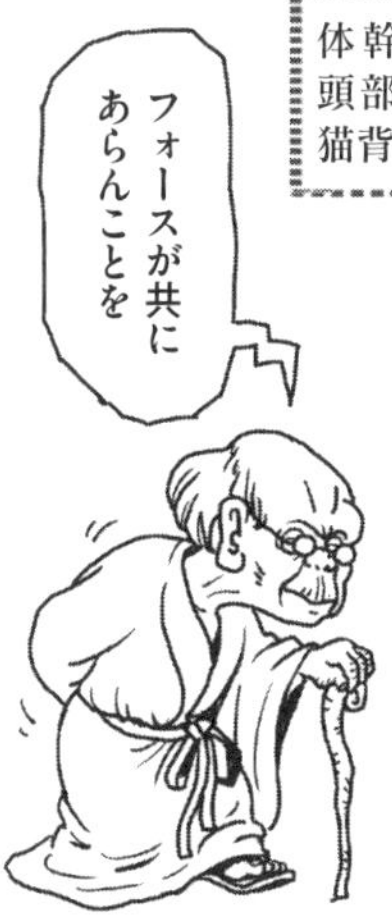
フォースが共にあらんことを

猫背　**良い姿勢**

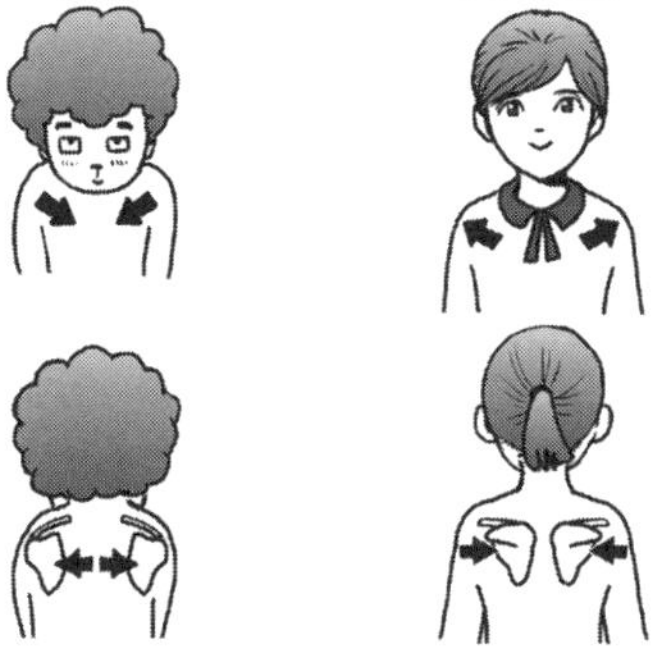

猫背では、肩甲骨は脊柱から離れ、肩は前方へ移動します。良い姿勢では、肩甲骨は脊柱に近づき、肩は後方へ引かれて胸が開きます

発達障害の子どもは、筋緊張が低く、頭部を支える機能が弱いです。そのため、頭部を支えきれず猫背となります。猫背では、肩甲骨が前方へ移動し、胸郭が広がりにくくなるため、呼吸機能にも影響します

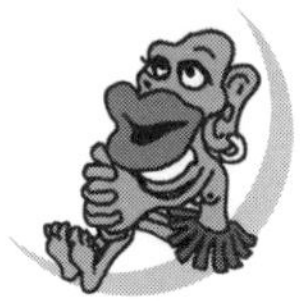

発達障害の子どもに偏平足が多いのはなぜでしょうか

偏平足《へんぺいそく》自体は、一般の成人でも時折みられるものですが、発達障害では年齢にかかわらず、偏平足が多く観察されます。偏平足とは、土踏まず部分の隙間がなく、足底全体が床に触れている状態です。土踏まずとは、足部の複数の骨によって形成されるドーム構造の空間です。ドーム構造は、縦横の足部アーチから成り立ちます。足部アーチは、成長に伴い形成されるもので、**乳児期では豊富な脂肪組織や靭帯の弛緩性《しかんせい》（ゆるみ）のため、外見上は偏平足を呈しています、その後、脂肪組織や靭帯の弛緩性が減少し、足部アーチがみられるようになります。**乳児期における偏平足は発達の一過程です。特に歩き初めから5・6歳にかけては、足部が急速に成熟する時期であり、この時期までに足部アーチは完成します。足部アーチは、立位姿勢（立つ姿勢）の保持や歩行と大きく関係しています。立位姿勢では、全体重が足部にかかります。この時、足部アーチは体重に反して足底を持ち上げることで空間を形成します。**この空間は、体重を支えるうえで身体のバランスを保ち、衝撃を和らげる役目を果たします。**

発達障害の子どもにみられる偏平足とは、可撓性扁平足《かとうせいへんぺいそく》と呼ばれるもので、座っている時などの体重が足部に負荷されない状態では足部アーチの形成がみられます。ところが、起立して体重が足部に負荷されると、足部アーチがつぶれて偏平足となります。可撓性扁平足は、下腿（膝から足首までの部分）から足部の骨につながる筋（後脛骨筋《こうけいこつきん》）の筋緊張の低下により、荷重時に足部の骨を引き上げることができず、足部アーチを保つことが不可能となるために起こります。また、荷重時には足部アーチが低下するだけでなく、足部の内側が凸状に変形して足底が突出して床面に接します。つまり、偏平足が生じる理由は、姿勢と同様に小脳機能の障害に関連した筋緊張の低下により起こります。

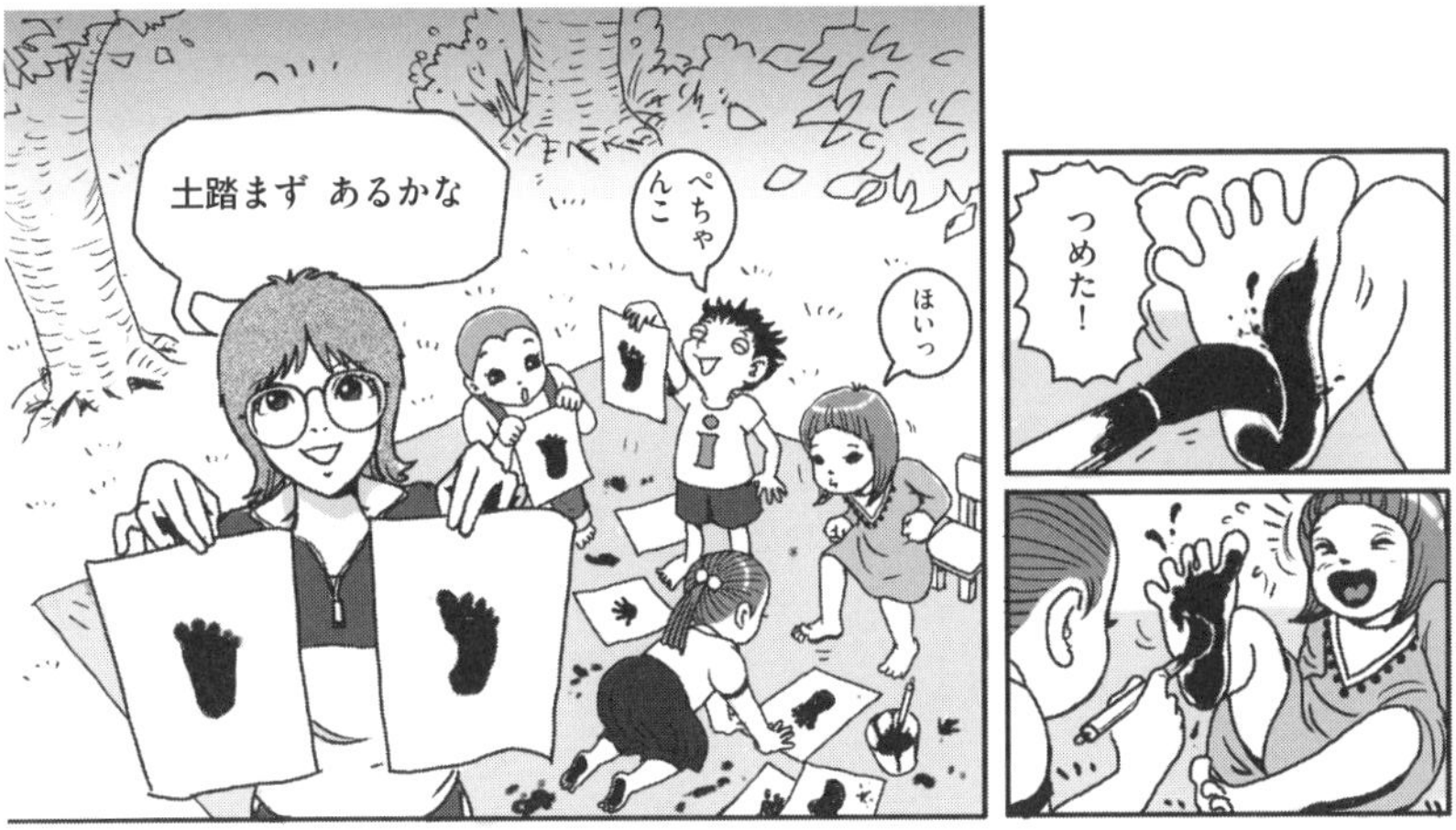

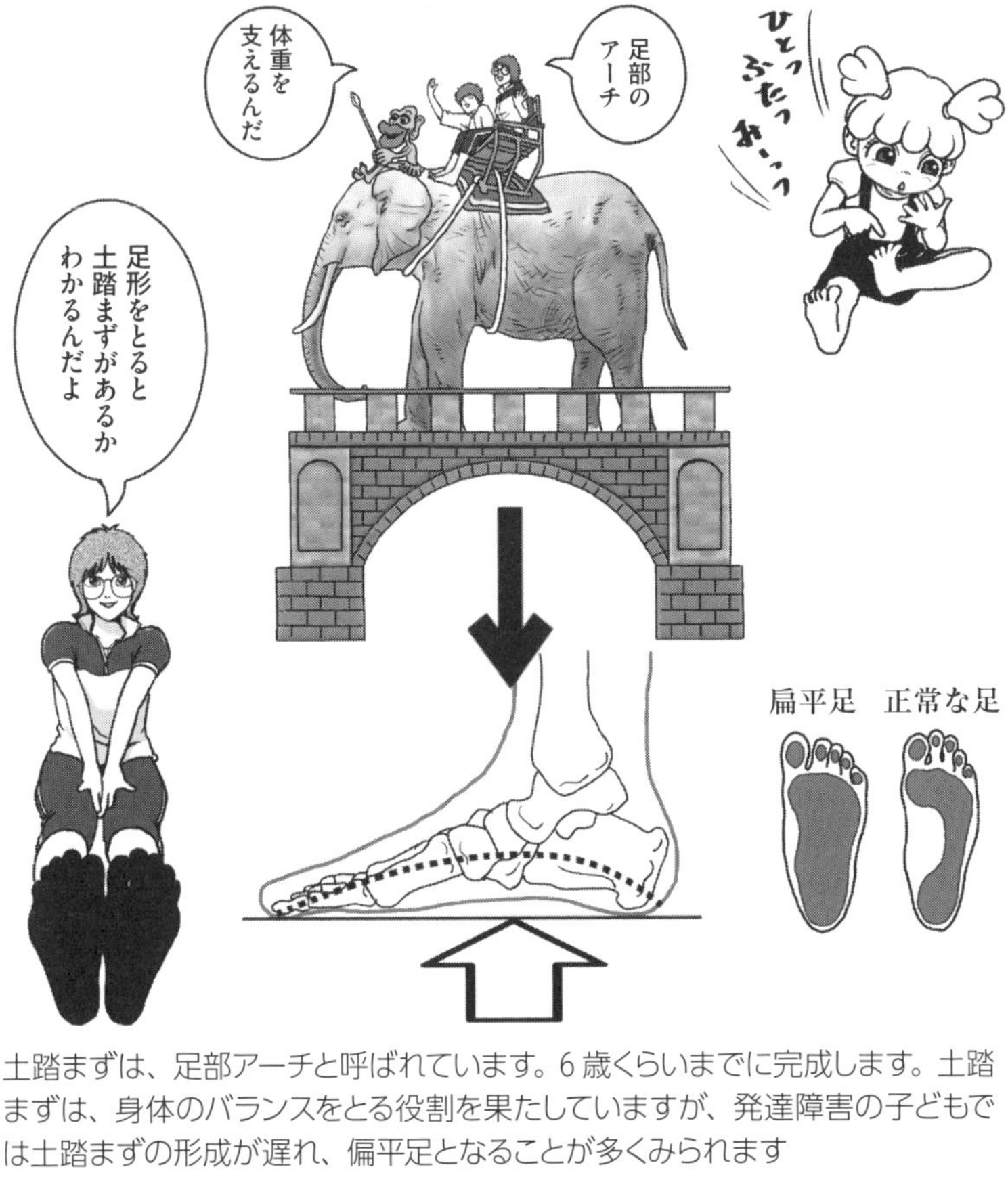

土踏まずは、足部アーチと呼ばれています。6 歳くらいまでに完成します。土踏まずは、身体のバランスをとる役割を果たしていますが、発達障害の子どもでは土踏まずの形成が遅れ、偏平足となることが多くみられます

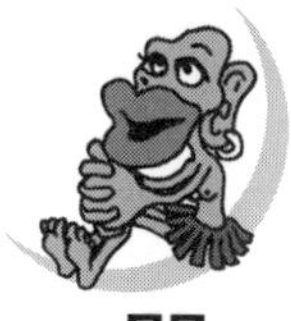

関節のやわらかさは、どこからくるのでしょうか

～幽霊はヨガが得意!?

偏平足のほかに**発達障害の子どもでは、過度な関節の柔軟性（やわらかさ）が多くみられます。**これは「関節の弛緩性（ゆるさ）」と医学的には呼ばれています。関節の柔軟性というと、ヨガのポーズを思い浮かべます。ヨガでは、通常ではできないような複雑なポーズを安定してとりますが、これには関節の柔軟性とバランス感覚の高さが必要です。また、浮世絵に出てくる幽霊も関節の柔軟性を連想させます。全身のどこにも力が入っておらず、ふらふら漂うような姿勢です。こちらは、関節が弛緩（緊張なくゆるむ）して、身体が安定していない状態といえます。

関節の弛緩性は、関節周囲の筋緊張（筋の張り）が低いために起こり、身体が不安定な状態となります。**ヒトの運動は、関節が円滑に可動する必要があり、関節が不安定な場合は運動の障害となります。**関節は、骨と関節軟骨《かんせつなんこつ》、間隙《かんげき》の関節腔《かんせつこう》、これらを包む関節包《かんせつほう》、関節の内面にある滑膜《かつまく》により構成されています。また、関節を補強するために靱帯が存在し、さらに関節運動を安定化させるために関節唇《かんせつしん》、関節円盤《かんせつえんばん》、関節半月《かんせつはんげつ》が存在します。関節周囲には筋と腱が存在し、これらすべてが運動時における関節の安定性に働いています。

発達障害の子どもは、筋緊張の低下により、関節の安定性が十分に保たれません。姿勢の悪さも、こうした関節の不安定性が一要因となっています。つまり、関節の不安定さは、立つまたは座るといった静的な姿勢が不安定になるだけでなく、運動時もスムーズな関節の運動を困難にさせてしまいます。特に歩行といった運動は、動きの中でバランスを保っているため、関節が不安定な場合は、そのバランスも不安定となり歩行に問題が生じます。

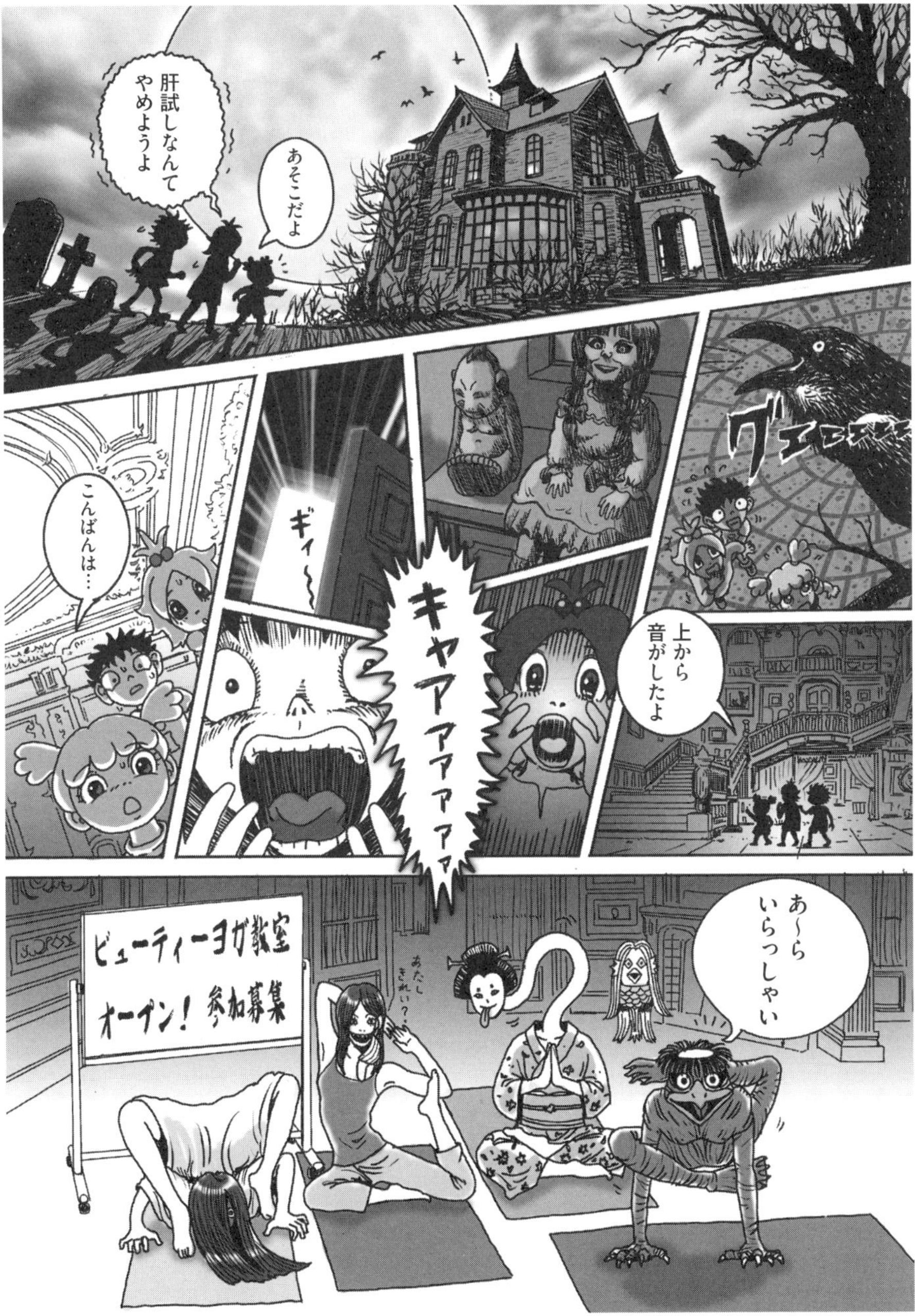

発達障害の子どもは、関節のやわらかさが特徴とされています。体のやわらかさはヨガのようによい意味で捉えられることが多いと思います。しかし一方で、筋緊張が低いことによる関節のやわらかさは、関節の不安定性を示しており、発達障害の場合はこの意味で問題となっています

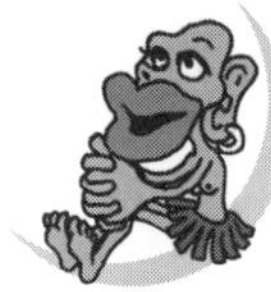

発達障害の子どもは平衡感覚にも異常がみられます
～姿勢の制御に必要なバランス感覚

発達障害をもつ子どもの姿勢の悪さは、脊柱を支える体幹の筋が十分な力を発揮できないことが大きな要因となります。しかし、これとともに筋収縮を制御する脳が、効果的に機能していないということが、もう一つの大きな要因となっています。

このように立つや座るなどのさまざまな姿勢を制御（保持）するには、これまで脳機能や筋が重要と述べてきましたが、複数の感覚も深く関連しており、その中でも特に平衡感覚《へいこうかんかく》が重要です。**平衡感覚とは、床面に対して両眼および両耳を結ぶ線が平衡であること、あるいはその線が重力方向に対して垂直であることを感じとる感覚です。**平衡感覚というと、耳の奥にある三半規管《さんはんきかん》の前庭感覚《ぜんていかんかく》を思い浮かべる人も多いかと思います。前庭感覚は、耳石《じせき》といった前庭器官により重力を感じます。しかし、**平衡感覚は前庭感覚だけでなく、視覚も重要です。ヒトは、視覚によって水平を感じます。**例えば、水平線や、地平線を視覚的に確認することで平衡を感じます。ちなみに船酔いするのは、揺れる船室内で床の水平と重力から感じる水平が異なるために脳が混乱してしまうからです。**平衡感覚でもう一つ重要なのは、体性感覚《たいせいかんかく》です。**体性感覚とは、触覚、痛覚、圧覚などの表在感覚と、筋がどの程度伸長されているかを感じる深部感覚のことを呼びます。特に平衡感覚では、**体性感覚により足部にかかる圧によって身体重心の位置を感じることができるので大切な情報源の一つです。**つまり、前庭感覚、視覚、体性感覚からの情報を大脳皮質《だいのうひしつ》に送り、それらを統合して平衡感覚を感じとっています。

発達障害をもつ子どもは感覚異常が多く観察されるとレクチャーⅡで述べました。このような**感覚異常がある場合は、平衡感覚も同様で、正確に機能することができません。**

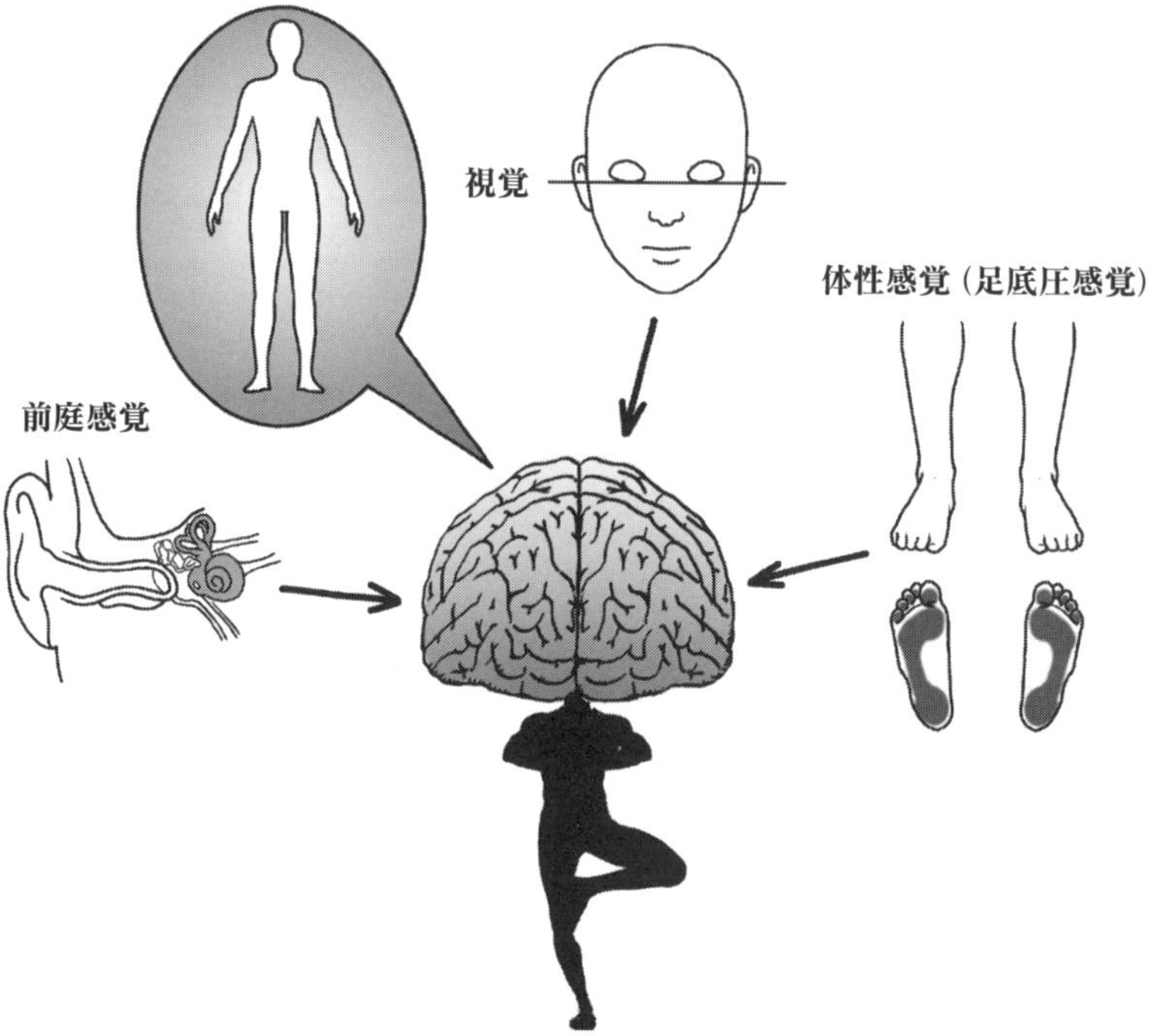

ヒトは前庭感覚・視覚・体性感覚（足底圧感覚）からの
情報を脳で統合・分析して平衡を感じとっています

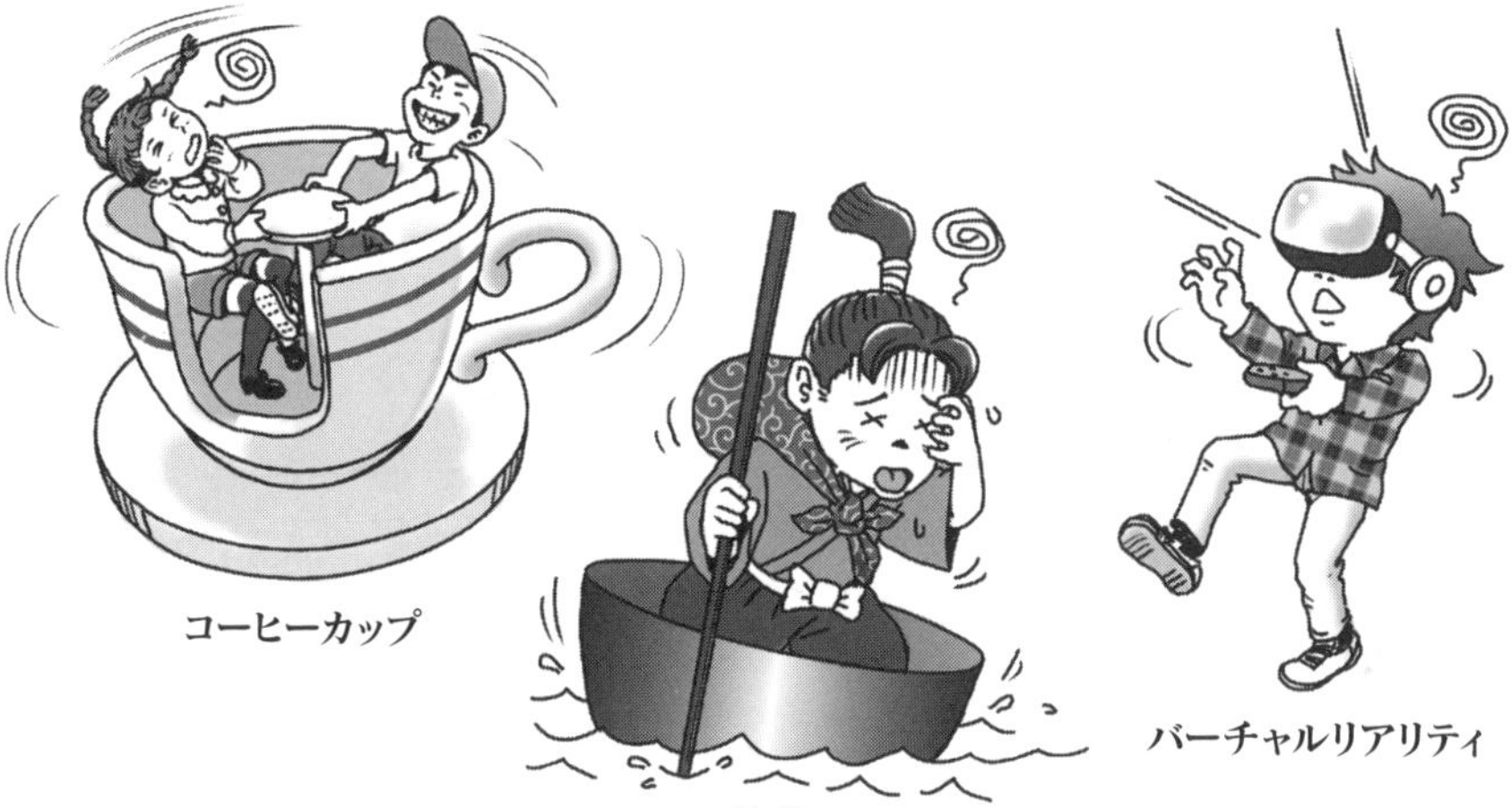

船酔いやコーヒーカップ、バーチャルリアリティで気分が悪くなるのは、複数の感覚情報が矛盾してしまうためです。発達障害の子どもでは、感覚異常があるために平衡感覚も正確に機能せず、そのため身体が不安定になりやすいです

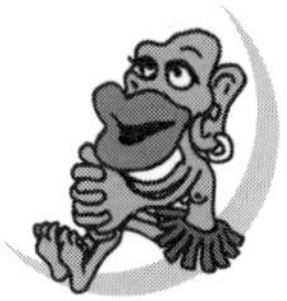

発達障害の子どもは転びやすい～歩行に必要なバランス感覚

静止している姿勢を保つ場合、ヒトは前庭感覚、視覚、体性感覚からの感覚情報をもとに、身体と重力の関係を分析し、適切に全身の筋を活動させることで姿勢を保持しています。歩き始めたばかりの乳幼児の歩行では、静止した姿勢を保つ場合と同じように、感覚情報をもとに行われます。例えば、1歳児の歩行に関しては、非常に不安定でたどたどしいです。これは、感覚からの情報を分析するために一定の時間を必要とするため、素早い運動ができないからです。ところが、**10歳くらいの子どもになると、素早く走り、動いているボールをタイミングよく蹴ることができます。これは動作時における姿勢を保つ機能が働くようになるからです。**つまり、ヒトは歩行を獲得後からさまざまな運動経験をとおして、重力などを含む環境要因や姿勢に関するデータを脳に蓄積していきます。これらのデータには、前述の前庭感覚、視覚、体性感覚からの情報が含まれており、こうした感覚情報は、全身の筋活動情報と結びついた形で整理されます。さらに、これらのデータ蓄積が進むと、感覚情報を必要とせずに、運動によるバランスの変化を予測し、筋活動の制御が可能となります。つまり、感覚情報の分析を必要としないため、無意識的に動作を素早く行うことが可能となります。例えば、**動いているボールを走りながら蹴り返すや、走りながら障害物を跳び越えるなどの動作を、バランスを崩すことなく、意識せずに遂行することを可能にするには、感覚情報と筋活動情報の蓄積が必要となります。しかし、発達障害の子どもでは小学校の年齢になっても転びやすい、あるいはスポーツを極端に苦手にしていることが多く観察されます。これは、こうした感覚情報と筋活動情報の蓄積がうまく機能していないためと考えられています。**

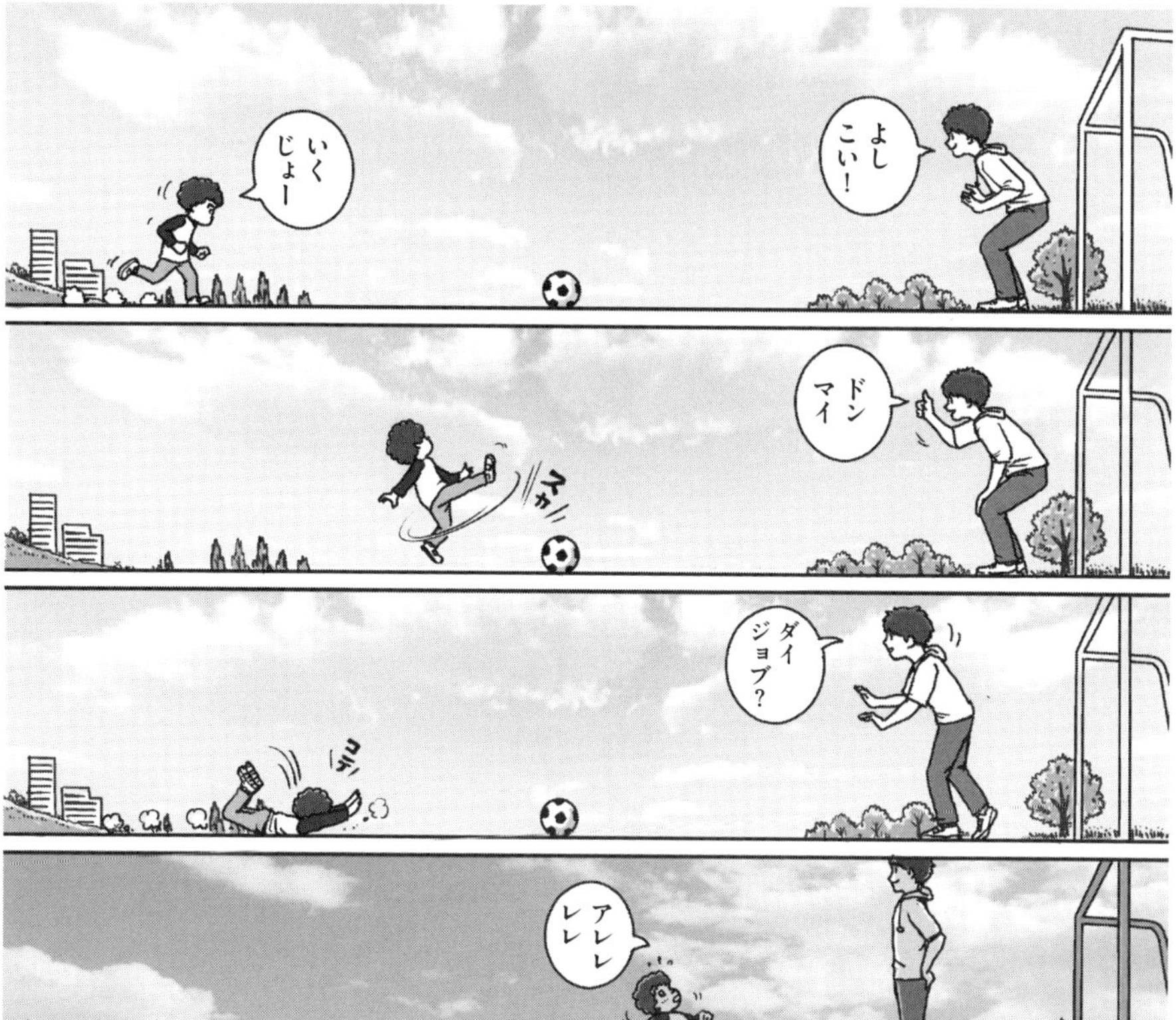

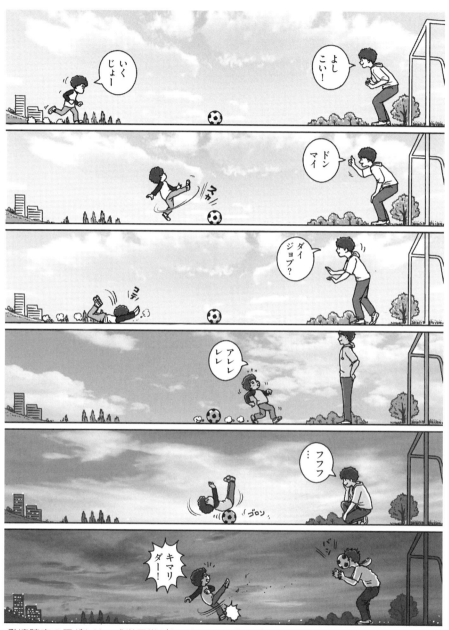

発達障害の子どもは、感覚異常があるために運動とバランスの経験データを蓄積することができません。そのため、動きの中でバランスを保つ能力が成熟せず、歩行などにふらつきがみられます

レクチャーⅣ

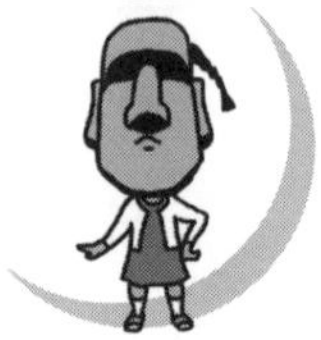

動作のぎこちなさは運動イメージの未熟さが原因

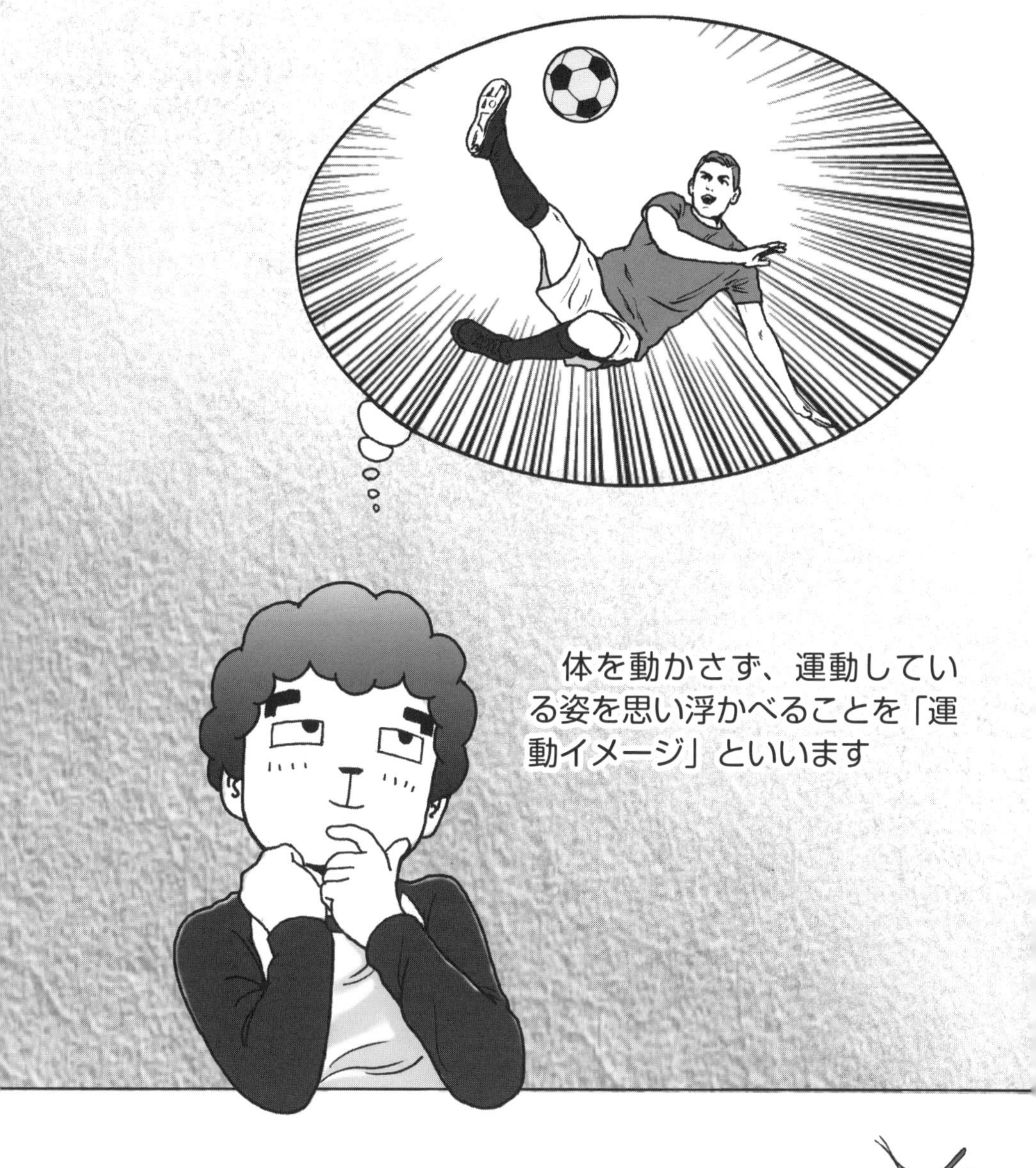
体を動かさず、運動している姿を思い浮かべることを「運動イメージ」といいます

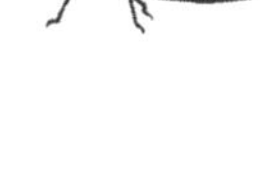

運動イメージとは何でしょうか

幼児期の子どもの印象の一つとしては、動作のぎこちなさや不器用さがあげられます。具体的には、片足跳びができない、ハサミや箸が上手に使えない、靴の紐が結べないなどです。こうした子どもの動作は、保育園、幼稚園に通い始める3～4歳の段階で認識されるようになります。集団生活を送るようになり、同年齢の子どもたちとの違いに気づくためです。こうした特徴は、学童期に入っても発達障害全般にみられます。これは「運動イメージ」の未熟さが直接的に関わっています。**「運動イメージ」とは、自身あるいは他者における四肢の運動（両手足を動かす）を想像することです。つまり、四肢の運動を頭の中で想像したものであり、心象ともいわれ、写真的な静止画、あるいは映画のような動画として認識されます。**

「運動イメージ」を具体的に理解するために一つ問題を出します。左に示す「運動イメージの例題」を自身で行った時、最終的にどのような姿勢になるかを思い浮かべてください。その際、身体を実際に動かしてはいけません。そして、思い浮かべられたら次の項目のページへ進んでください。

【運動イメージの例題】

①足を閉じて気をつけの姿勢をとってください。
②右足を右に50cm開いてください。
③両腕を前に90度上げてください。
④左腕を左に90度動かしてください。
⑤首を左に90度動かしてください。
⑥上体を右に90度動かしてください。

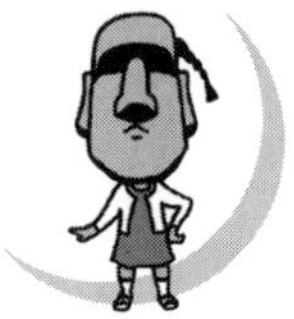

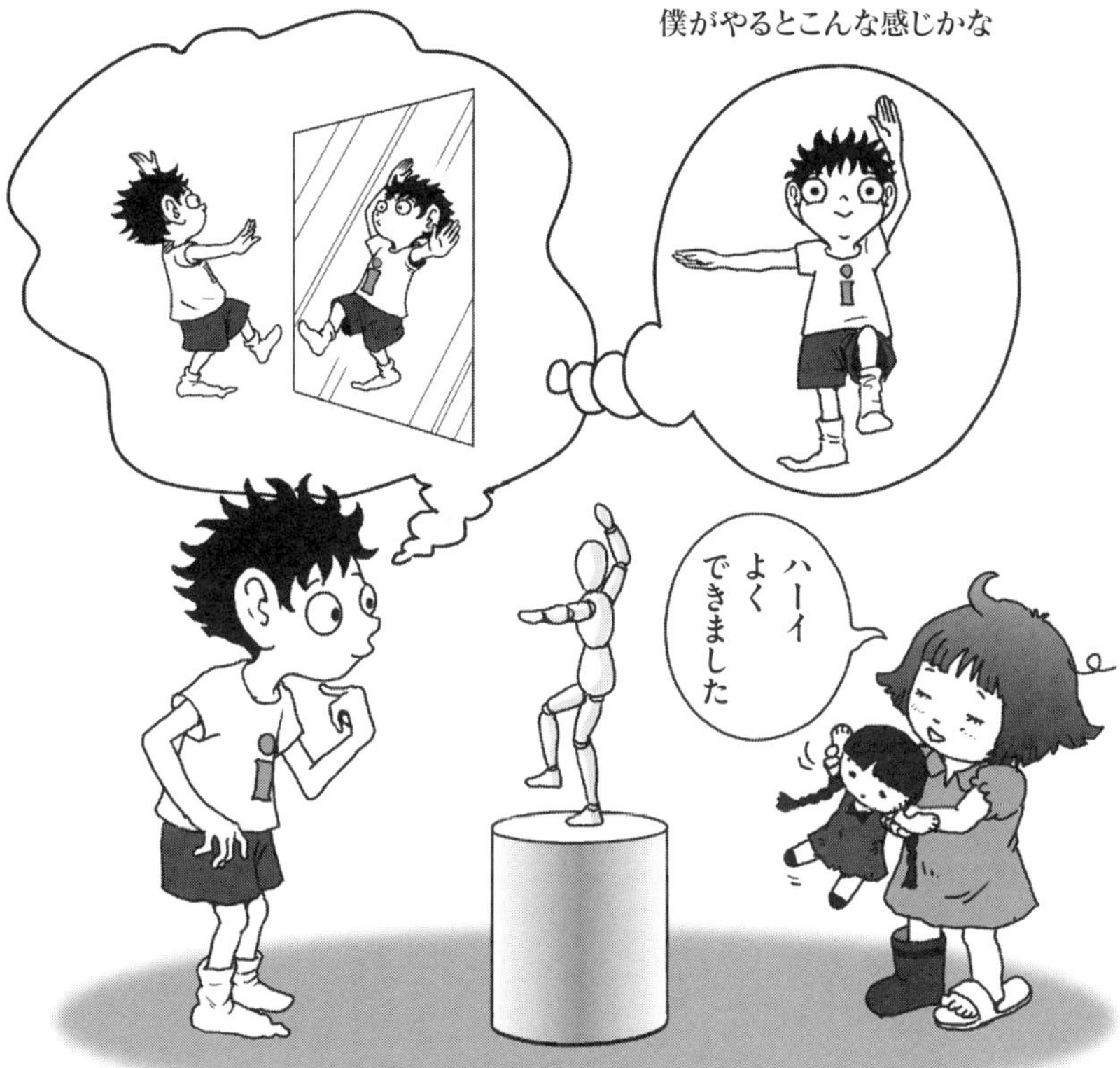
僕がやるとこんな感じかな
ハーイ
よく
できました

体操選手は複雑な運動を自身の運動としてイメージすることが可能です

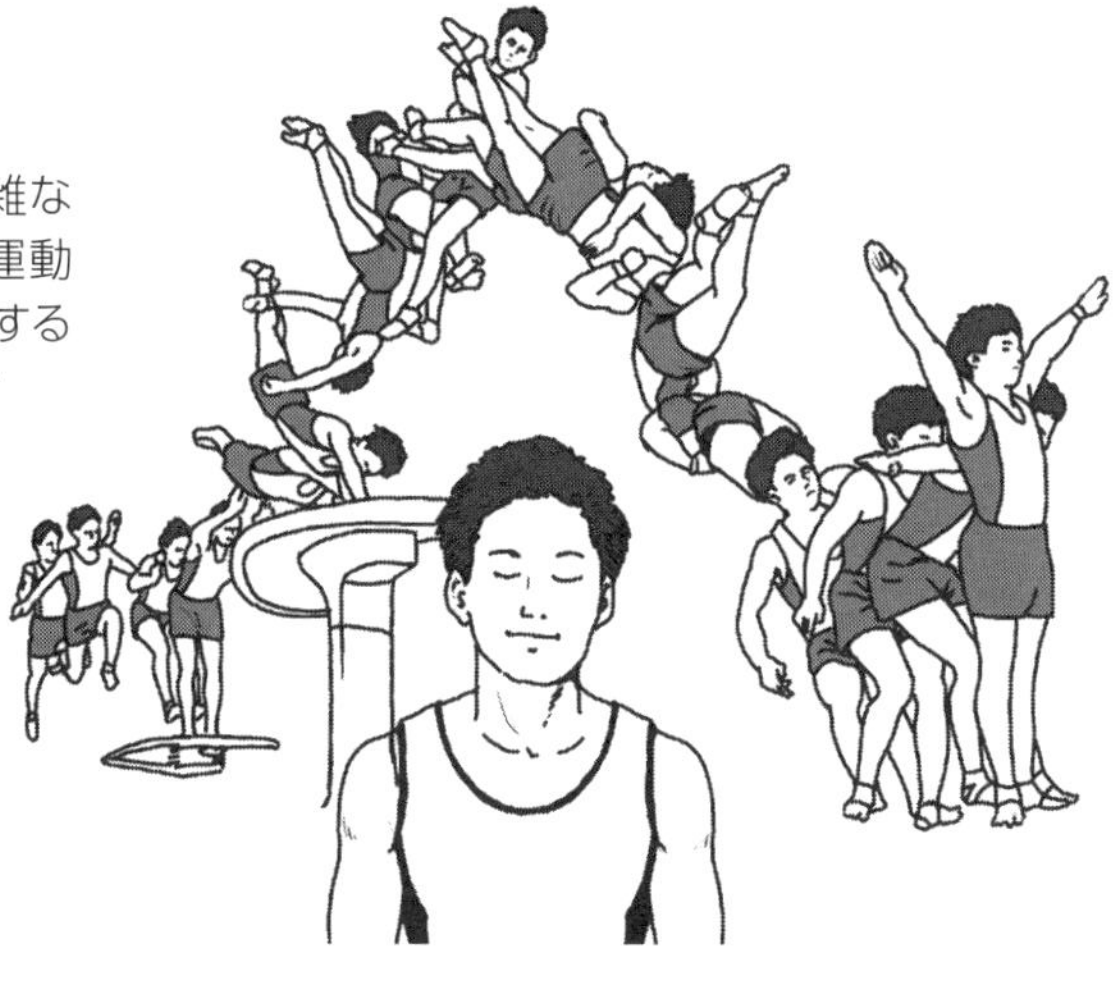

頭に思い浮かべる自身の運動を「運動イメージ」といいます。この機能が成熟すると、頭の中で運動のリハーサルをしたり、初めての運動を試してみたりできます

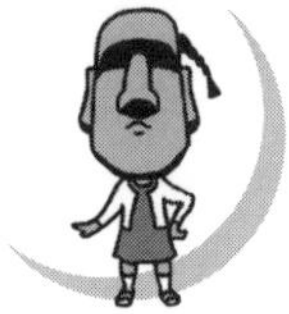

「運動イメージの例題」の最終的な姿勢はA～Eのどれでしょうか

運動イメージは、自分自身の運動と強く関連づけられています。例えば、運動イメージを想起すると、その運動に関連する脳の領域（運動領野《うんどうりょうや》）が、実際の運動を行った時と同じように活性化します。そのため運動イメージは、実際の身体運動を伴わない、動作のリハーサルと考えられ、新しい運動の習得や運動の精度向上に有用であります。

そこで運動イメージは、日常の運動の中ではどのように使われているのでしょうか。例えば、ヒトは意図的になんらかの運動をしようとした時、事前に行われる運動を想起し、イメージの中でシミュレーションします。また、運動後も想起した運動と、実際の運動を比較し、間違えがないかを確認しています。このように運動を事前に理解し、運動後には修正を行うために、運動イメージは非常に重要な役割をもっています。

発達障害をもつ子どもは、運動の未熟さが目立ちます。その原因の一つとして運動イメージの問題（未熟）が考えられています。つまり、運動イメージが適切に想起できず、運動の事前準備や事後確認が十分に行われないために、同じ失敗を繰り返してしまいます。具体例として、ちょっとした柵を一人の子どもが跳び越えようとしています。この時、跳ぶ前に頭の中で自分が柵を跳び越える姿を思い浮かべます。つまり、跳び越えるイメージをしています。そして、跳べると確信した時、実際の行動に移ります。この事前のイメージと実際の身体機能が一致していれば、問題なく柵は跳び越えられます。発達障害の子どもは、この運動イメージが未熟なため、事前のイメージがうまく行えません。そのため、身体能力を超える無理な高さの柵を跳び越えようとして失敗してしまいます。

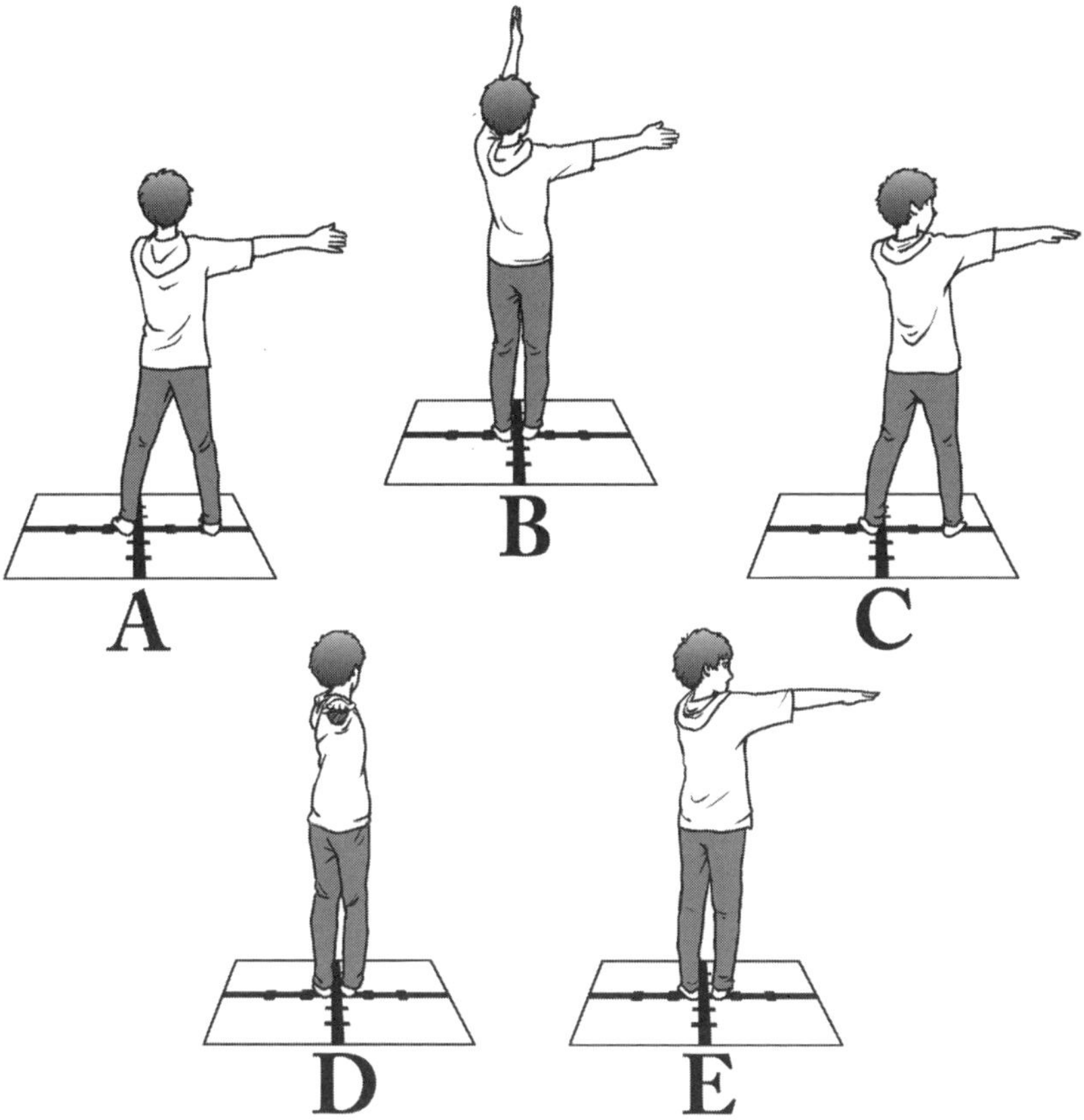

回答は75ページ

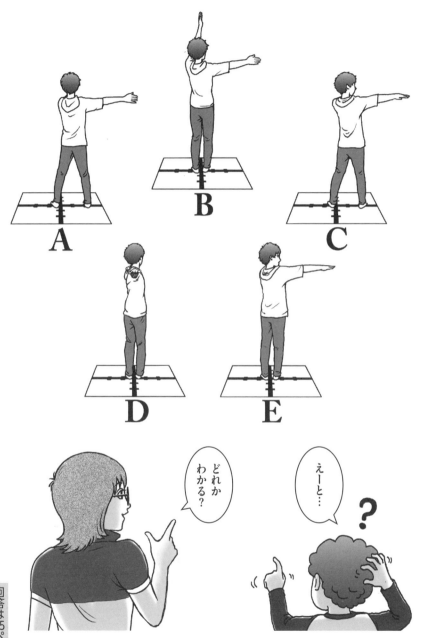

言葉による手足の動きを、頭に正確に思い浮かべることができるかどうかは、運動イメージの成熟の目安になります。前ページの問題は成人でも間違えることがあります

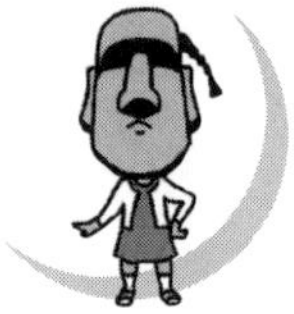

身体の動きを知るセンサーとは

レクチャーⅡにおいて、視覚、聴覚、表在感覚《ひょうざいかんかく》について説明しました。これらは身体をとりまく環境を知るうえで非常に重要な感覚ですが、もう一つ同様な役割をもつ感覚に**「深部感覚《しんぶかんかく》」というものがあります。これは固有感覚《こゆうかんかく》とほぼ同義語で、筋・腱・関節包などに存在し、主に四肢・体幹の状態を脳へフィードバックしています。つまり、四肢・体幹の状態を把握するセンサー的な役割をしています。このセンサーにより認知される感覚は、運動感覚と呼ばれ、身体の位置（位置覚）、関節運動（運動覚）、身体に加えられた抵抗（抵抗覚）・重量（重量覚）などを感知します。**

深部感覚の中で、特に関節運動を感知する器官として筋紡錘《きんぼうすい》があります。イラストの左上に示しているものです。これは、全身の筋に分布しています。筋紡錘の役割は、筋の伸張の度合いを感知しています。これにより、ヒトは運動の経験を積むことで、目でみなくても筋の伸長や関節角度が認識できるようになり、すなわち四肢（手足）・体幹の角度変化による身体の位置変化といった情報を得ることができます。このようにして、運動感覚は、運動経験による情報の蓄積と、脳による情報の分析によって、高精度に成熟していきます。

成人では、視覚の助けを利用しなくても、手足の動きをおおよそ認知することができます。例えば、「目を閉じて、右肘を90度に曲げて」といった指示に対し、かなりの正確さで、肘を90度に曲げることが可能です。これは、筋紡錘などの深部感覚による情報と関節角度による情報が、運動経験の蓄積によって結びつき、関節角度の認知を視覚情報なしで可能としているからです。レクチャーⅡで示したように、発達障害をもつ子どもでは感覚に異常があるため、深部感覚に関しても正確な情報が脳へフィードバックされず、そのため運動覚の成熟が遅れます。

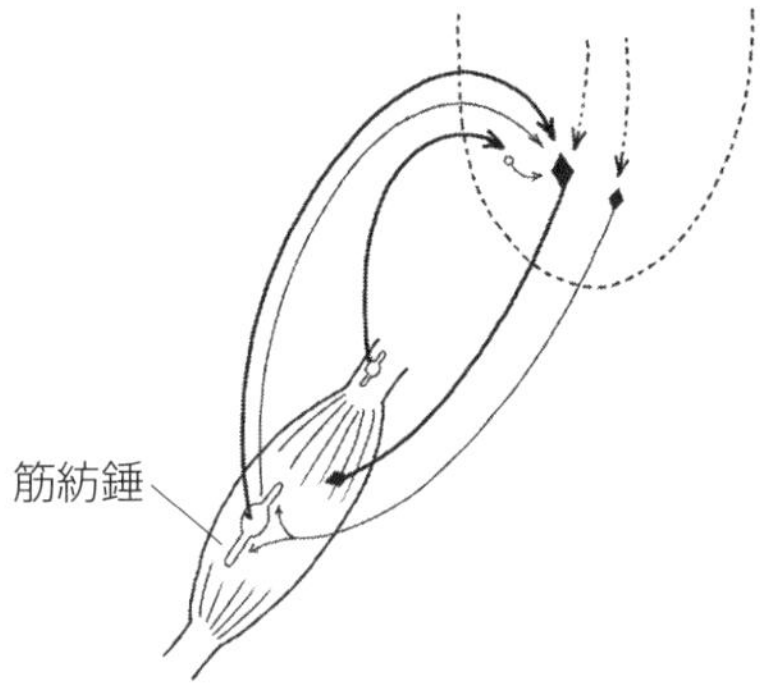

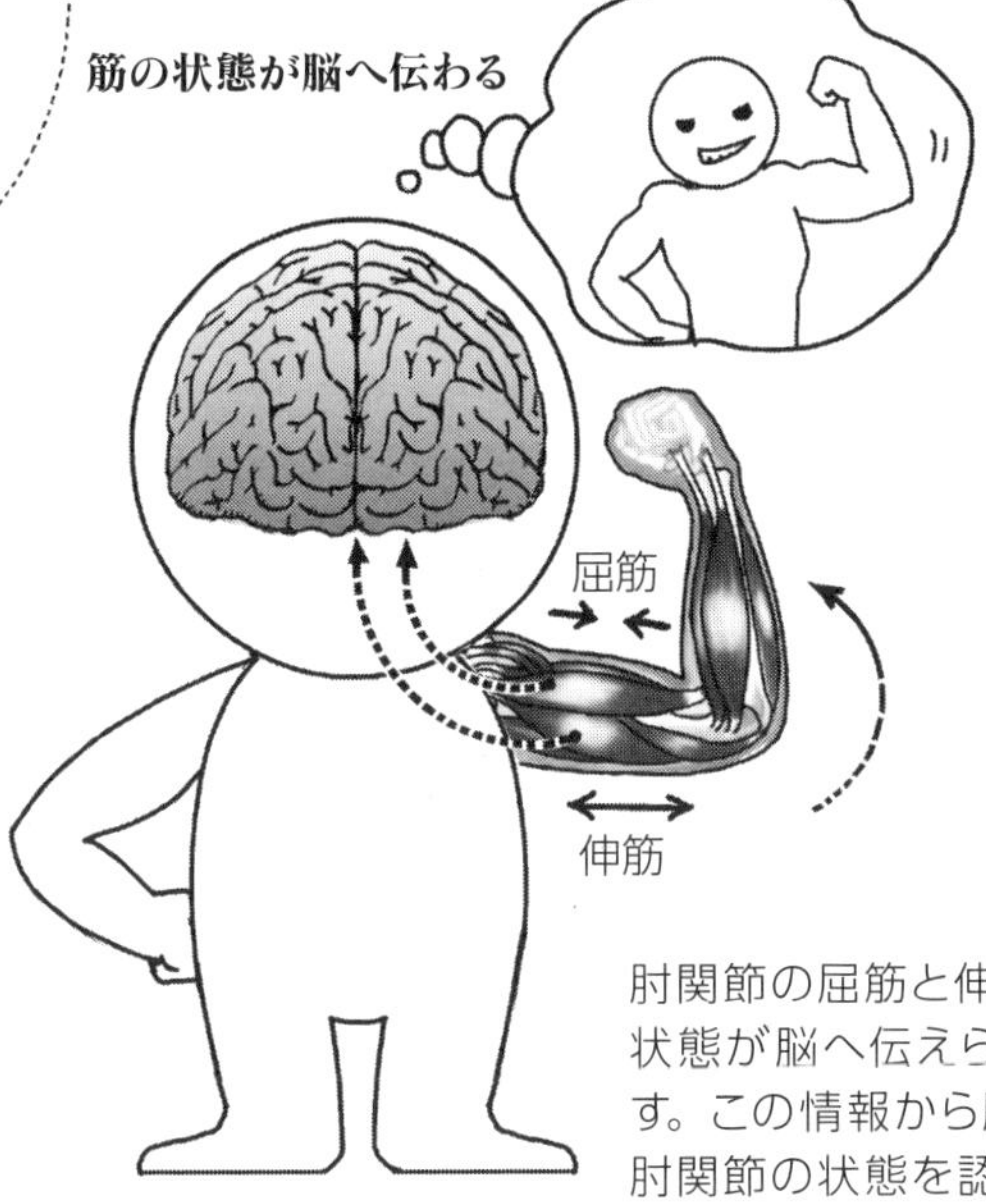

筋の内部に筋紡錘というセンサーがあります。このセンサーは、筋の伸長状態を感知しており、これにより筋の状態は脳へ伝えられます。各関節には、複数の筋が関連しており、これらの筋の状態を知ることで、脳は関節運動を認知することができます

肘関節の屈筋と伸筋の状態が脳へ伝えられます。この情報から脳は、肘関節の状態を認識します

目をつぶったまま
腕を真横にあげて
肘を曲げて

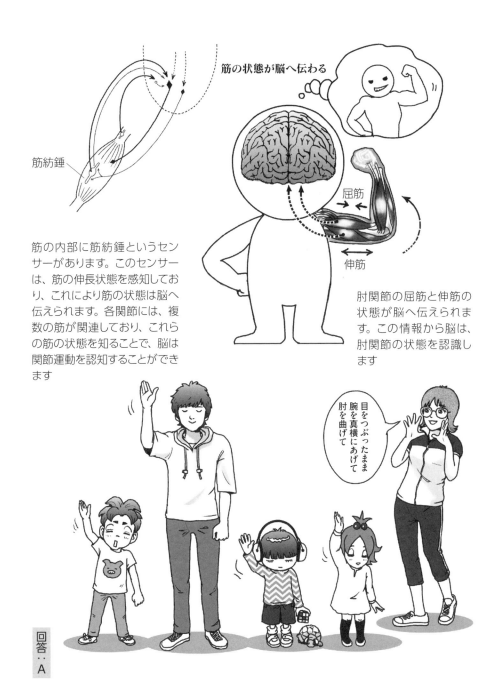

回答：A

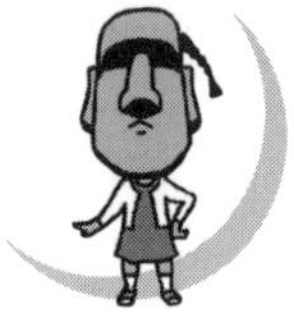

子どもはどのようにして動作をまねるのでしょうか

~動作模倣

保育園または幼稚園などで、集団による体操や遊戯などを観察すると、ときどき他の子どもたちの動きと異なる運動を行い、まごつく子どもがみられます。こうした集団運動では、リーダーが行う身体運動を子どもたちがまねて手足を動かします。つまり、動作模倣《どうさもほう》の課題となっています。発達障害の子どもは、こうした動作模倣を極端に苦手にする場合が多く観察されます。

動作模倣とは、他者の動作を自身の体で再現して運動することを呼び、単なる運動の再現にとどまらず、動作の意図を汲みとることが求められます。このことから、社会的スキルの一部としても捉えられています。つまり、動作模倣は運動イメージの成熟度を表す指標ともいえます。

動作模倣の過程は、以下のようになります。

・動作模倣の過程①：他者の動作を観察するため、視覚から情報を得ます。
・動作模倣の過程②：他者の動作を分析するため、各関節の運動に分けて理解します。
・動作模倣の過程③：脳内で運動イメージをつくり、他者の動作を運動イメージとして再現します。
・動作模倣の過程④：視覚で捉えた他者の運動と自己の運動イメージを比較検討します。
・動作模倣の過程⑤：運動イメージに沿った形で脳から筋へ指令されて運動が生じます（運動プログラム）。

発達障害をもつ子どもで、特に発達性協調運動障害《はったつせいきょうちょううんどうしょうがい》においては動作模倣が苦手なことが多くみられます。このような子どもでは、運動感覚の未熟さや、さらに加えて他者の動作を分析することが難しく行えないなどが要因となって複合的に動作模倣の困難を生じさせていると考えられています。

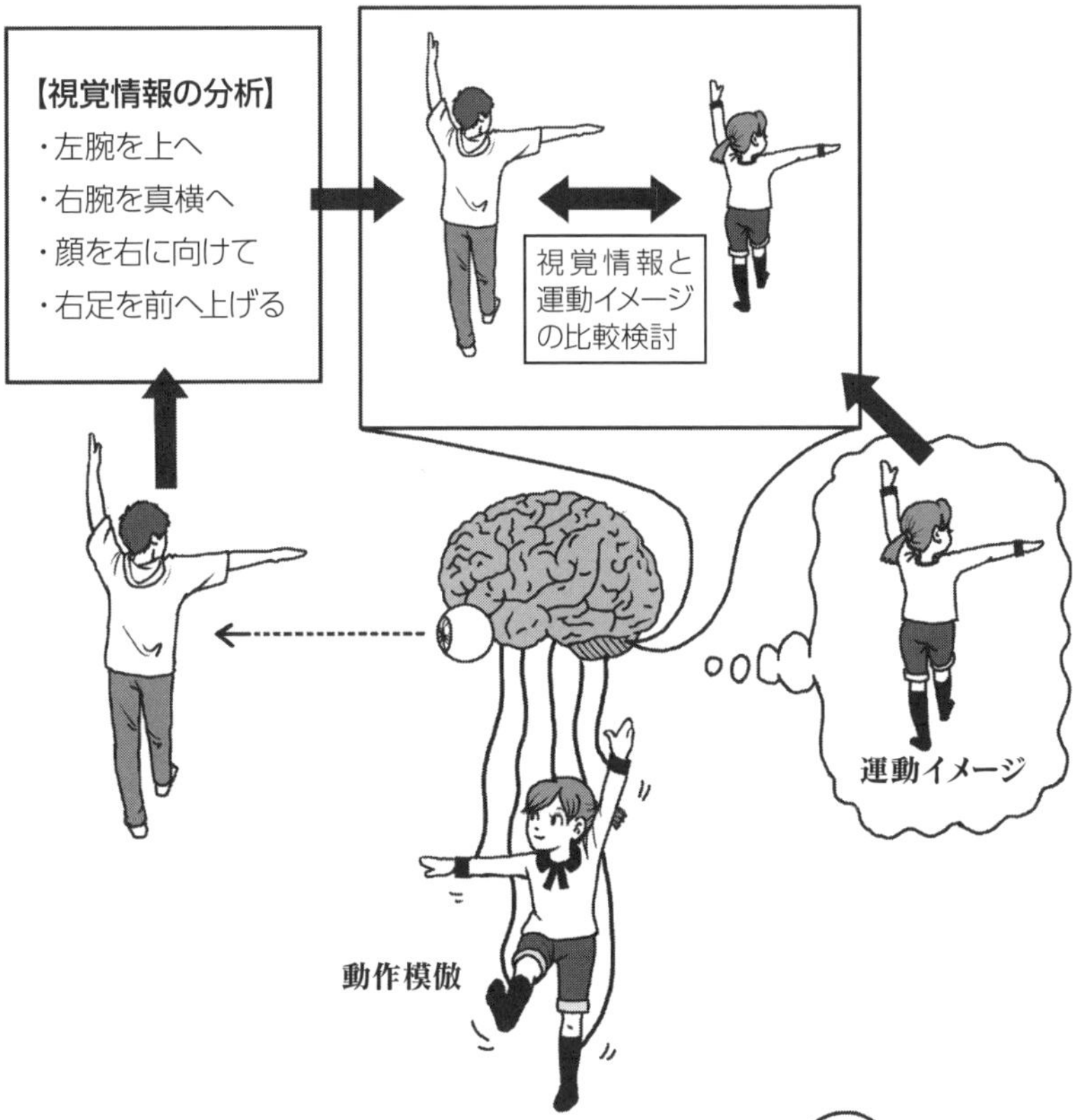

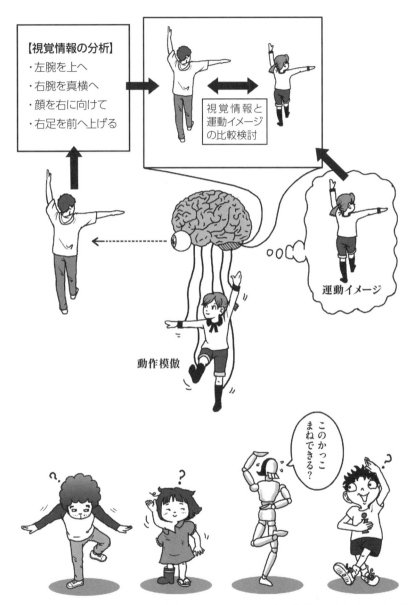

目でみた他人の動作をまねることを、動作模倣といいます。動作模倣は、①視覚情報の獲得、②視覚情報の分析、③自己の運動をイメージする、④視覚情報と運動イメージの比較、⑤運動イメージに沿って実際の運動を行うの5段階で行います。発達障害の子どもでは、動作模倣の未熟さがみられます

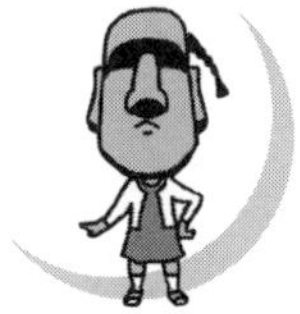

運動の正確性を保つシステムとは

発達障害をもつ子どもは、運動の正確性に極端な低さが目立ちます。ただし、すべての発達障害の子どもが運動の正確性に問題をもっているわけではなりません。なかには同年代の子どもたちの中でも、際立って運動機能が高い場合もまれに観察されます。例えば、オリンピック選手の中にも「注意欠如《ちゅういけつじょ》・多動性障害《たどうせいしょうがい》（ADHD）」の診断をもつ人がいることは、よく知られています。しかし、明らかに高い確率で運動に問題がある子どもが多いことも事実です。発達障害の中でも運動の不器用さを主症状とする場合は、「発達性協調運動障害」と診断されます。

ところで、**ヒトには運動が正確に行われているかを確認するシステムがあります。これは遠心性《えんしんせい》コピー（efference copy）と呼ばれています。**このシステムは、以下のような巧妙な仕組みとなっています。①大脳にある脳皮質《のうひしつ》（一次運動野《いちじうんどうや》）から筋に対して興奮が伝えられ（遠心性出力）、筋が収縮し関節運動が起こります。この脳皮質の興奮は、筋へ収縮の指令として伝えられるのと同時に、同じ情報が小脳内の「運動照合システム」へ送られます。なお、これは指令情報のコピーであるため「遠心性コピー」と呼ばれます。②運動照合システムでは、どのような関節運動が起きたかを、前述の深部感覚から情報がフィードバックされて遠心性コピーと比較検討が行われます。③脳皮質からの筋収縮への指令に対して関節運動がその指令どおりに行われたか検証された後、もし誤差があれば脳皮質に誤差情報が送られ、筋収縮の指令について修正が行われます。つまり、**このシステム自体は関節運動および姿勢変化が正しく行われるかを確認するため、運動を行うために必要な運動イメージと遠心性コピーは同様の意味をもっています。**

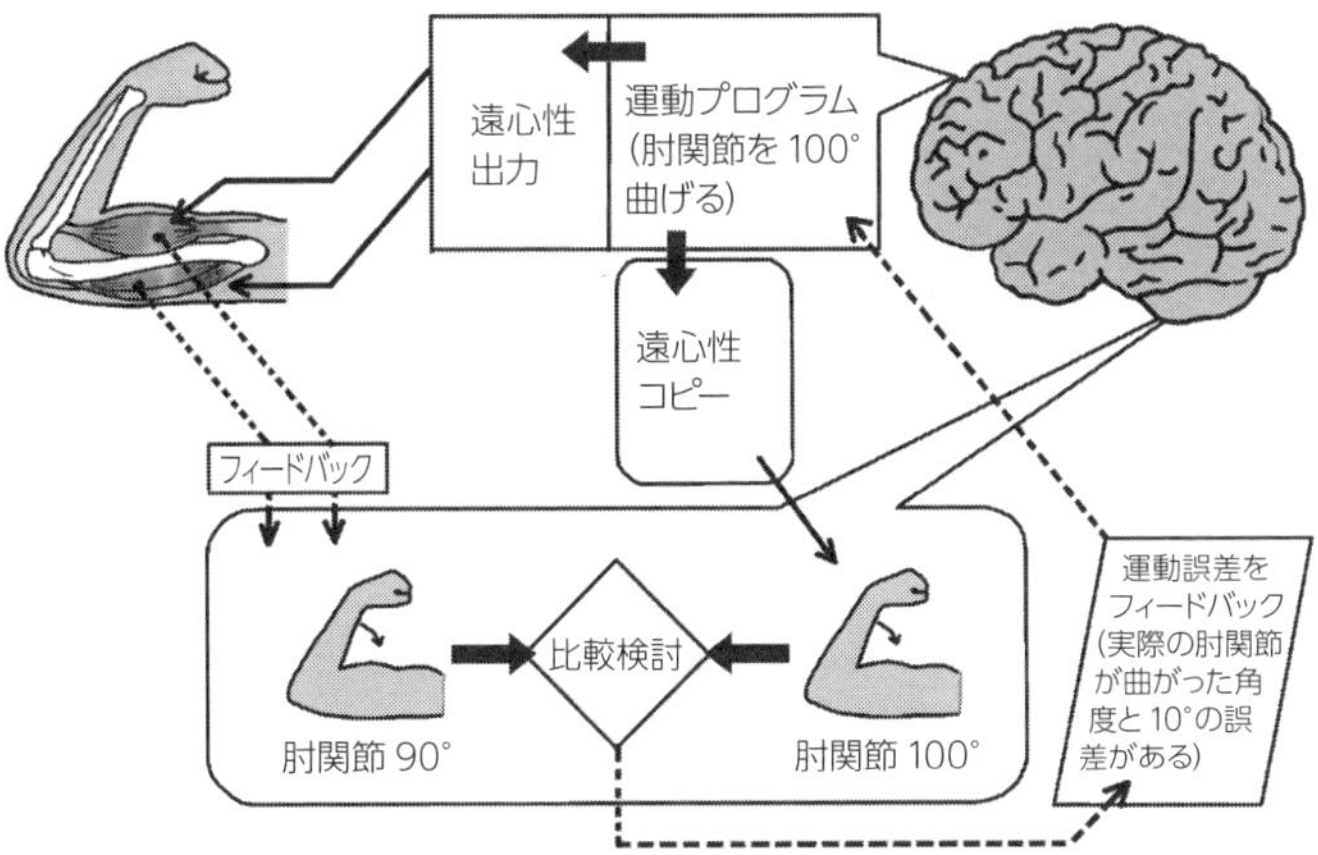

脳が運動プログラムを出力する時、同時に小脳に運動プログラムが送られます。これを遠心性コピーといいます。遠心性コピーと関節情報のフィードバックは、脳内で比較され、その誤差の検出が行われます

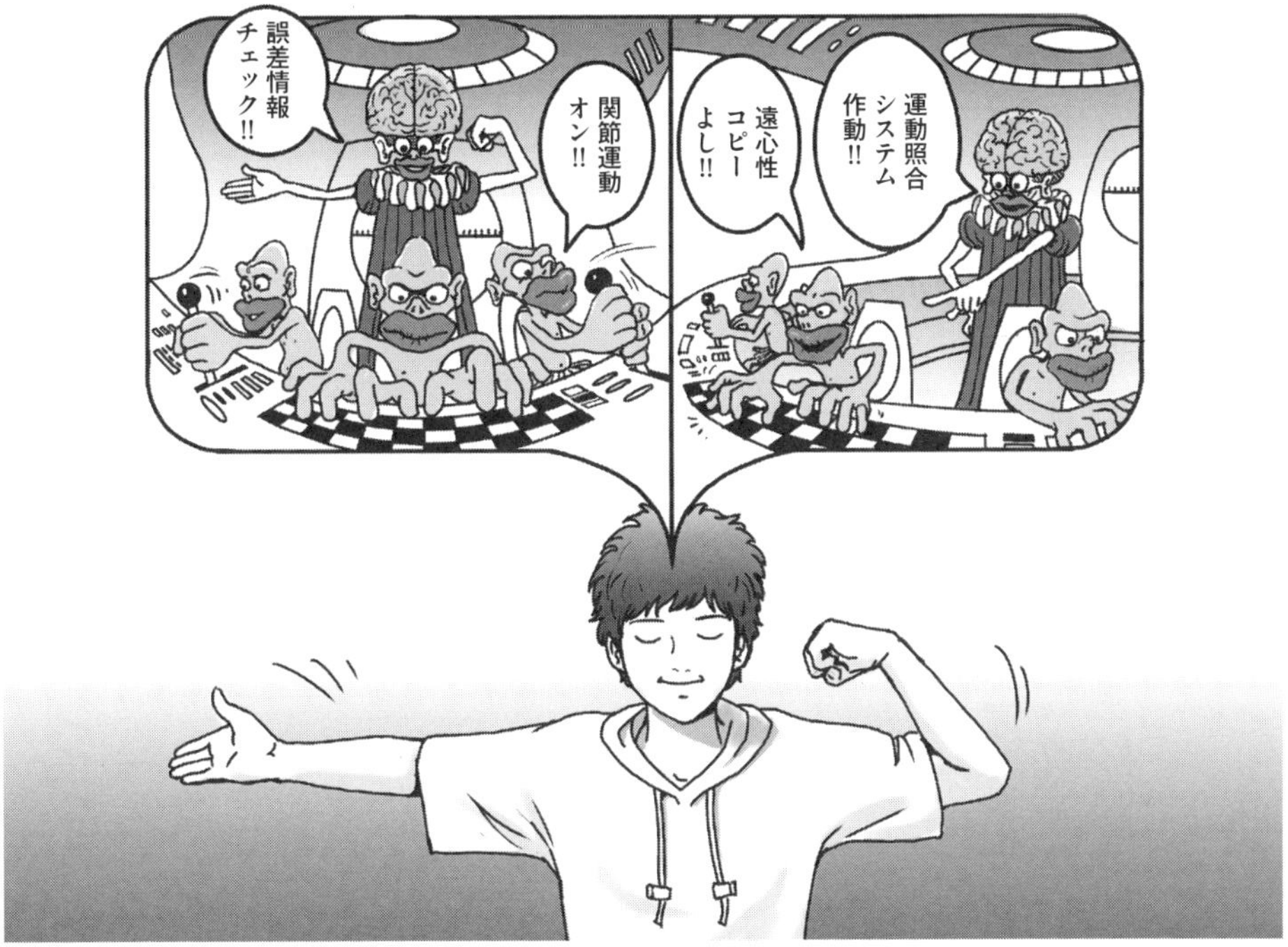
運動照合システム作動!!
遠心性コピーよし!!
関節運動オン!!
誤差情報チェック!!

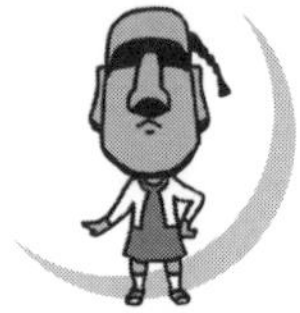

運動イメージは、どのように構築されるのでしょうか

「運動イメージ」とは、過去の運動経験を映像として思い浮かべる心理的な行動と述べましたが、その運動イメージの構築には深部感覚のフィードバックが元となっています。例えば、運動するイメージを思い浮かべると、ヒトの運動をつかさどる脳領域が、実際の運動時と同じように活動します。そこで実際の運動イメージの成熟過程を、歩行を例に解説します。

・成熟過程①（運動プログラムAが発動）：実際の運動に対して、各関節にどの方向へ動かすか指令が発動されます。

・成熟過程②（運動のフィードバック）：各関節の運動、平衡感覚、視覚、聴覚などの感覚が運動の記憶として脳へフィードバックされます。

・成熟過程③（運動経験の繰り返し）：成熟過程①と②が繰り返され、歩行運動の記憶が強化されます。

・成熟過程④（運動イメージの構築）：歩行運動の記憶は小脳に蓄積されます。これにより、映像化された運動として「歩行する」状態を思い浮かべることが可能となります。ただし、各関節や視覚などには記憶されることはありません。

・成熟過程⑤（運動プログラムBが発動）：運動プログラムとして歩行は、1つの動作として認識されます。

つまり、運動イメージは、運動を映像として小脳に保管することは可能ですが、各関節の曲がる角度といった細かな動きとしては、小脳には保管されません。この小脳に問題があると、運動イメージの成熟過程につまずきがみられ、スムーズな運動を行うことができません。

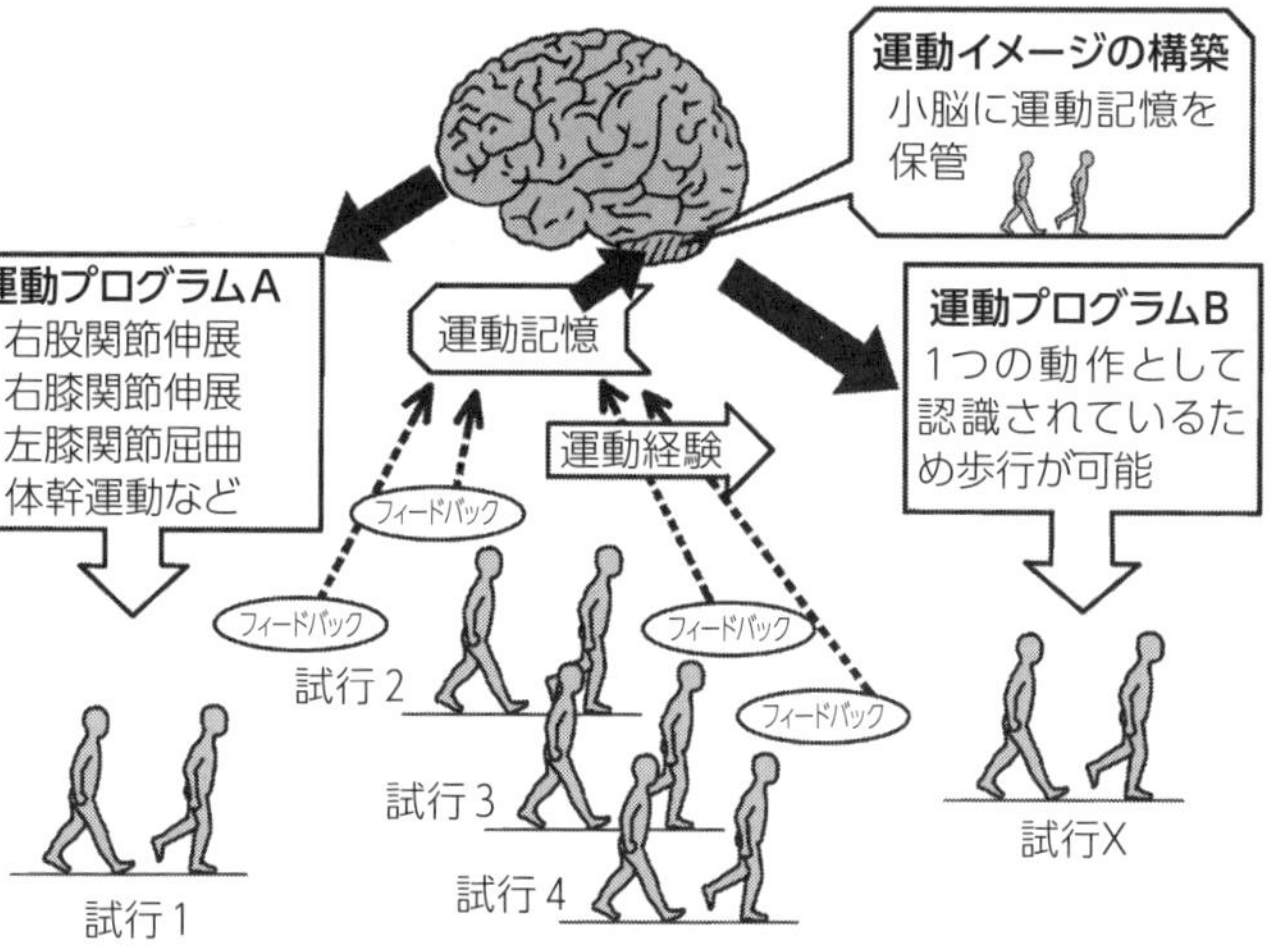

歩行のようなまとまった運動は、個々の関節運動としては認識されず、ただ「歩行」として認識され、運動プログラムが出力されます。つまり、これは運動経験を重ねることで、個々の関節運動は「歩行」という運動イメージの中に一緒にまとめられて構築されます。なお、おつかいなどの目的地までの歩行時間を思い浮かべることも、運動イメージを利用して行われます

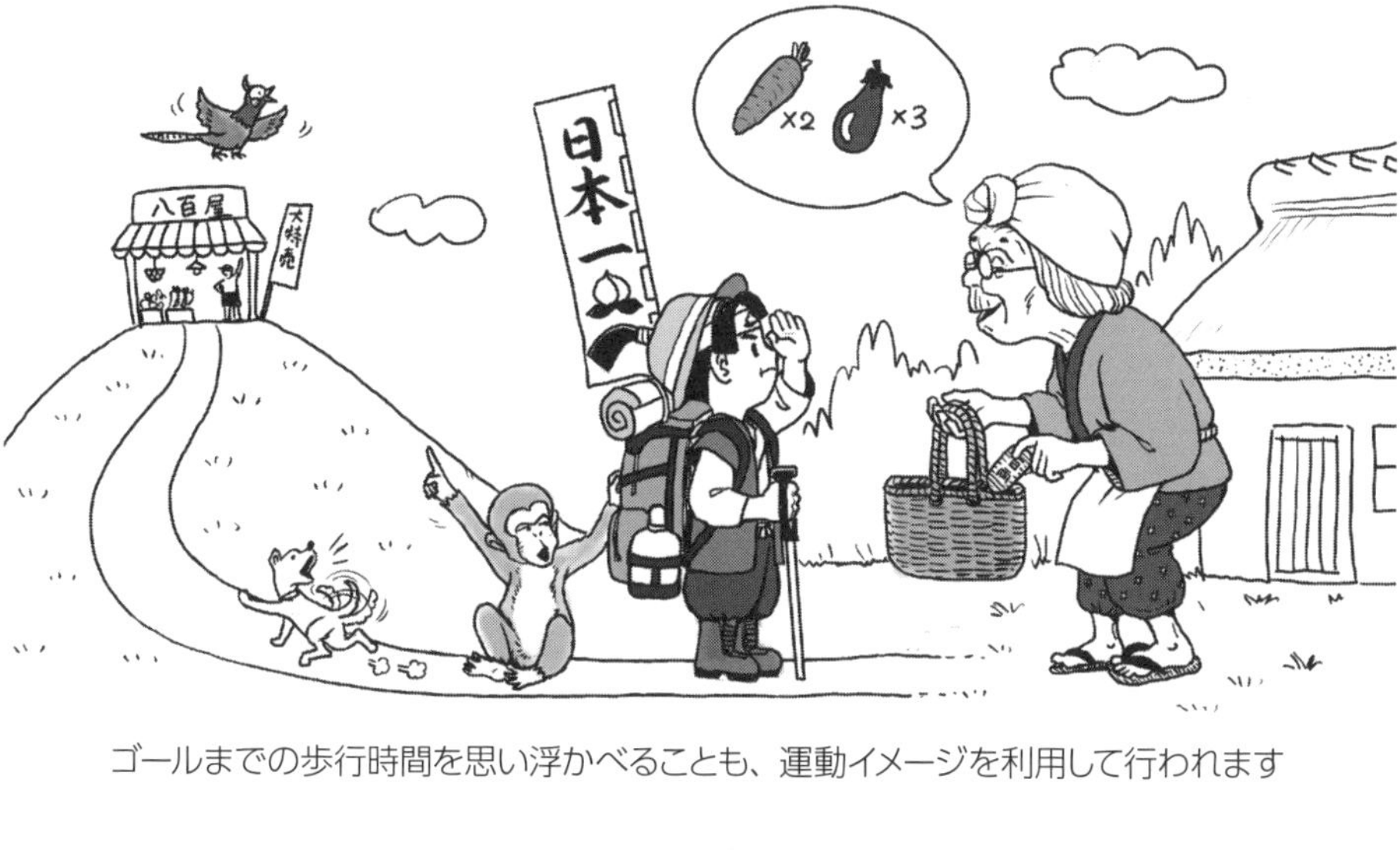

ゴールまでの歩行時間を思い浮かべることも、運動イメージを利用して行われます

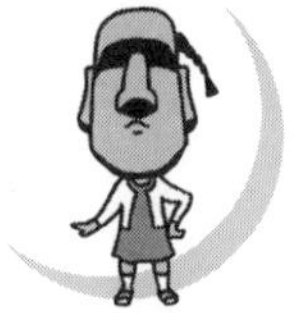

運動をスムーズに行うために必要なものとは

ヒトは、運動が複雑であっても繰り返し行うことで、スムーズに素早く行うことが可能です。これは運動経験により、**運動を記憶として蓄積していることを示しています。**

一般に記憶といっても、その特徴から複数に分類されます。時間的な分類だと、短期記憶と長期記憶です。短期記憶は、経験したその時、その瞬間だけ記憶しているようなものです。長期記憶は、数時間から数日、あるいは数年以上保持されるような記憶です。短期記憶は、ワーキングメモリと呼ばれる一時的な記憶機能で、主に大脳の前頭葉《ぜんとうよう》で処理されます。また、短期記憶は経験が繰り返されることにより、長期記憶へと移行します。長期記憶は、記憶の内容から陳述記憶《ちんじゅつきおく》と非陳述記憶《ひちんじゅつきおく》に分類されます。陳述記憶は、イメージ（映像）や言葉で内容を思い出すことができるような記憶を呼び、これにはエピソード記憶（出来事記憶）と意味記憶があります。これまで説明してきた「運動イメージ」は、映像として思い出すことができる記憶なので、陳術記憶といえます。一方、非陳述記憶は、言葉やイメージでは思い出すことができない記憶です。すなわち、言葉では説明できないが、体で覚えているといったものです。この現象は、非陳述記憶の中でも「手続き記憶」と呼ばれるものです。例えば、繰り返して行ううちに意識せずにスムーズな動作が可能となるもので、これには「運動技能学習」「知的技能学習」などがあります。「運動技能学習」は自転車の操作や水泳などの修得をいい、「知的技能学習」は楽譜を素早く読みとって楽器を演奏するような能力の獲得をいいます。ところで、発達障害の子どもは運動が正確にフィードバックされないため運動記憶が蓄積されにくく、同じ運動を繰り返してもスムーズさの向上が起こりづらいために、ぎこちなさが残ります。

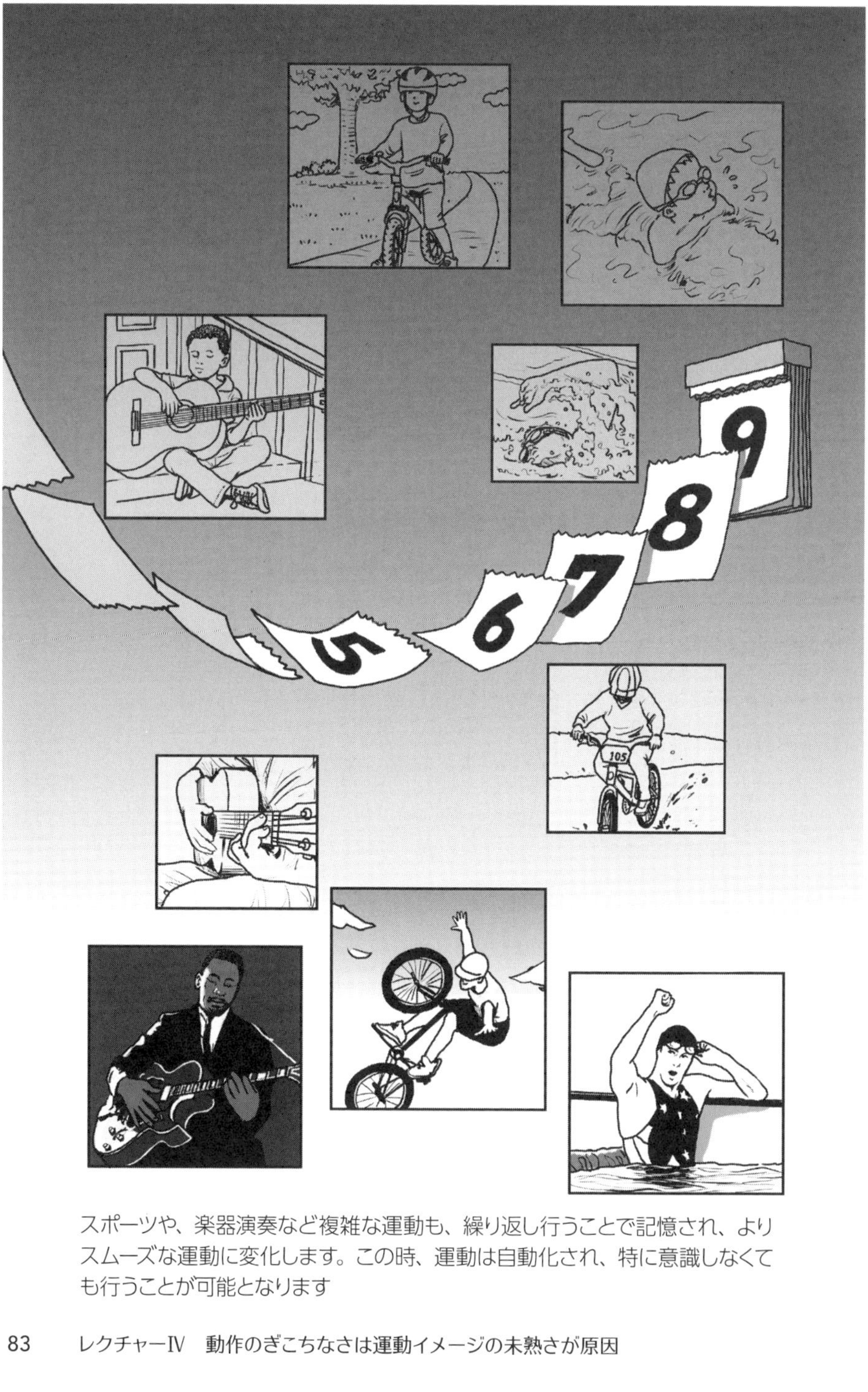

スポーツや、楽器演奏など複雑な運動も、繰り返し行うことで記憶され、よりスムーズな運動に変化します。この時、運動は自動化され、特に意識しなくても行うことが可能となります

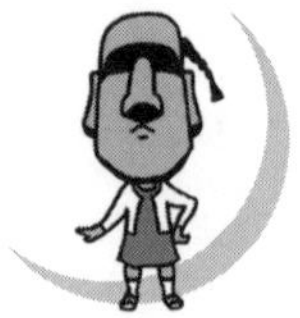

ルーチンな運動は、どのように獲得されるのでしょうか

〜手続き記憶

前項で出てきた「**手続き記憶**」により、子どもはさまざまな運動を獲得していきます。**このように繰り返し行うことで自動的に獲得した運動は、ほとんど意識されることなくスムーズに遂行されます。**例えば、初めは必死にハンドルを握って操作していた自転車が、しばらくすると鼻歌を歌いながら運転できるようになりますが、この時は全身の運動がどのような手順で進行しているか意識していません。また、幼児はさまざまな運動経験をとおして、運動時の関節運動データ（運動覚の情報）を蓄積します。こうした関節運動データは、一連の運動プログラムとして整理されます。蓄積が進むと、感覚情報を必要とせずに筋の活動が可能となります。

幼児が運動を自動的に習得する過程には、２つの段階があります。**第１段階では、運動は常に筋・関節から関節運動データのフィードバックによって行われます。**これは、ワーキングメモリ（短期記憶）を利用しています。つまり、この状態は筋から脳への関節運動データのフィードバックと、脳から筋へ運動プログラムの指令がループした形で行われています。これを「クローズドループ制御」と呼びます。このクローズドループ制御では、筋からのフィードバックを確認しながら行われるため、たどたどしく、スムーズな運動はできません。

しかし、運動を繰り返していくと、**第２段階として運動プログラムはワーキングメモリから運動プログラムを貯蔵する小脳へ移され定着します。小脳への記憶移行が「手続き記憶」そのものといえます。その後、運動は自動的に行われるようになります。例えば、同じ運動プログラムが求められた時は、筋からの関節運動データを必要とせずに、運動プログラムが筋へ指令されます。**この時は、フィードバックを必要としない一方向の制御となるため、素早く、スムーズな運動が可能となります。これを「オープンループ制御」と呼びます。このような過程をとおして、定型発達の子どもはルーチンな運動を獲得していきます。

クローズドループ制御

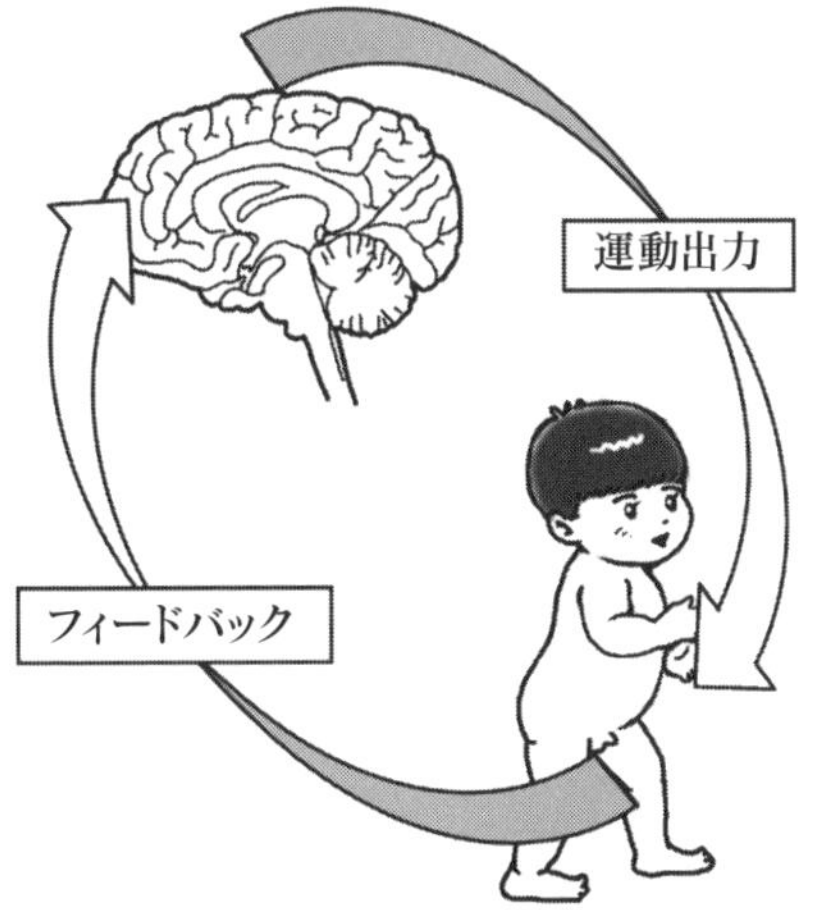

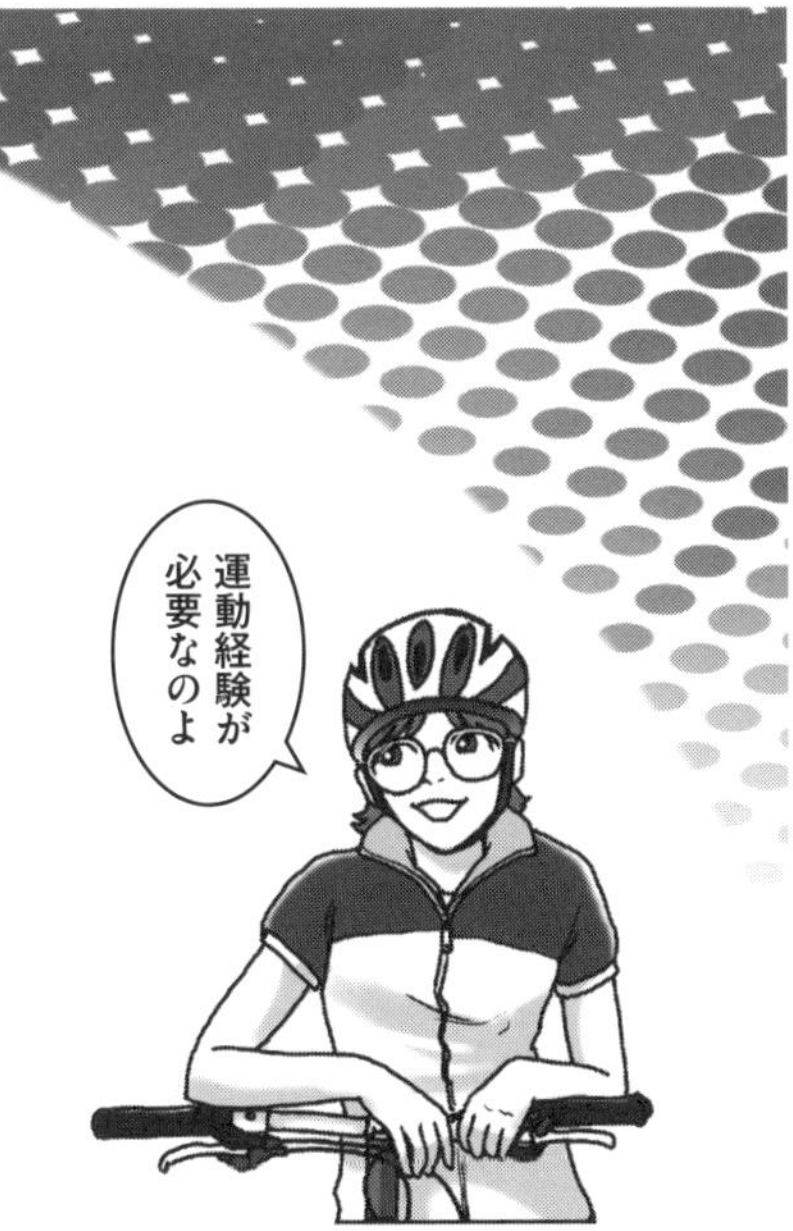
運動経験が必要なのよ

歩き始めの幼児は、さまざまな感覚器官からのフィードバックを脳に受けながらバランスを崩さないように歩きます。ただし、フィードバックを必要とするために、素早い運動はできません

オープンループ制御

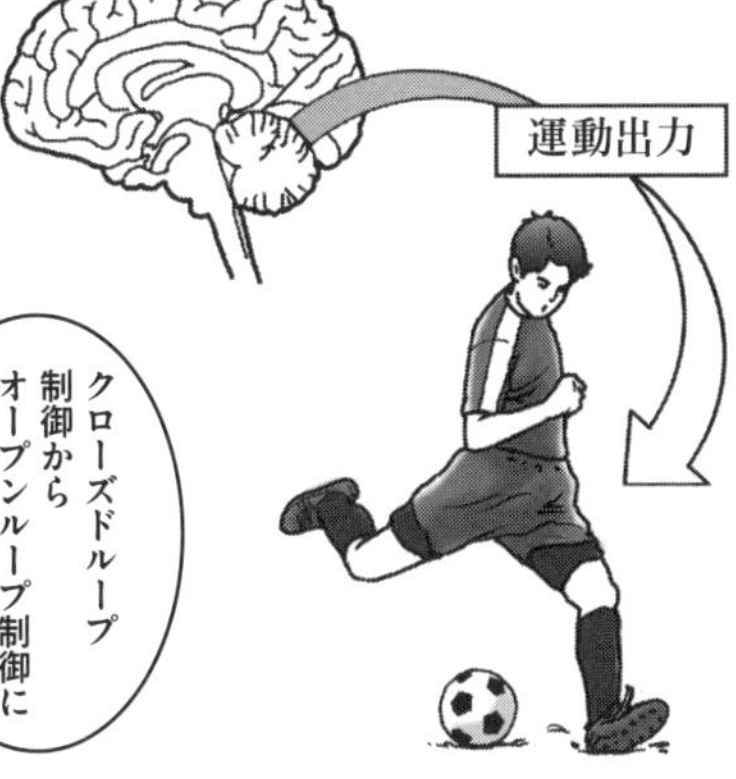
運動出力

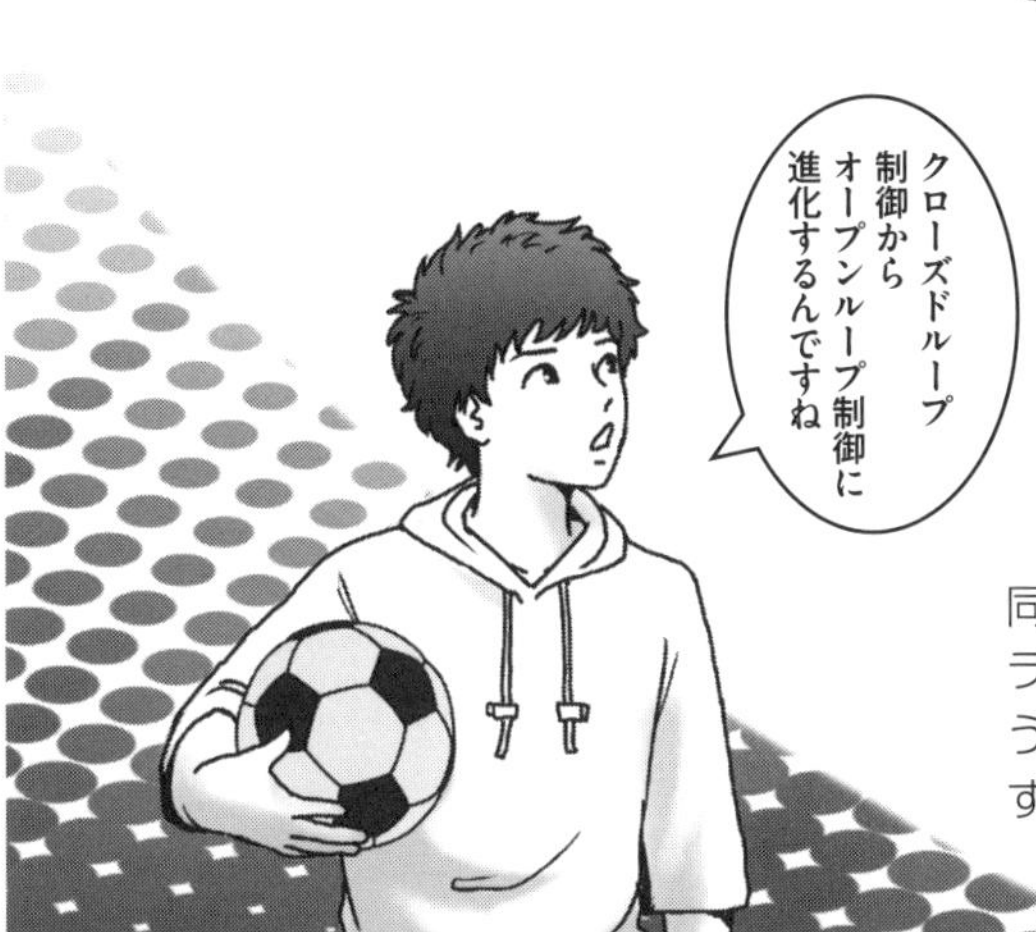
クローズドループ制御からオープンループ制御に進化するんですね

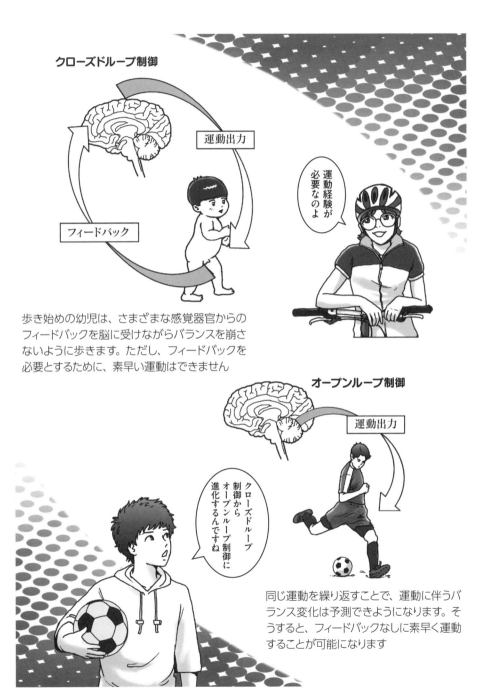

同じ運動を繰り返すことで、運動に伴うバランス変化は予測できようになります。そうすると、フィードバックなしに素早く運動することが可能になります

レクチャーV

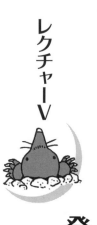

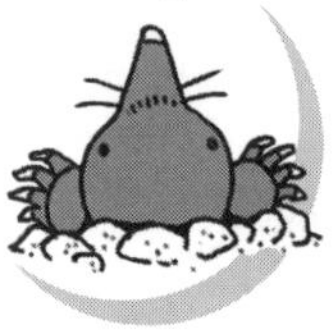

発達障害の子どもは生活空間をどう捉えているのでしょうか

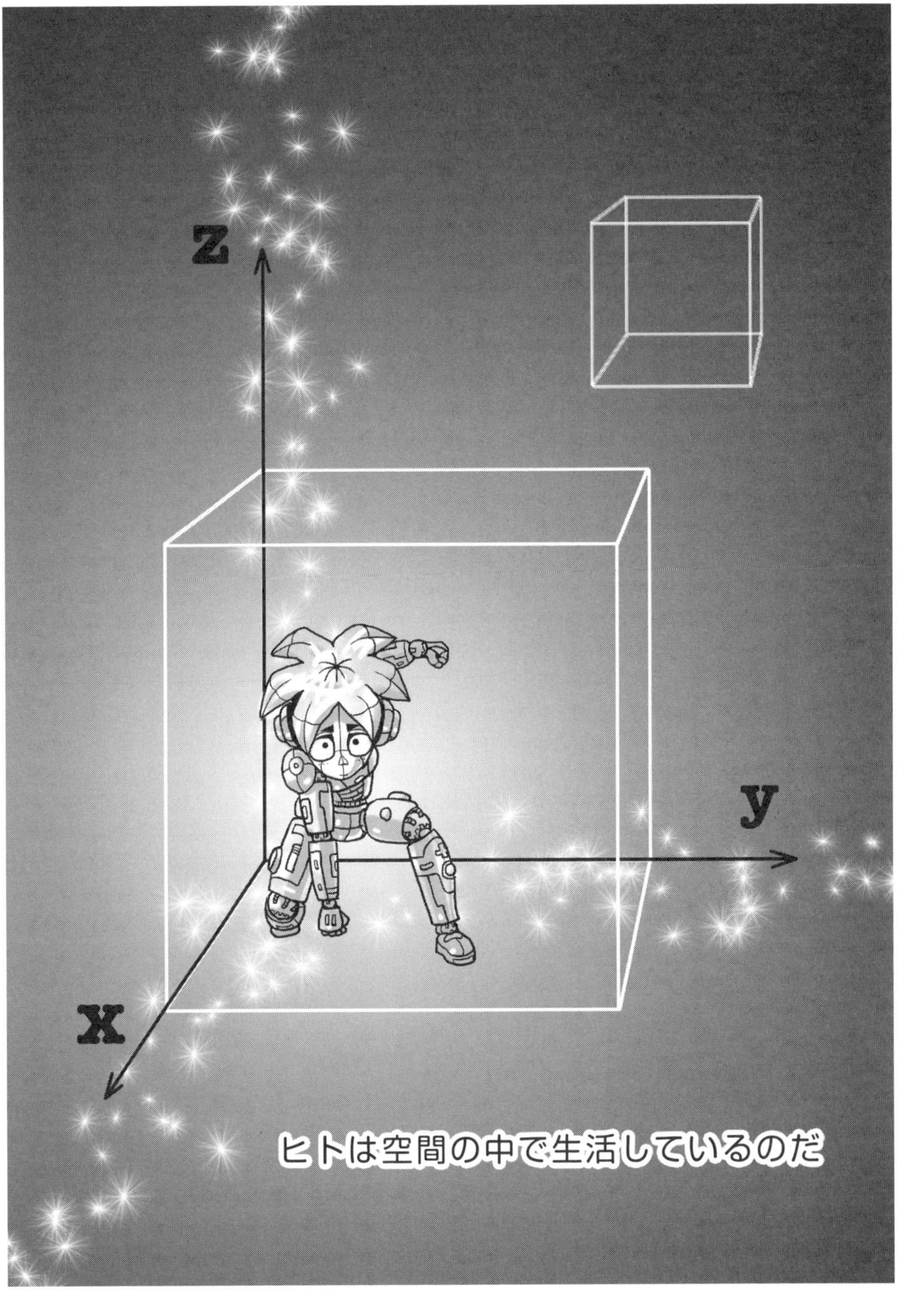
z
y
x
ヒトは空間の中で生活しているのだ

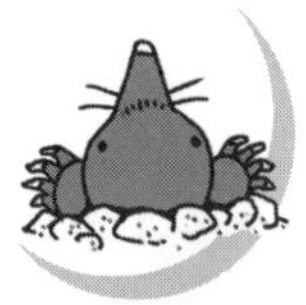

なぜ、よくつまずいたり、ぶつかったりするのでしょうか

～空間認知と協調運動

子どもの発達障害については、周囲がはじめに気がつく点としては、よくつまずき転ぶことがあります。発達障害の子どもであっても、1歳の誕生日を過ぎると、独歩を始めます。ここまでの運動面については、それほど目立つことがなく、3歳を過ぎてからは走り回るようになります。この年齢になると、わずかな段差につまずき転ぶことが目立つようになります。また、ちょっとした動きでも、周りの家具などに手足をぶつけたりすることがよくみられます。こうした運動の問題は、これまでに姿勢や運動イメージの未熟さとして説明しました。しかし、子どもには自身の運動機能のみだけでなく、身体を取り巻く空間を正確に認知し対応することも必要です。つまり、生活空間の認知が適切にでき、そして環境に適応して四肢の調整を可能にすることで、はじめて円滑な運動が可能となります。

生活空間の中で運動することとは、空間と共存することです。空間の広さ、家具の置き場所を正確に捉え、これらに衝突することがないよう、運動をうまく行う（身体を生活空間と協調させる）必要があります。つまり、空間認知という能力が大事になります。空間認知は、固定した環境にとどまらず、時間経過とともに変化する空間を理解することです。例えば、「転がって近づいてくるボールを蹴り返す」といった動作では、ボールの位置を空間距離として捉え、自身の直前に接近した瞬間に蹴り返します。この動作では、自分とボールの位置関係である空間的な認知（空間認知）と、これに合わせた協調的な運動（協調運動）が必要です。**発達障害の子どもは、このような運動、つまり動く目的物に対する調整が非常に苦手です。**

レクチャーⅤでは、どのようにして空間認知するのか、または協調運動するのかについて、具体的に解説していきます。

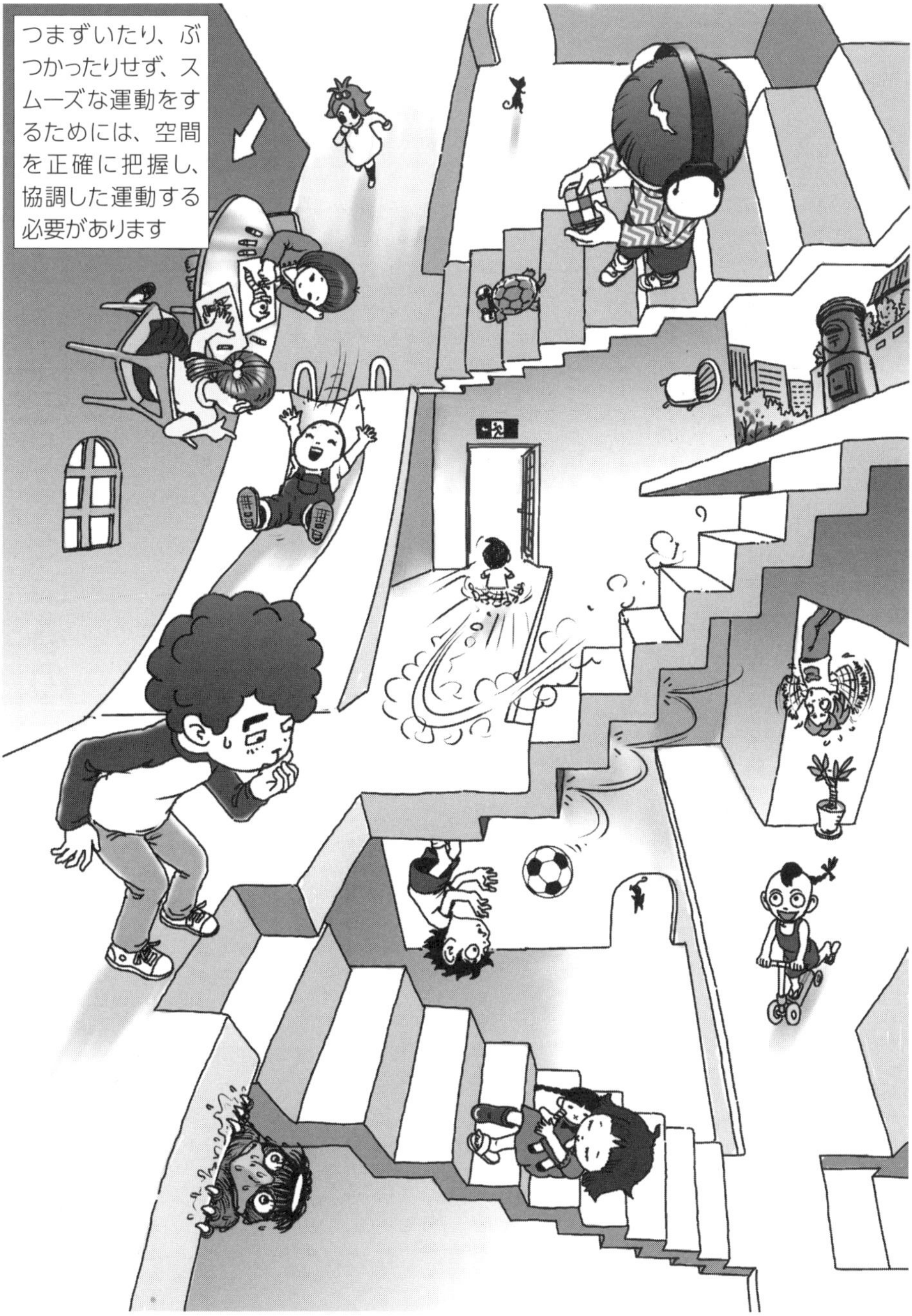
つまずいたり、ぶつかったりせず、スムーズな運動をするためには、空間を正確に把握し、協調した運動する必要があります

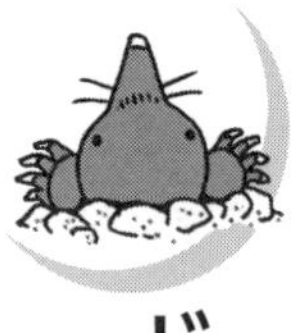

どのように空間を捉えているのでしょうか
～目にみえる空間

ヒトは、視覚によって空間を認知します。これを視空間認知《しくうかんにんち》と呼びます。視覚は、網膜《もうまく》で捉えた光の変化です。しかし、この光の刺激そのものだけでは、外の状況を認知することはできません。網膜で得た光情報を高度に処理し、外の空間を脳内でイメージとして再現することで、環境を認知することができます。視空間認知には、陰影、運動、遠近法など、さまざまな空間を認識するシステムが存在します。またときとして、これらの情報は矛盾することもありえます。例えば、だまし絵をみた際に、これをどのように理解するかといった状況に似ています。視空間認知の発達についてみると、**視空間を把握する手がかりとしては、①拡大と縮小による物の動き、②両眼視、③運動視差、④絵画的な奥行き手がかり、⑤遮蔽《しゃへい》からの奥行、⑥陰影からの奥行などがあります。**新生児の視力は成人と比べて完成されていません。例えば、**①拡大と縮小による物の動き、②両眼視、③運動視差は生後3カ月、④絵画的な奥行き手がかりは生後7カ月、⑤遮蔽からの奥行きは生後5カ月、⑥陰影からの奥行きは生後6カ月ごろから脳に反応がみられます。**

視覚の成熟には、視覚経験が不可欠です。しかし、視覚の成熟に先立ち空間視（視覚をとおして感じること）は、かなり早い時期から乳児は反応します。空間視は、生命維持のために不可欠であることから、なんらかの生得的（生まれつきもっている）な機能がある可能性も考えられます。ただし、正確な環境空間を把握するためには、こうした手がかりを統合して認知することが必要です。また、空間の把握には移動能力が関わっています。運動が制限されると、立体把握が遅れることがあります。これは、目前の立体物の側面、あるいは背面に移動してみる経験がないために立体把握の情報が限定されてしまうからです。

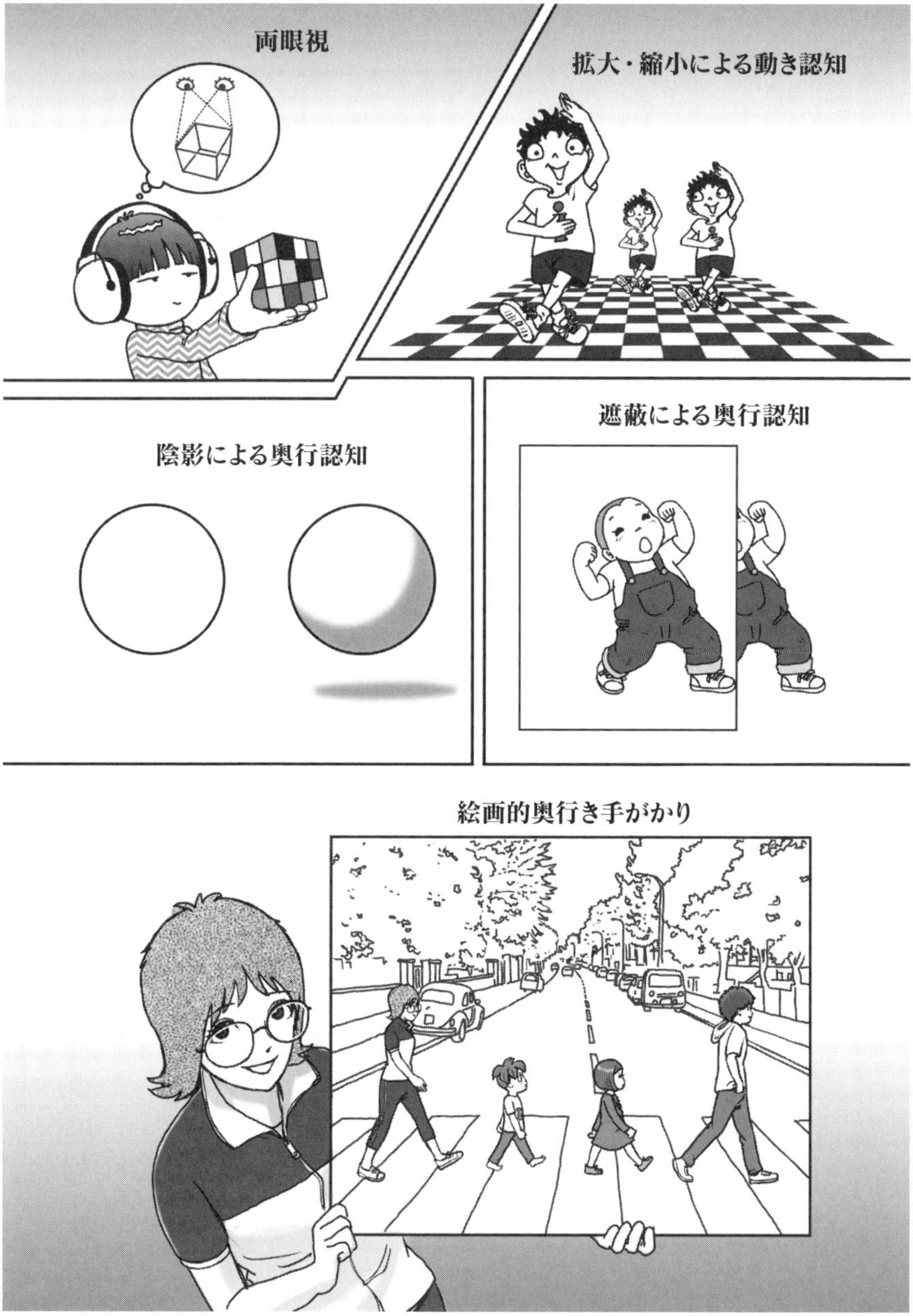

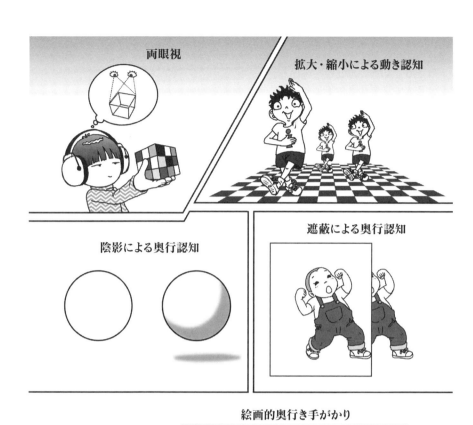

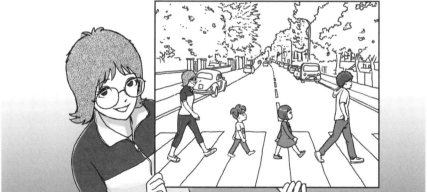

ヒトは、上記のような複数の方法を組み合わせて空間を認知しています。これらの情報は重ね合わせて分析する必要があり、生活経験によって誤差は修正され、空間認知の正確さは向上していきます

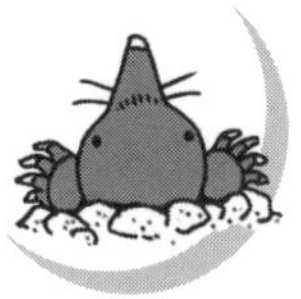

子どもが理解・把握する空間の広がり方
～身の回りの空間

ヒトは、視覚に加えてさまざまな感覚情報を分析することで、自身がおかれた空間を認知します。前述しましたが、これを空間認知と呼びます。例えば、空間認知には、空間の奥行、高さ、幅、さらにそこに置かれた物体の数、大きさ、距離、質感、動きなどといった情報が含まれています。ヒトの運動は、まず**空間認知によって得られた情報で空間を脳内でイメージします。これを「空間イメージ」と呼び、その中に自らの身体をイメージして動かすことで運動イメージが計画されます。**空間と身体の間に衝突などの問題がないことが確認されると、運動が実行されます。このような一連の流れで運動が実行されるため、身の回りの空間認知が不十分だと、運動は適切に行うことができません。

ところで、**空間イメージは、成長と経験により発展し拡大します。そのため空間イメージは、自身の身体に接した空間を認知することから始まります。**そして、認知できる空間は身体の移動を経験することで情報を蓄積し、徐々に広がります。また、空間イメージは身体からの距離により3段階に分類できます。最小のものは「個人内空間」と呼ばれ、身体表面から数10㎝の範囲で、身体を直接取り巻く空間です。次の段階が「身体近傍空間」です。これ以上離れた空間を「身体外空間」と呼びます。空間イメージの発展は、このように自身を中心におき、その周辺との関係を把握することから始められます。この3つの空間をもとに、空間イメージの客観化を進めます。客観化することで、自身と接することのない、空間も理解することが可能となります。

発達障害の子どもは、日常の運動において、しばしば転倒したり、椅子や机に脚をぶつけたりしますが、これらは運動イメージの問題とともに、空間認知によって得られた情報をもとに構築した空間イメージにも問題があるため起こります。

個人内空間：身体表面に隣接した空間

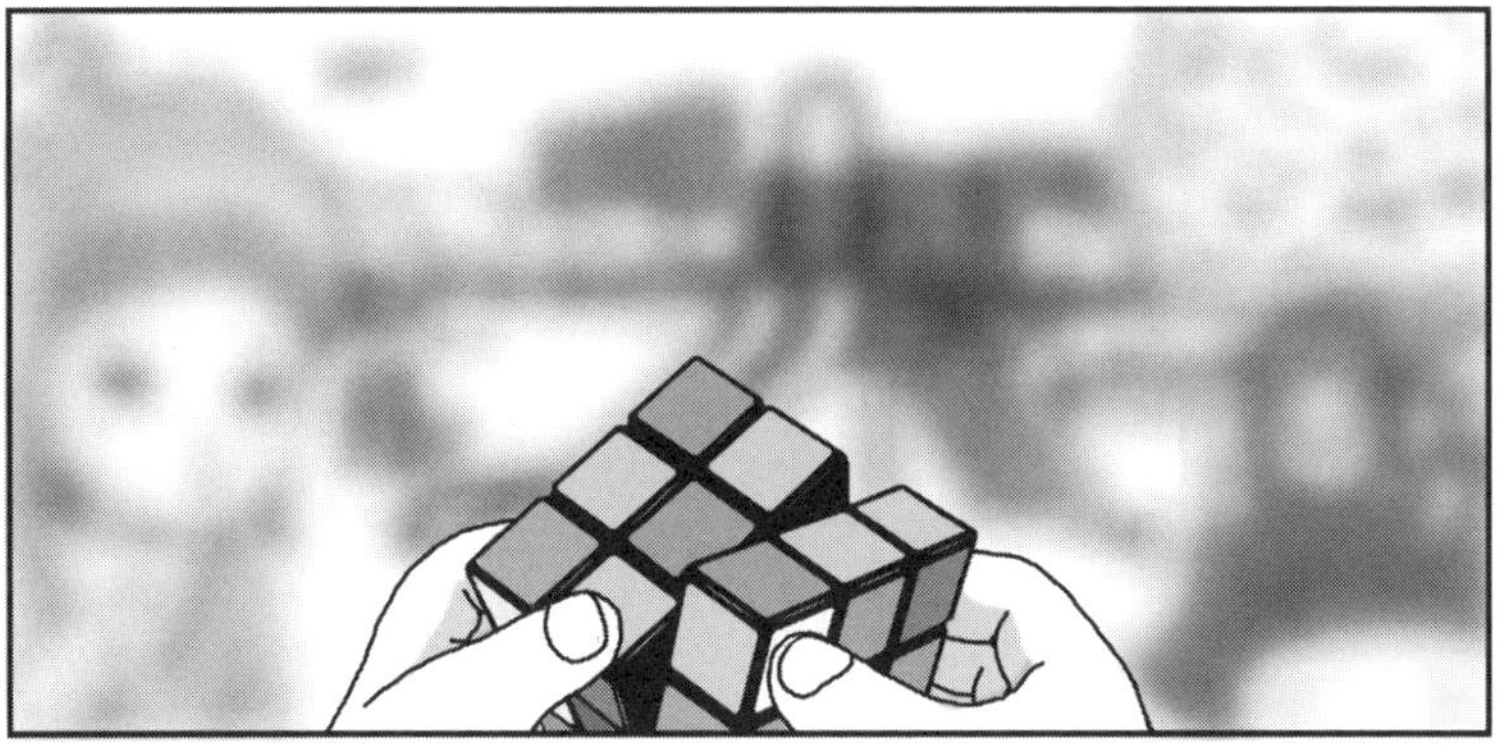

身体近傍空間：身体周囲の空間

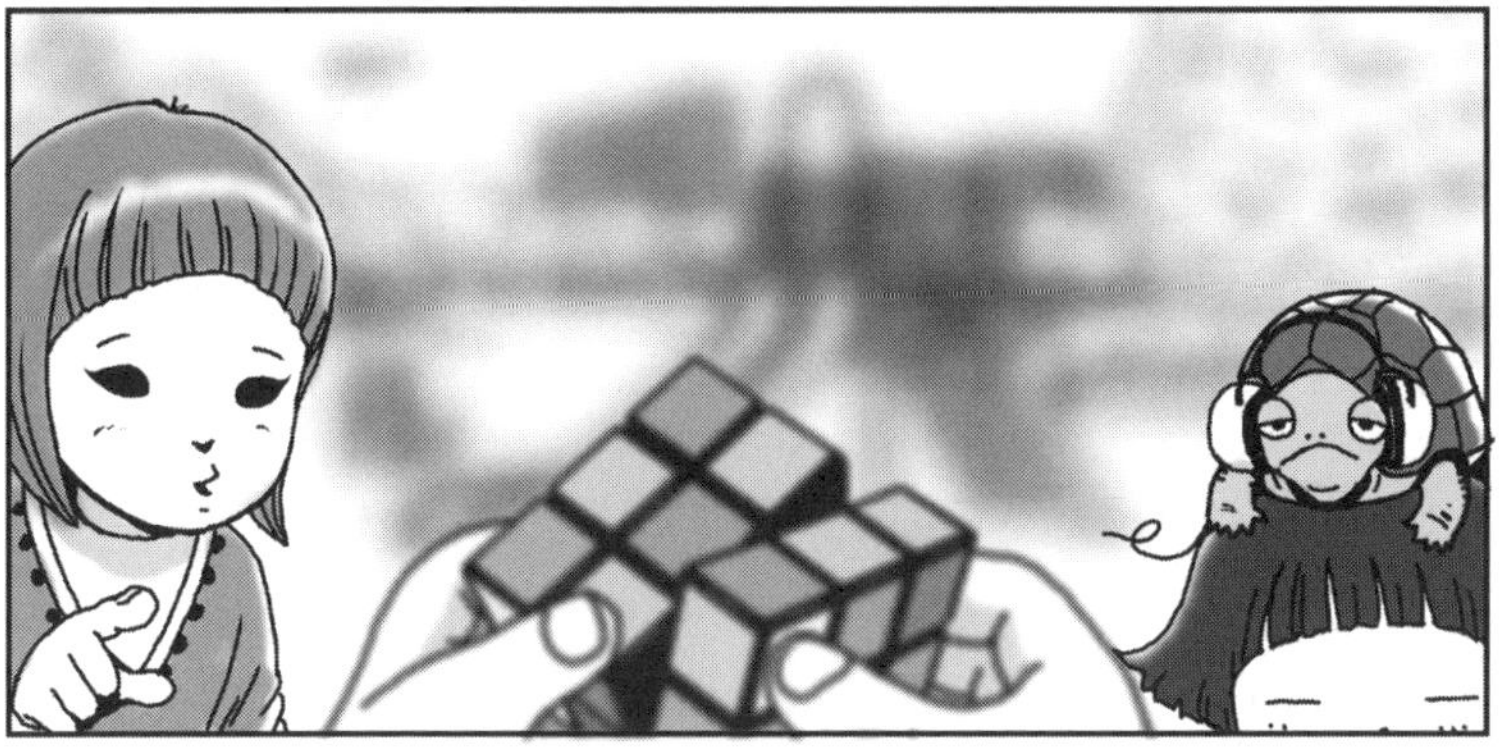

身体外空間：身体から離れた空間

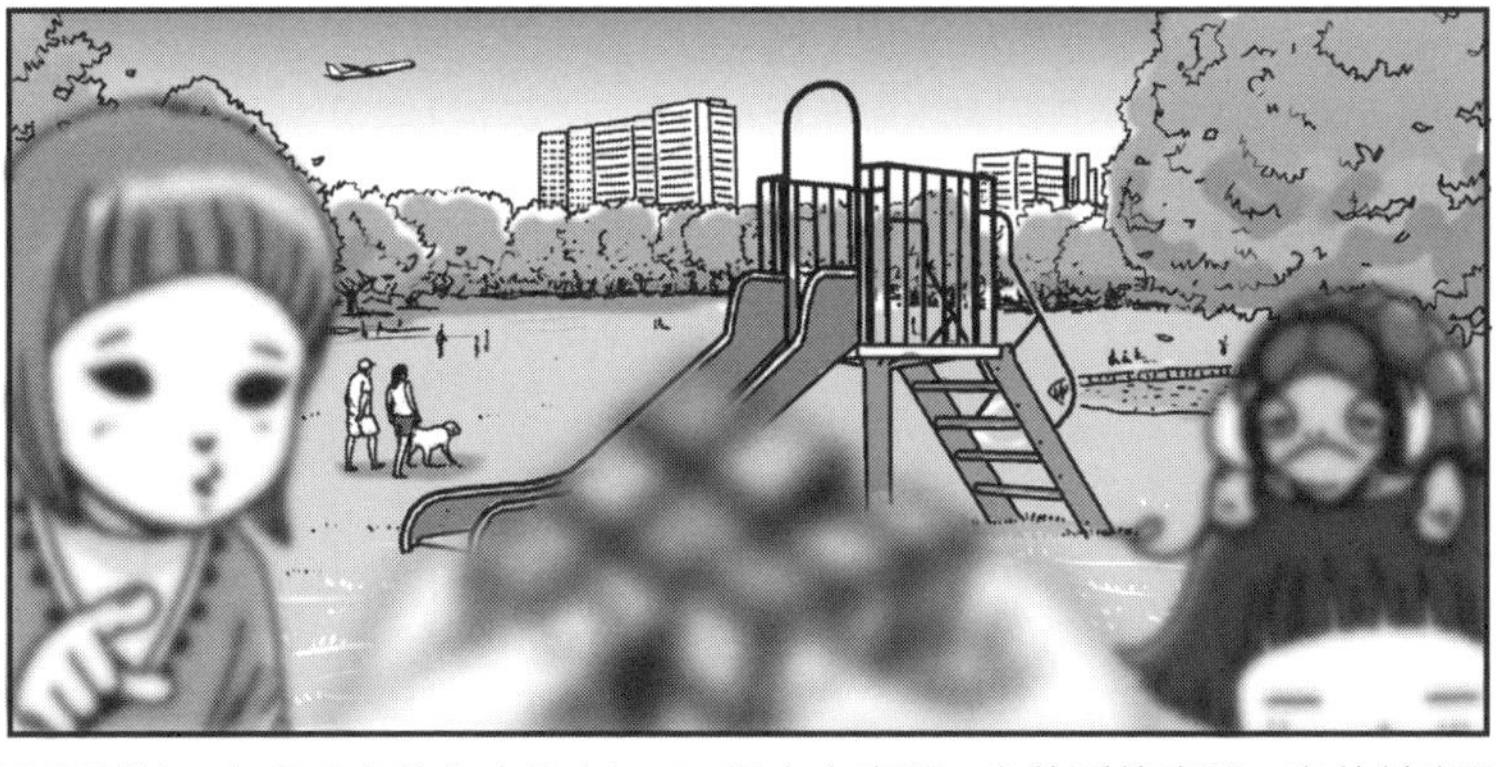

空間の認知は、自身の身体を中心として、個人内空間、身体近傍空間、身体外空間へと拡大され、空間イメージがつくられています

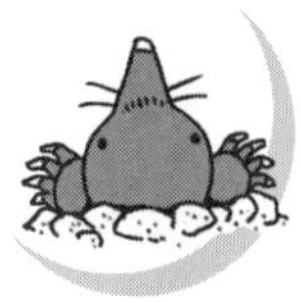

運動は協調性なしでは成り立たない

ヒトの運動は、筋が収縮することで行われます。各関節には少なくとも2つの筋が関節をまたいで骨に付着しています。これにより関節を曲げたり伸ばしたり、回転させたりすることが可能です。よく日常で行われる机の上のコップを持ち上げるといった動作では、腕と指先の運動のみを意識して行います。こうした単純な動作においても、腕を持ち上げることで身体重心が変化し、変化した身体重心に対応するために姿勢を保持する動作として、体幹筋の収縮が起こります。このように**運動は、その複雑さにかかわらず、常に複数の筋収縮が組み合わされて活動します**。その筋の数は数十に上り、簡単な運動であっても、多くの筋が関係しています。こうした**複数の筋が活動する状態を「協調運動」と呼びます。そして運動の正確さ、円滑さを「協調性」と呼びます**。協調性は、個々の筋収縮にとどまらず、視覚との協調も重要な要件となります。つまり、運動には空間認知との協調も必要です。転がって接近してくるボールを蹴り返すといった動作は、視覚によってボールとの距離、スピードが測られ（空間認知）、これに対応して足を振り出し、足を振り出すことによる身体重心の変化に対応して体幹筋が活動（協調運動）します。

発達障害の子どもは、協調運動の問題が広くに観察されます。はじめは運動発達の遅れとして認識されますが、時間の経過とともに定型発達に追いついたようみえます。しかし、次第に協調運動の問題は、姿勢保持の不安定さ、歩く、走るなどの全身運動（粗大運動《そだいうんどう》）、字を書くなどの手先の運動（微細運動《びさいうんどう》）といった、あらゆる場面で目立つようになってきます。

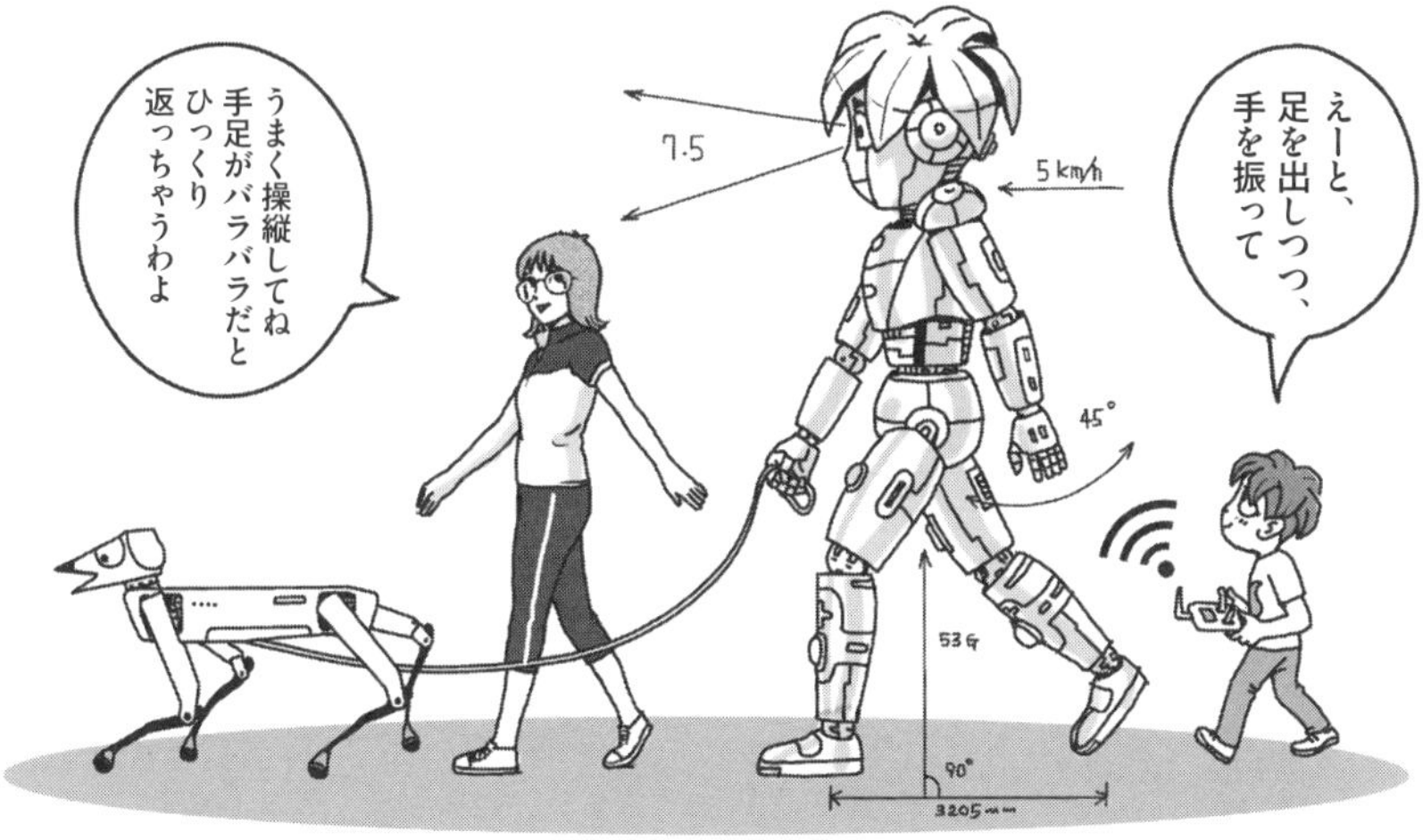
えーと、足を出しつつ、手を振って
うまく操縦してね手足がバラバラだとひっくり返っちゃうわよ
7.5
5km/h
45°
90°

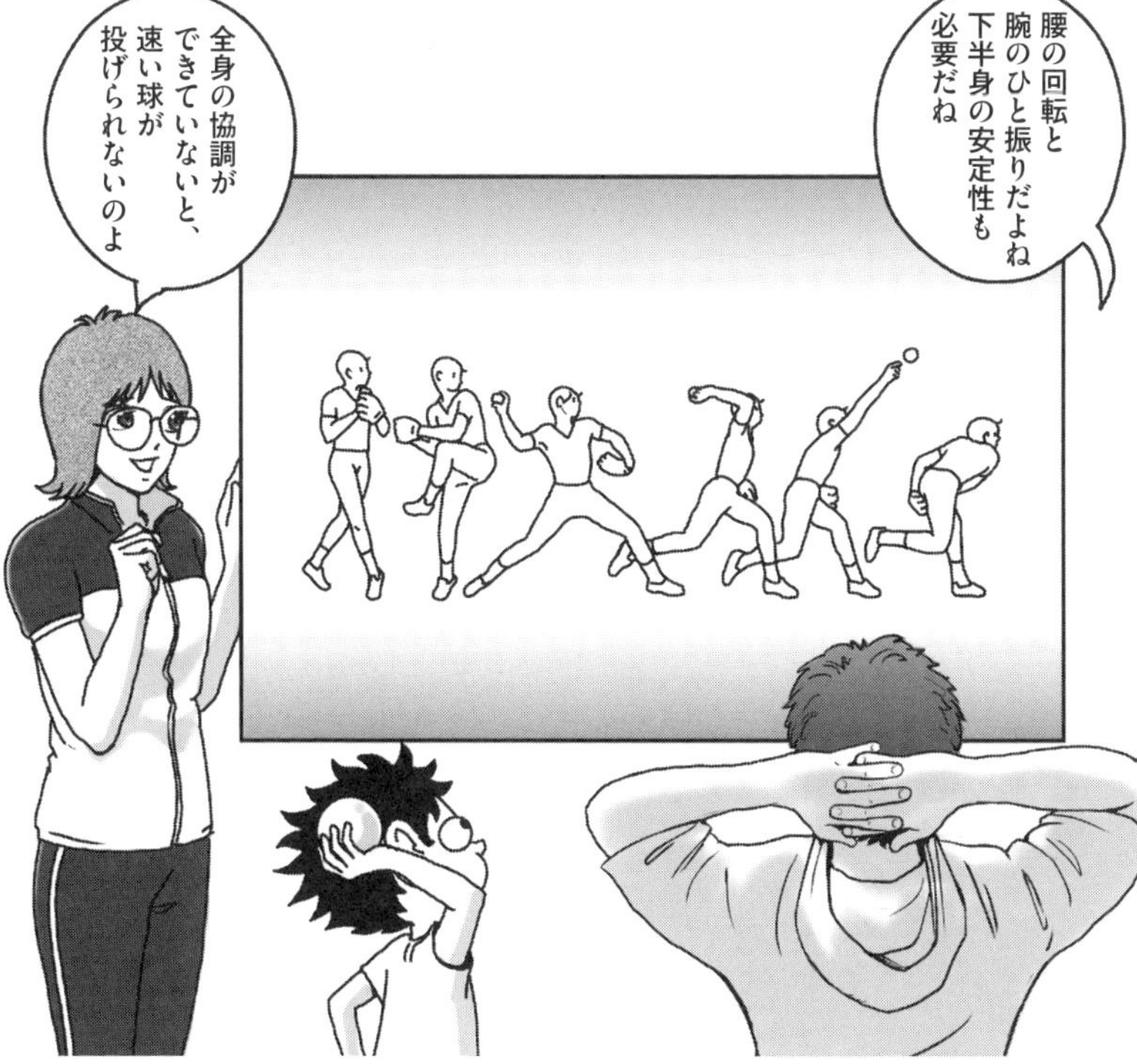
腰の回転と腕のひと振りだよね下半身の安定性も必要だね
全身の協調ができていないと、速い球が投げられないのよ

スムーズな運動のためには、全身の筋を協調して活動する必要があります。これを「協調運動」と呼び、ここに問題があると姿勢保持の不安定さなどが生じます

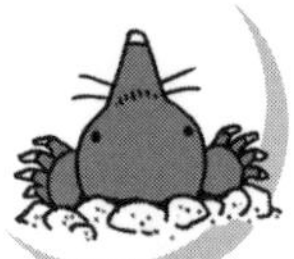

空間に調和して運動するために必要なこと

運動の発現は、運動の欲求と動機から始まり、これによって運動のプログラムが形成され（身体運動のレベル1）、運動が実行されます（身体運動のレベル2）。運動の欲求と動機は大脳の辺縁系《へんえんけい》が、運動方略の形成は大脳連合野《だいのうれんごうや》が、運動のプログラムは大脳の運動野・基底核《きていかく》・小脳が、運動の実行は脊髄神経・末梢神経・筋が関わっています。さらに、実行された運動の結果が記憶として脳へ蓄積されます（身体運動のレベル3）。この運動の記憶には、常に身体運動の記憶（運動イメージ）と空間の記憶（空間イメージ）が含まれています。この記憶の蓄積により、協調性は成熟し、円滑な協調運動が可能となります。

ヒトの協調性を部位によって分類すると、①単独の関節運動における協調性、②単独の四肢運動における協調性、③複数の四肢運動が関連する協調性、④頭部・体幹を含めた全身運動の協調性、⑤視覚による空間イメージと身体運動における協調性に分けることができます。こうした協調性を維持するためのシステムにおいて、感覚器からの情報はシステムの基盤を支えています。つまり、協調性は①～④の「身体運動の協調性」と、さらに⑤の「空間と身体運動の協調」が成熟することで完成します。この成熟とは、運動経験の中での場面ごとの運動イメージと空間イメージが結びつく過程といえます。

ところで、**運動イメージと空間イメージは、共に感覚情報が基礎となっています。**つまり、姿勢、肢位、動きを伴う場合は、その方向、速度、強度などといった情報が脳へ送られます。また、身体がおかれた外部環境についての情報も脳へ送られます。**このような運動イメージと空間イメージが結びついた記憶は、主に小脳に蓄積されています。発達障害の子どもは、この小脳に機能低下が生じているため、これらのイメージが脳内に成熟できず、感覚異常に加えて協調性の発達も遅れてしまいます。**

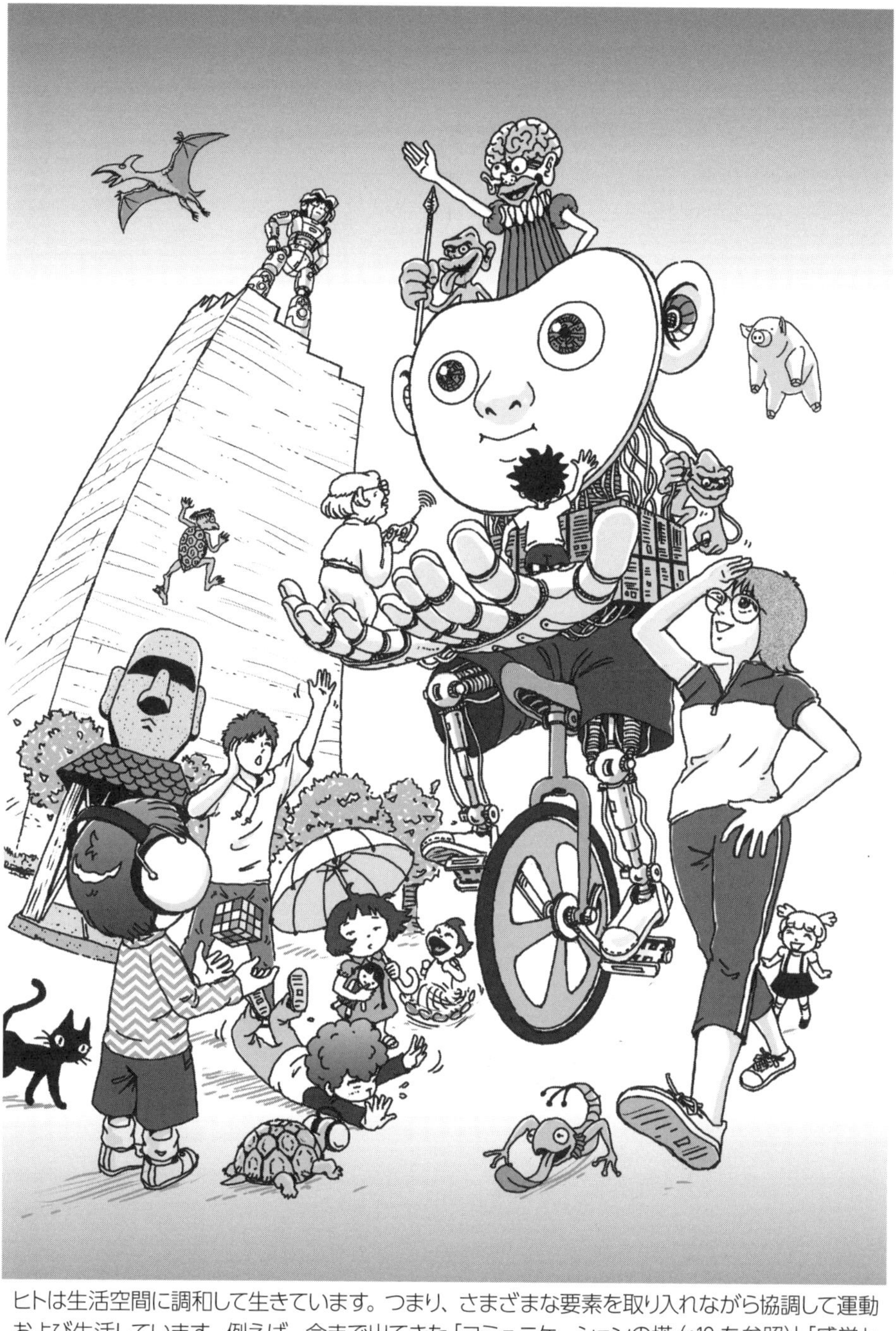

ヒトは生活空間に調和して生きています。つまり、さまざまな要素を取り入れながら協調して運動および生活しています。例えば、今まで出てきた「コミュニケーションの塔（p19 を参照）」「感覚センサー（p45 を参照）」「体幹のモアイ像（p55 を参照）」などの要素が使われています

レクチャーⅥ

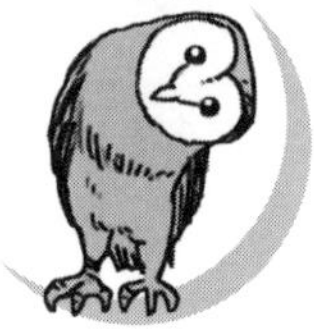

発達障害と思ったらチェックしてみましょう

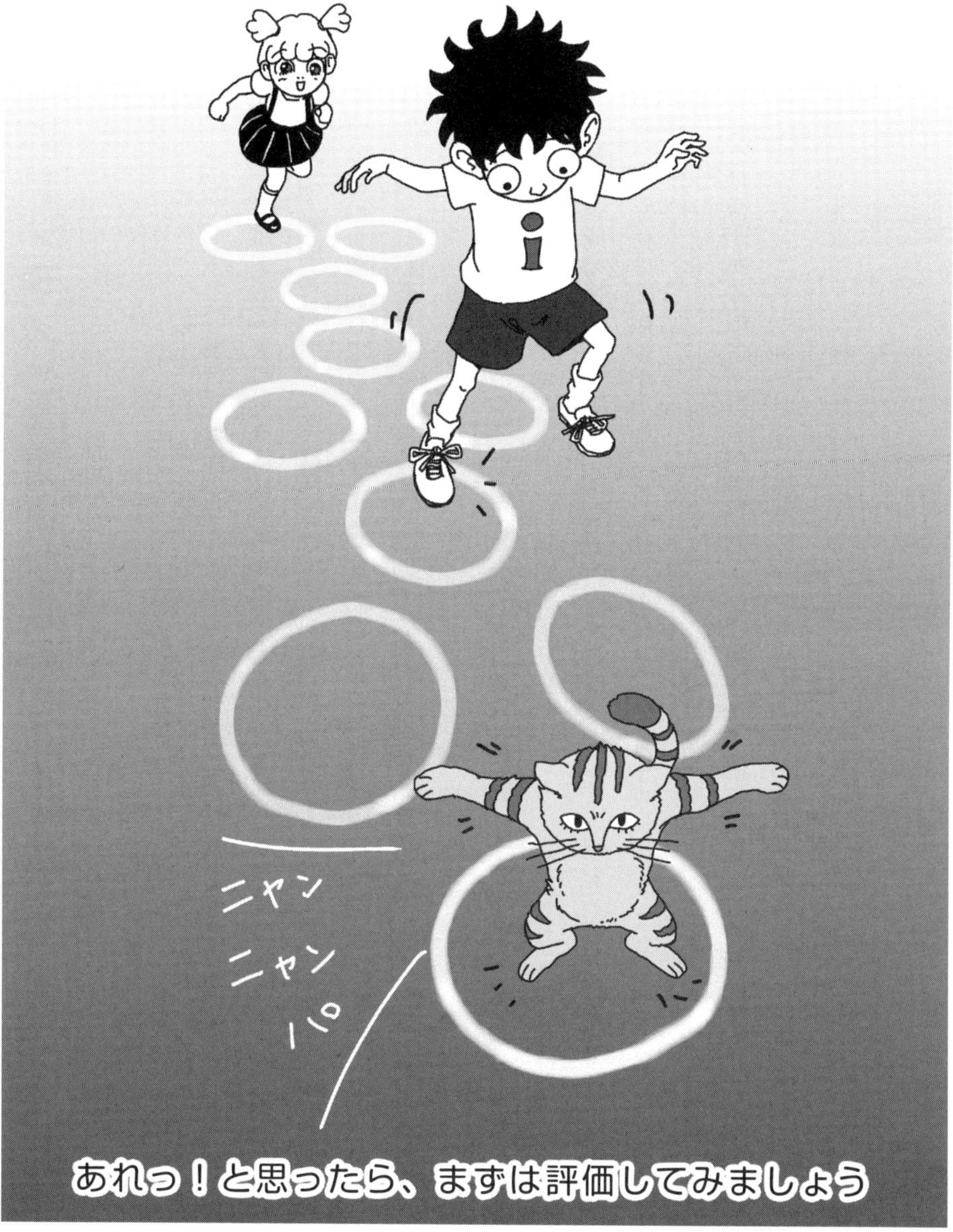

あれっ！と思ったら、まずは評価してみましょう

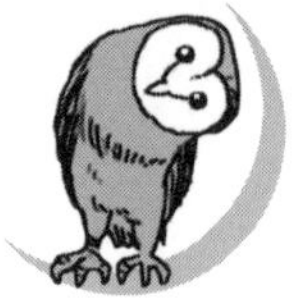

コミュニケーションと協調運動の意外な共通点

発達障害の子どもにおいて、多くの場合、運動のぎこちなさや不器用さが指摘されることを、今まで述べてきました。**これは、学習や日常生活に支障を及ぼすレベルのこともあります。このような運動の特徴は、発達障害の中でも発達性協調運動障害《はったつせいきょうちょううんどうしょうがい》に限った問題ではなく、自閉症《じへいしょう》スペクトラム障害や注意欠如《ちゅういけつじょ》・多動障害《たどうしょうがい》（ADHD）、限局的学習障害《げんきょくてきがくしゅうしょうがい》にも共通してみられます。**一般的には、発達障害はコミュニケーションスキルや社会的スキルの障害として捉えられることが多いです。しかし、最近の脳科学研究では「運動」も「コミュニケーションスキルや社会的スキル」と同じように、自身を中心として他者や周囲の状況を感じとって対応するという過程をたどることが報告されています。つまり、これは社会性の障害である自閉症スペクトラム障害も、協調運動の障害である発達性協調運動障害も、共通した問題により生じていることを示しています。

発達障害に共通した身体機能の特徴としては「感覚異常」があります。この感覚異常は、触る感覚、運動の感覚から視覚・聴覚など、感覚の種類にかかわらず発達障害をもつ子どもに広く確認されることは、今までも述べてきました。感覚は自身と、自身を取り巻く環境の接点として、すべての認知機能や運動機能の基礎となっています。その**感覚に不具合がある場合、自分自身がおかれた環境を正確に把握することができません。つまり、環境の把握なしにはコミュニケーションも、姿勢のコントロールも、協調運動も正常に行えないということです。**そこで、姿勢と運動に焦点をあて、子どもを評価することが状態を把握する近道と考えます。次の項目で、その具体例を述べます。

上のイラストは子ども同士の遊びをとおしたコミュニケーションで、下は全身の協調運動を表わしています。コミュニケーションは、人と人との関係で成り立つ機能です。協調運動は、環境と身体との関係で成り立つ機能です。どちらも感覚をとおして、身辺の状況を把握し、適切に反応するという意味で共通しています

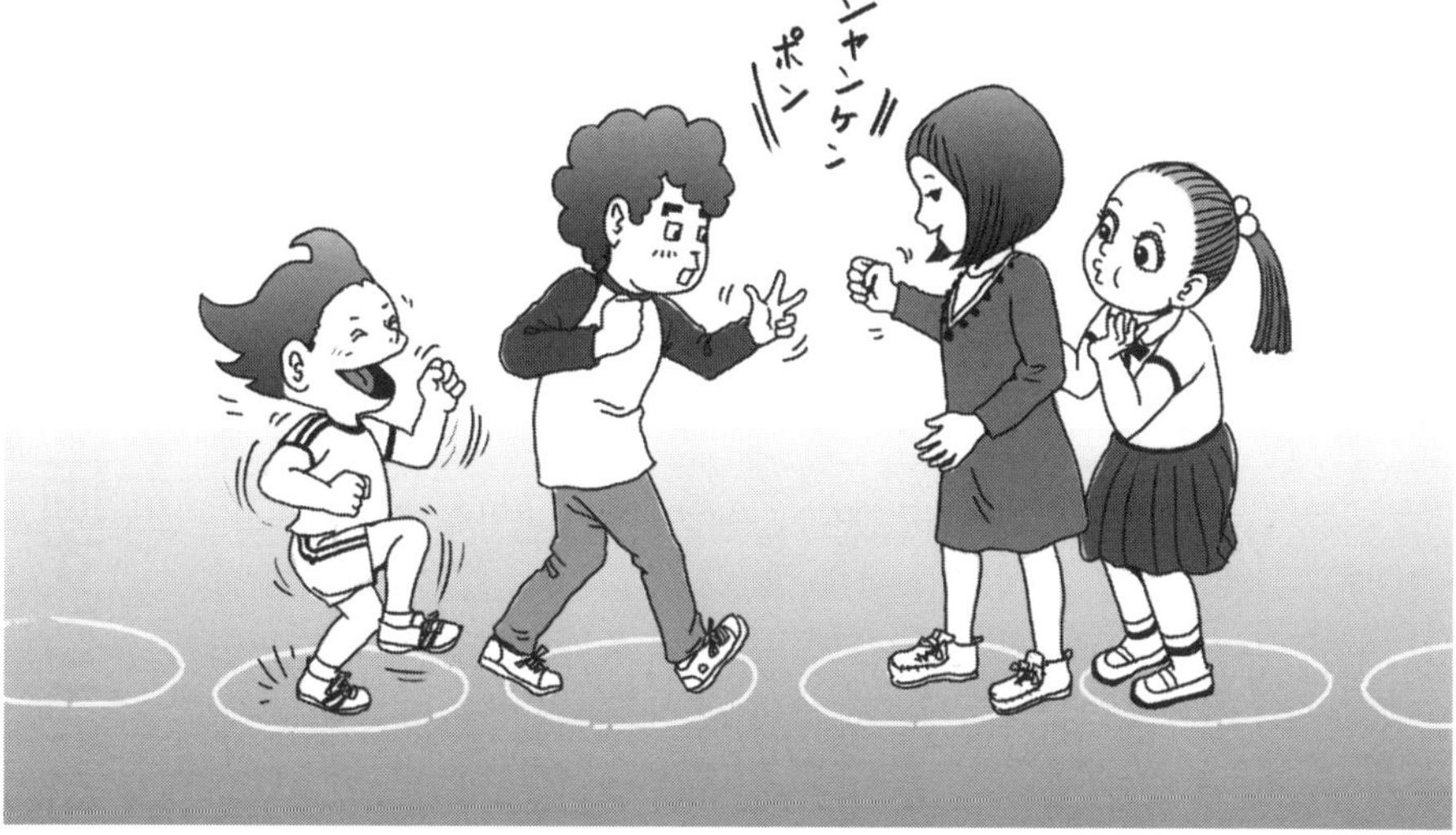

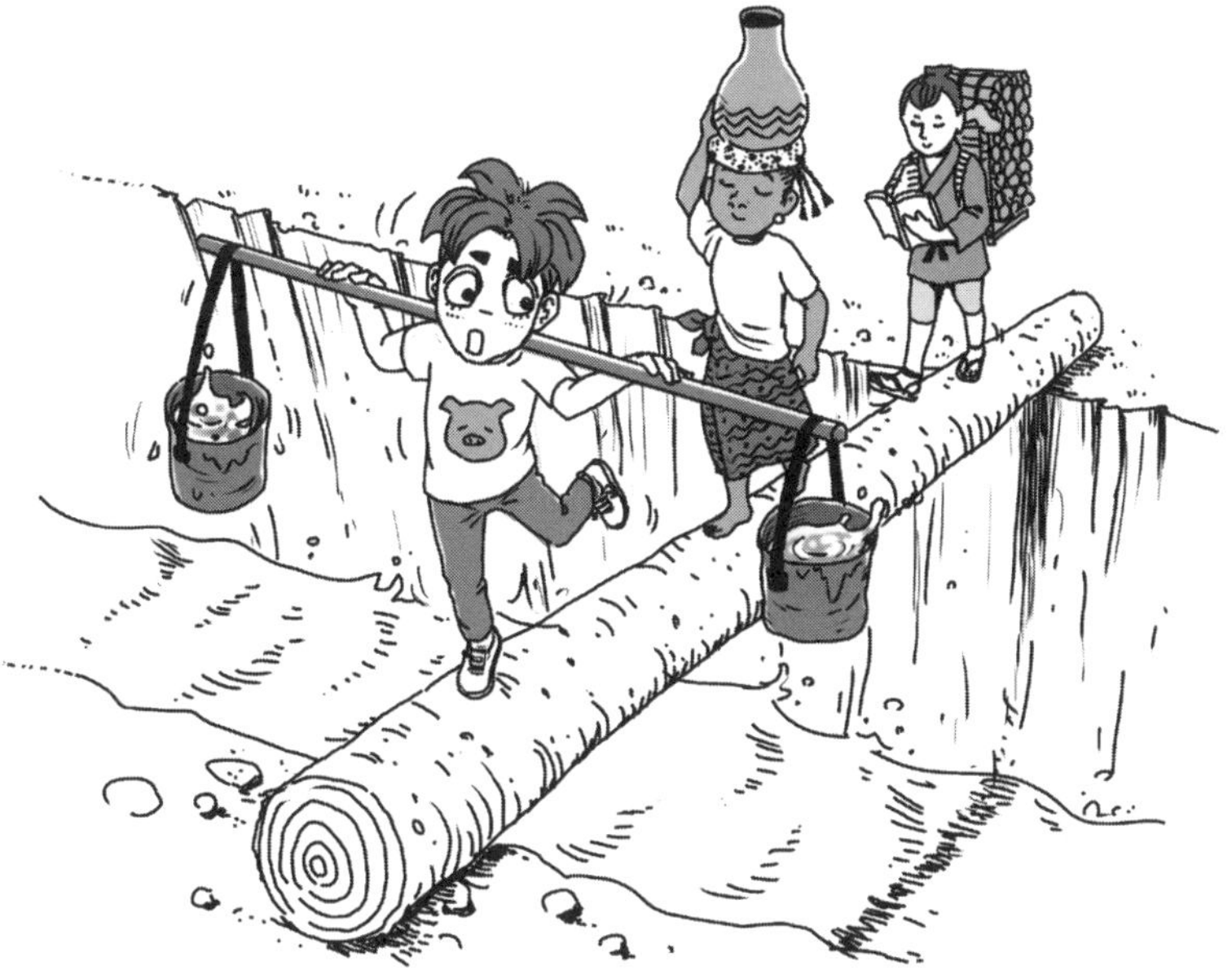

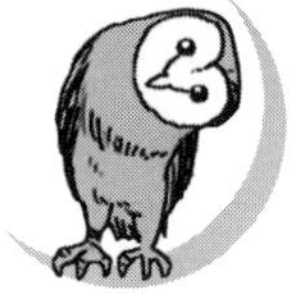

姿勢と運動を評価することが、なぜ重要なのでしょうか

発達障害をもつ子どもの運動機能（姿勢と運動）に着目する理由は、客観的に子どもの状態を容易に把握することができる点にあります。例えば、子どもが言語を獲得し、実用的なコミュニケーションスキルを身につけ始める2歳前後、あるいは社会的スキルを身つけ始める3歳以降の年齢になって、はじめて発達障害が疑われ始めます。その場合は、「言葉が出ない」「目が合わない」といったコミュニケーションスキルや社会的スキルの障害という日常の行動から、保護者は気づくことが多いです。ただしこの時点で、すでに歩行を獲得している場合は、保護者は子どもの運動機能について、特に問題を感じていないことが多いです。しかし、子どもの成長を詳細に確認すると、「椅子に座っている時の姿勢が悪く、すぐにテーブルに寄りかかってしまう」「転びやすい」などが聞かれます。これは、幼いため生じているのではなく、運動機能に問題があり、それらを見過ごしている場合がよくみられます。**こうした運動機能のつまずき（問題）は、発達過程の早期から起きているので注意が必要です。**

本書では、発達障害の子どもに対して、その問題点を的確に判断する評価方法と、さらに**効果的な改善方法として、遊びをとおした運動療法を用いて日常生活を改善させる具体策を解説します。これにより、コミュニケーションスキルや社会的スキルの問題も軽減させることができます。次の項目から、実際の評価方法について述べます。**

発達障害は、主にコミュニケーションスキルや社会的スキルの問題として扱われることが多いです。しかし、これらは協調運動（姿勢や運動のコントロール）が不安定なために引き起こされます。さらに、感覚入力はすべての土台となります。そこで、まずは感覚の状態を評価した後、次に姿勢や運動が正しく行われているかを評価することが必要となります

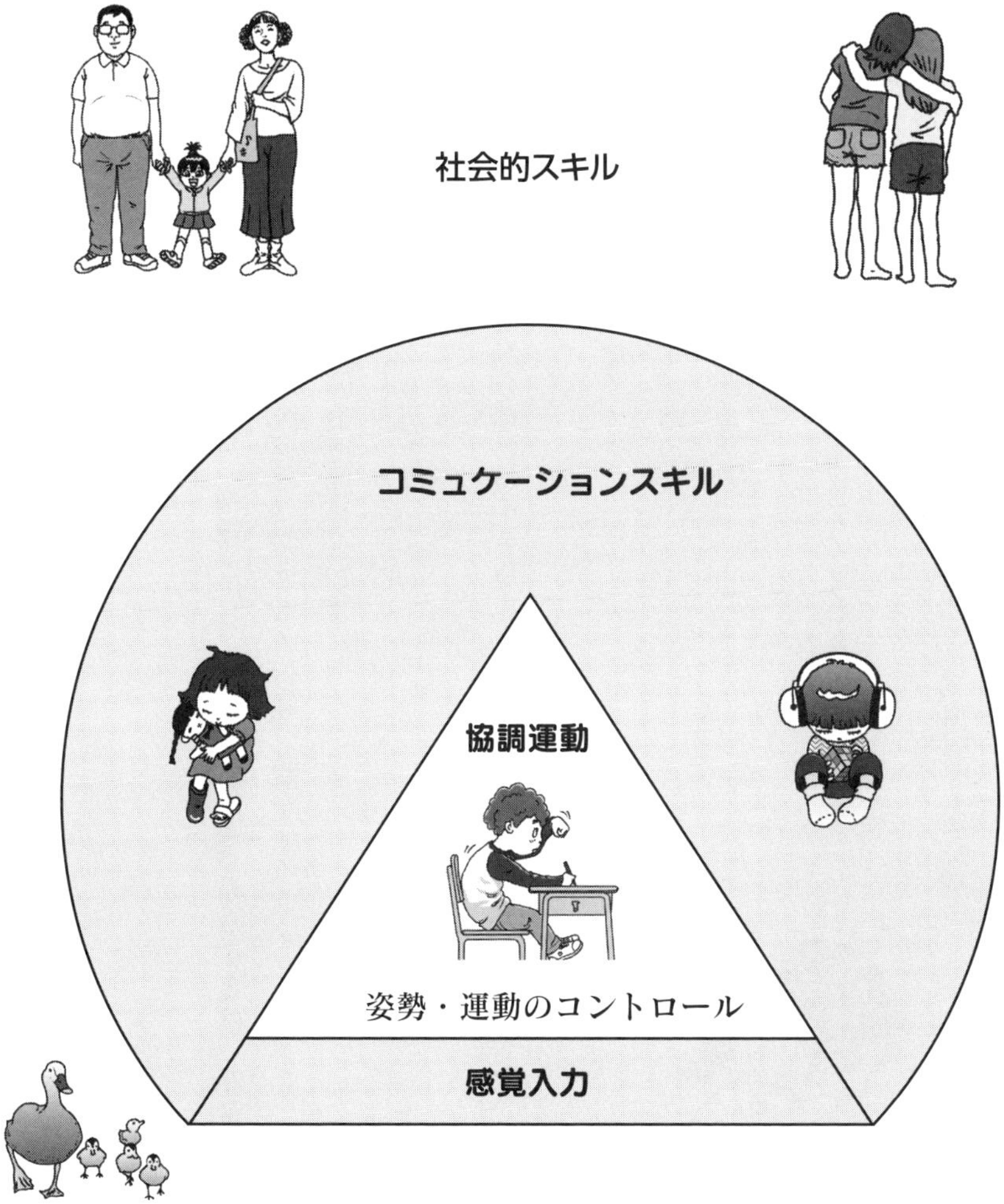

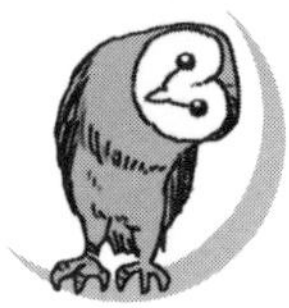

子どもの感覚状態を把握しましょう〜感覚の評価

子どもの触覚、運動覚、平衡感覚、味覚、視覚、聴覚といった感覚の状態をみることは、非常に大切であり、そこから発達の状況がわかります。基本的な評価は、子どもの行動を観察することによって行われます。まずは、次の評価項目を用いて子どもの感覚状態を把握しましょう。

触覚に関する評価項目

①これまでの発育を思い出してみて、次の項目の中で気になったところに☑を入れてください。

□腹這いの状態を嫌がることがあった。
□抱かれることを嫌がることがあった。
□手をつないで歩くことを嫌がることがあった。
□手づかみで食べることを嫌がることがあった。
□砂場で遊ぶことを嫌がることがあった。
□着衣にこだわりがあるか、または衣服の素材にこだわりがあった。
□転ぶなどした時、痛みを訴えないことがあった。

②次の項目の中で現在観察される行動に☑を入れてください。

□椅子に座った際、足底を床につけて座ろうとしない。
□歩行時、つま先歩きになることがある。

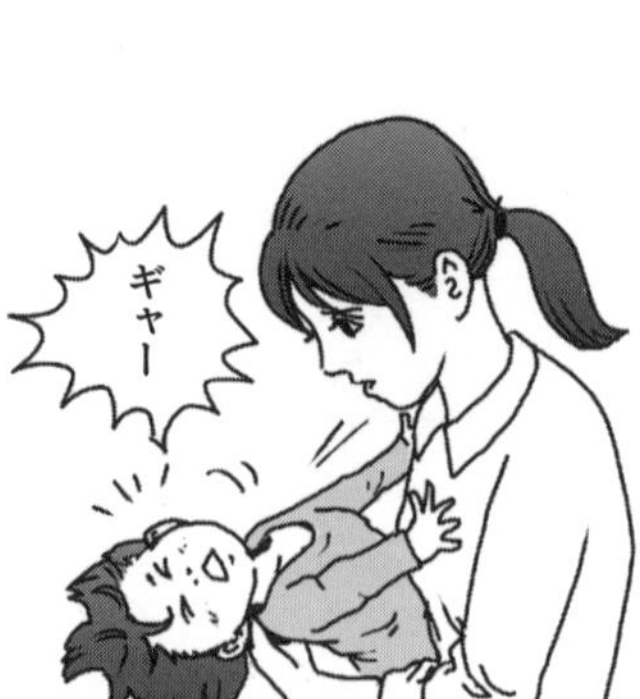

運動覚に関する評価項目

①次の項目の中で現在観察される行動に☑を入れてください。

□転ぶことがたびたびある。

□テーブルの上の食器を倒す、コップを落とすといったことがよくある。

□テレビの幼児番組をみて、同じような動作のまねをしない。

平衡感覚に関する評価項目

①これまでの発育を思い出してみて、次の項目の中で気になったところに☑を入れてください。

□転びやすい。

□その場で回り続ける遊びを好む。

□揺れを極端に怖がる。

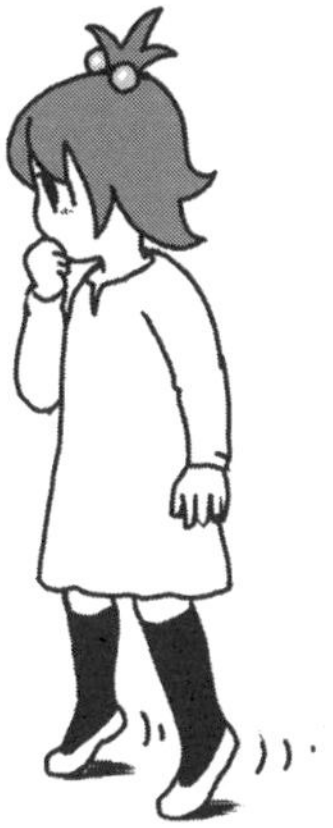

足底に触覚過敏があると、つま先歩きになることがあります

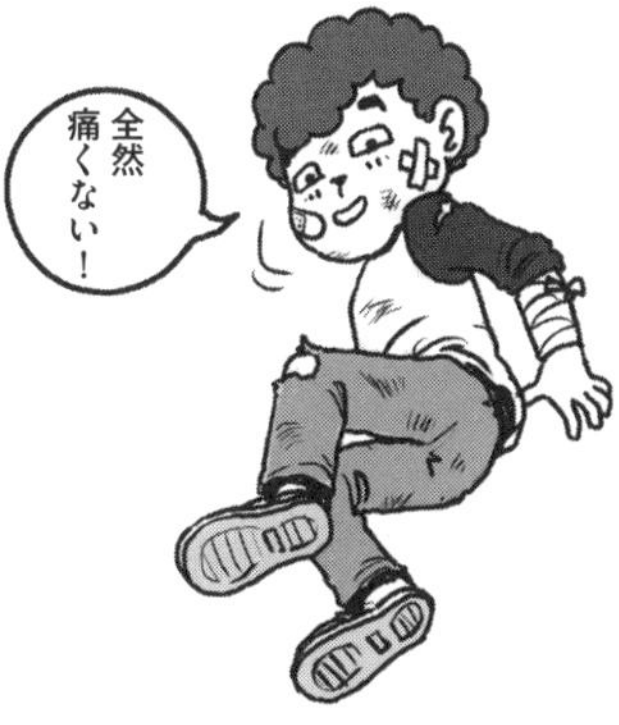

感覚は、人にとって世界との接点です。感覚に異常があると、自分を取り巻く世界が理解できません

②次の項目の中で現在観察される行動に☑を入れてください。
□閉眼で立位（立った姿勢）を保持する時にふらつきが大きい。
□歩行時または走行時、身体を左右に大きく揺らす。
□ジャンプ後は、身体のバランスを崩す。

味覚に関する評価項目

①これまでの発育を思い出してみて、次の項目の中で気になったところに☑を入れてください。
□強い偏食がある。
□特定の匂いにこだわりがある。
□匂いが引き金でパニックに陥ることがある。
□極端に強い味づけに対して無反応である。

視覚・聴覚に関する評価項目

①これまでの発育を思い出してみて、次の項目の中で気になったところに☑を入れてください。
□サイレンの音など、特定の音に対してパニックになることがある。
□特定の音にこだわりがあり、聞き続けることがある。
□光など特定の視覚刺激でパニックになることがある。
□屋外で目に入ったものに反応し、突然走り出すことがある。

評価結果の解説

感覚過敏あるいは感覚鈍麻《かんかくどんま》（感覚がにぶい）といった、感覚の異常は発達障害の子どもでは、頻繁に観察されます。特に触覚の項目に該当例が多く、砂場を嫌がるなどは多くみられます。ただし、定型発達の子どもの中にもみられることがあるので、これらの項目に一つでも該当したからといって、発達障害が疑われるというものではありません。もし、**これらの全項目に対して5個以上該当する場合は、発達障害の可能性が高いといえ、注意深く経過を追う必要があります。**

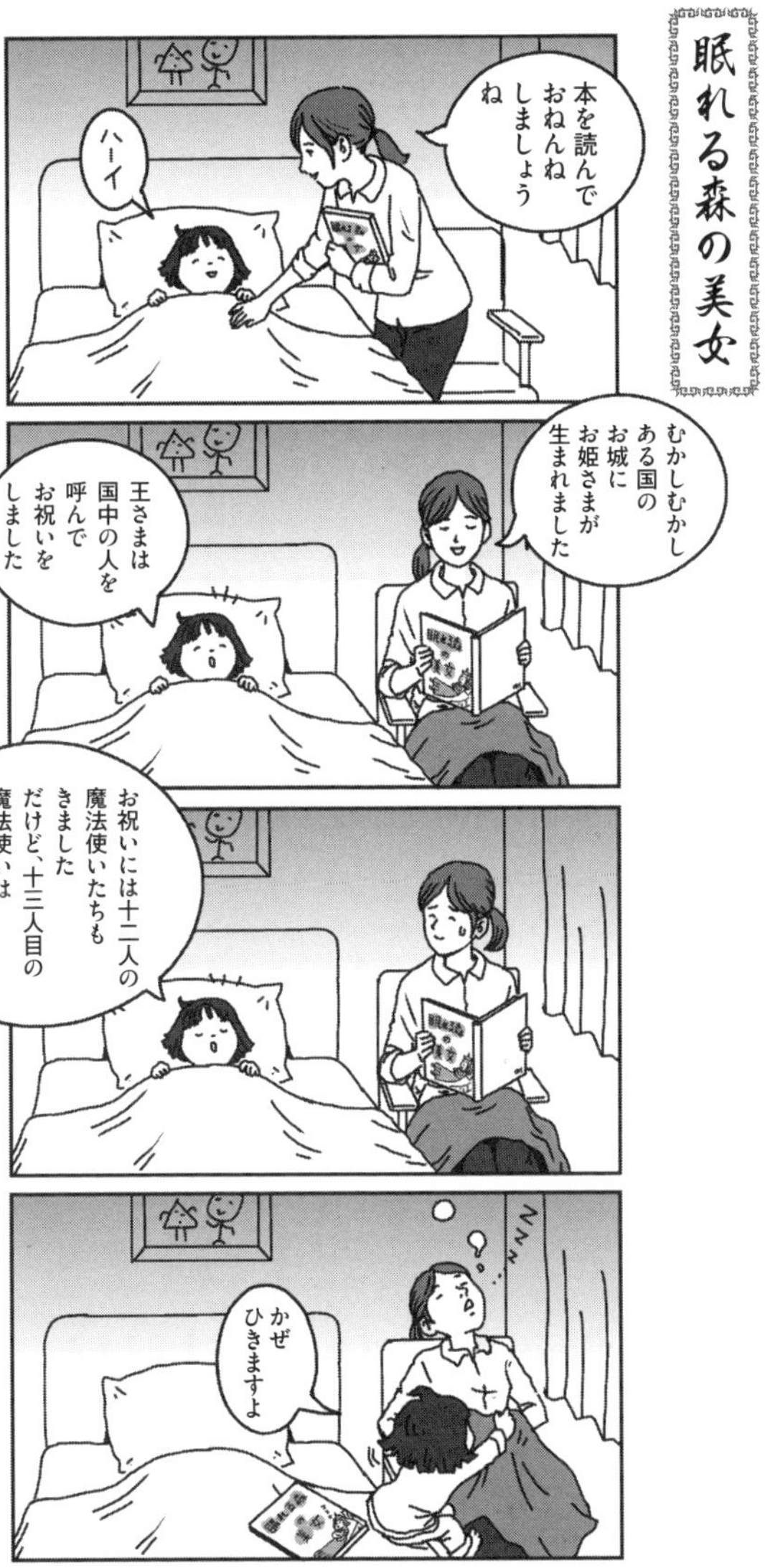

字を読むことが苦手な礼ちゃんは、お母さんが読んでくれる本をそのまま覚えちゃいました。発達障害の子どもは、文字の理解が困難なことがあります（読字困難）。しかし、こうした子どもの中には聞いた文章を即座に覚えてしまう能力をもつことがあります

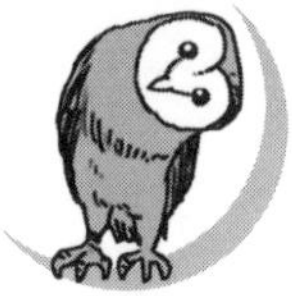

姿勢の安定性から子どもの状態を把握しましょう①
～姿勢保持に必要なバランスの評価

姿勢の安定性は、座位（座った姿勢）や立位といった姿勢を保持するために重要です。発達障害の子どもでは、この点の未熟さが観察されます。次の評価項目を用いて姿勢の安定性（バランス）を把握しましょう。

立位における安定性の評価

手　順

①閉眼にて立位を10～15秒間保持させます。

②足の間を5㎝ほど離して開眼で立位をとらせ、検査者（セラピスト）は肩を少し押します。

評　価

定型発達の子どもにおいて①の評価結果は、6歳以下では足のわずかな動きを認められ、7歳以降では安定します。②の評価結果は、6歳以下ではわずかな足の動きがみられ、7歳以上では体幹（身体）が少し動くのみで、すぐに元の姿勢へ戻ります。しかし、発達障害の子どもでは、①と②の評価結果は身体が不安定となり側方へ倒れそうになります。

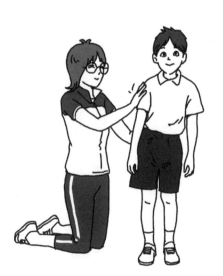

片足立ちにおける安定性の評価

手順

①得意な足で片足立ちを保持させます。

②上げていた足が床についたら終了とし、その姿勢の保持時間を秒単位で計測します。

評価

定型発達の子どもの評価結果は、5歳では10～12秒間、6歳では13～16秒間の保持が可能です。しかし、発達障害の子どもでは、これ以下となります。

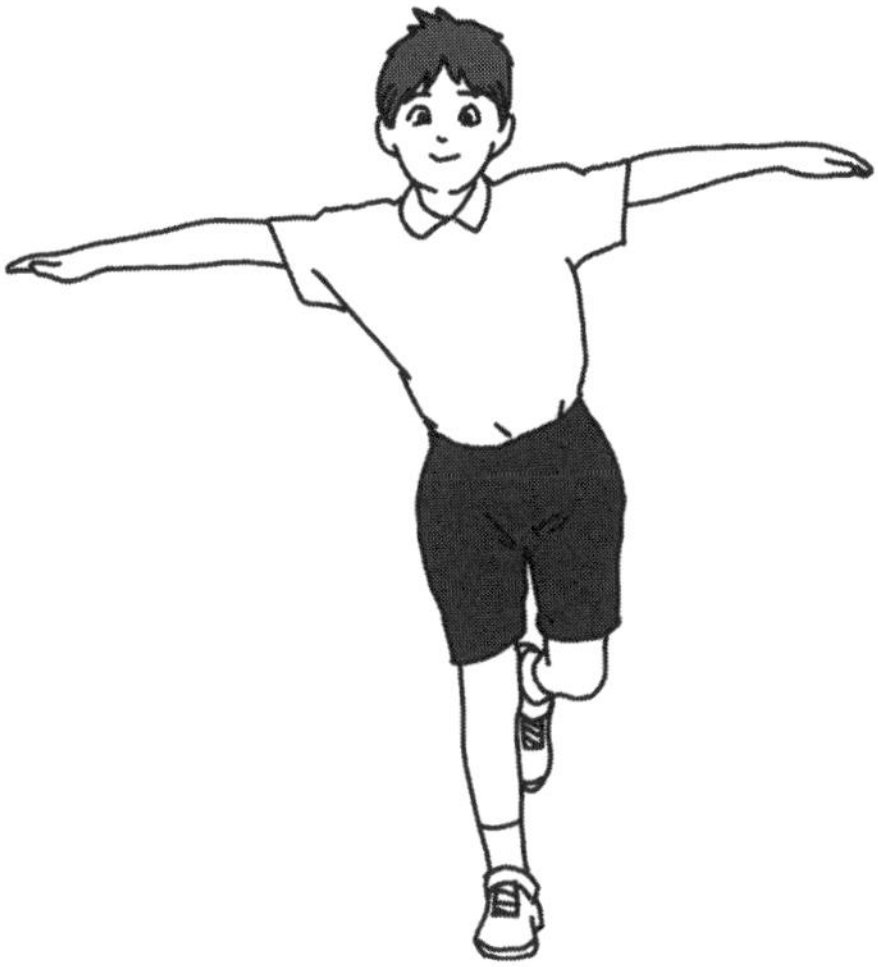

片足立ちは、できるだけ安定した姿勢で立っていられることが望ましいです。その際、検査者とどれだけ立っていられるか競争するといった、遊びの中で検査するのもよいです

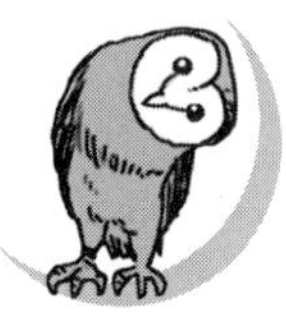

姿勢の安定性から子どもの状態を把握しましょう②

～運動時に必要なバランスの評価

運動中のバランスは、歩行や走る際のバランスに関連しています。この機能が未熟の場合は「歩いている時にふらつく」「よく転ぶ」などが観察されます。これは発達障害でよくみられる状態です。次の評価項目を用いて運動の安定性（バランス）を把握しましょう。

片足飛びの安定性の評価

手 順

①片足飛びを同じ場所で20回させ、連続して飛べた回数を記録します。

評 価

定型発達の子どもの評価結果は、4歳では連続して5～8回、5歳では9～10回、6歳では13～16回、7歳以上では20回以上が可能です。しかし、発達障害の子どもでは、安定した姿勢が保持することができないため、片足飛びを連続してできません。

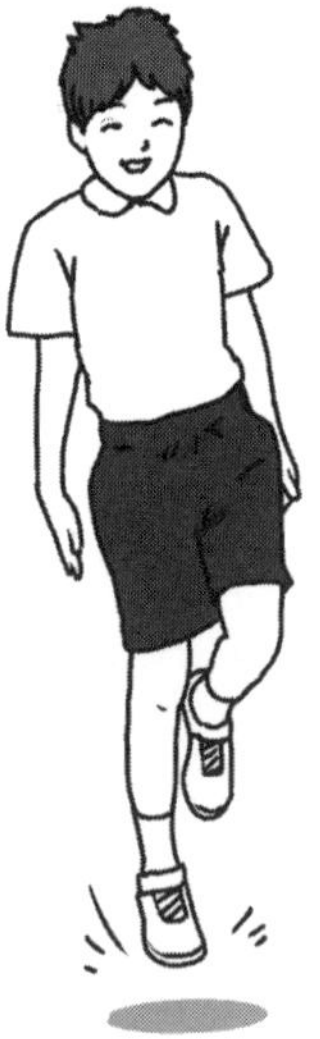

継ぎ足歩行の安定性の評価

手順

①7歳以上では継ぎ足歩行を20歩させ、継ぎ足歩行がそれた回数を記録します。

評価

定型発達の子どもの評価結果は、9歳までは継ぎ足歩行が1〜3回程度それても正常とします。しかし、発達障害の子どもでは、それ以上の回数となります。

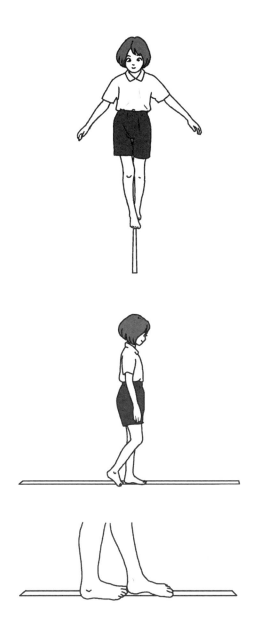

スクワットの安定性の評価

手　順

①両足を肩幅と同じぐらいに開いて立たせます。
②両腕を真っ直ぐ胸の前で伸ばさせます。
③大腿部《だいたいぶ》（太もも）が床と平行になるように膝を曲げてスクワットをさせます。

評　価

定型発達の子どもの評価結果は、6歳以上では安定して行えます。しかし、発達障害の子どもでは「深くしゃがめない」「両膝の間隔が小さくなる」「膝先が足先より前へでる」「両腕が下がる」「猫背となる」などが観察されます。このような場合はスクワットが不安定と評価します。

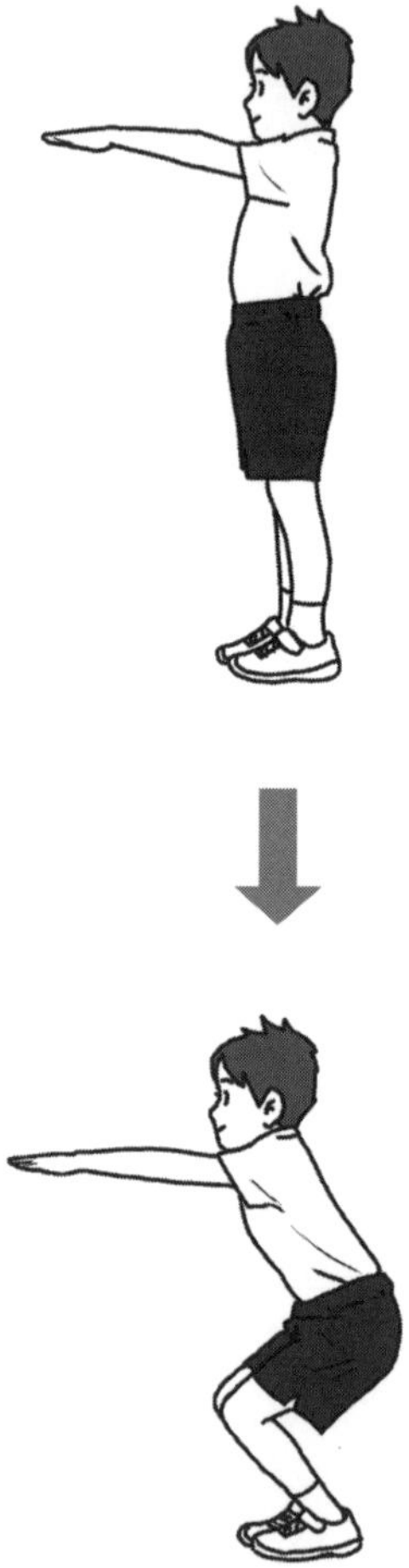

座位側方傾斜の安定性の評価

手 順

①足がつかない台に座らせます（背もたれもなし）。
②両腕を肩の高さで真横に伸ばさせます。
③床と両腕を平行に保ったまま、指先を片方向へ、できるだけ伸ばさせます。

評 価

定型発達の子どもの評価結果は、6歳以上では安定して行えます。しかし、発達障害の子どもでは「ほとんど体が傾けられない」「両腕と床の平行が保てない」などが観察されます。このような場合は、座位側方傾斜が不安定と評価します。

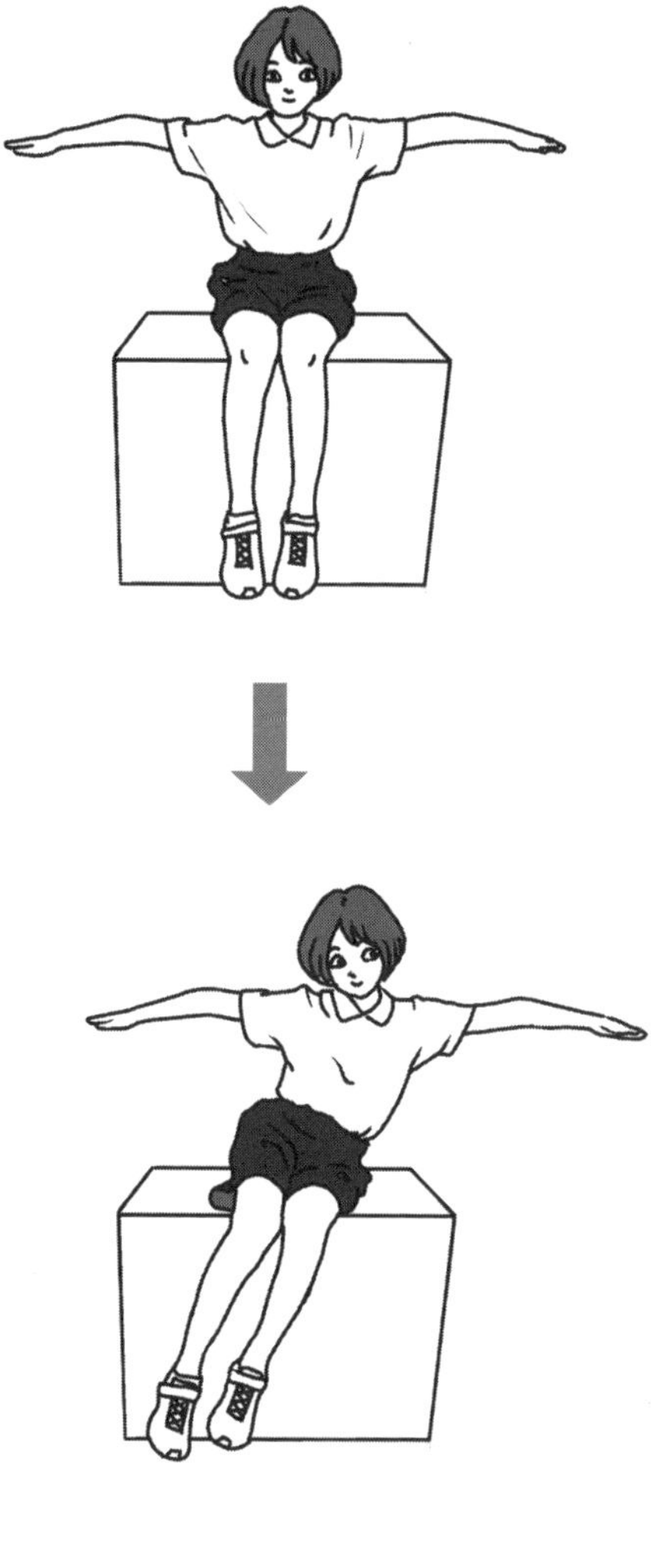

四つ這い（バード・ドッグ）の安定性の評価

手順

①四つ這いにさせます。
②片側の腕を真っ直ぐ前へ伸ばさせます。
③真っ直ぐ伸ばした腕を戻し、反対側の足を真っ直ぐ後方へ伸ばさせます。
④足を後方へ伸ばした状態で、反対側の腕を真っ直ぐ伸ばさせ、どちらも床と平衡に保たせます。
⑤これまでの①から④の動作で、どこまでバランスを崩さずにできるかを記録します。

評価

定型発達の子どもの評価結果は、6歳以上では安定して行えます。しかし、発達障害の子どもではバランスの悪さが目立ち、③までしかできません。

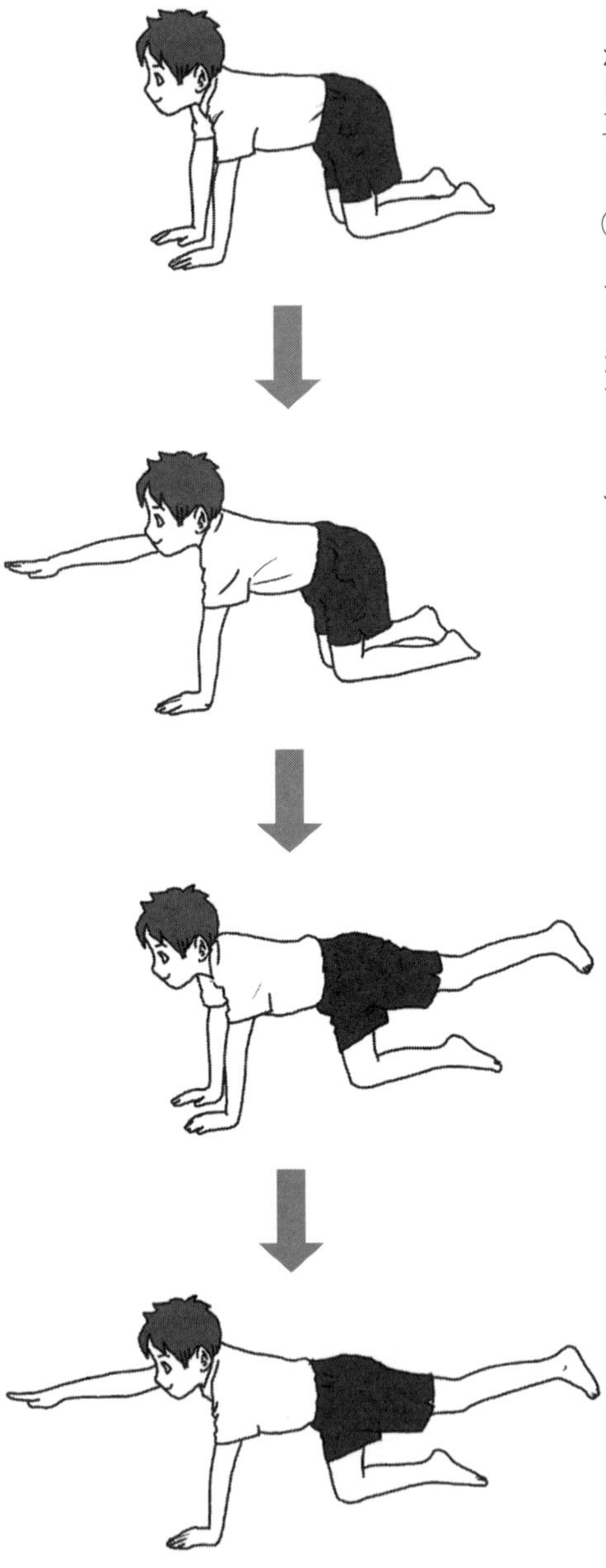

天才たちの美術の時間

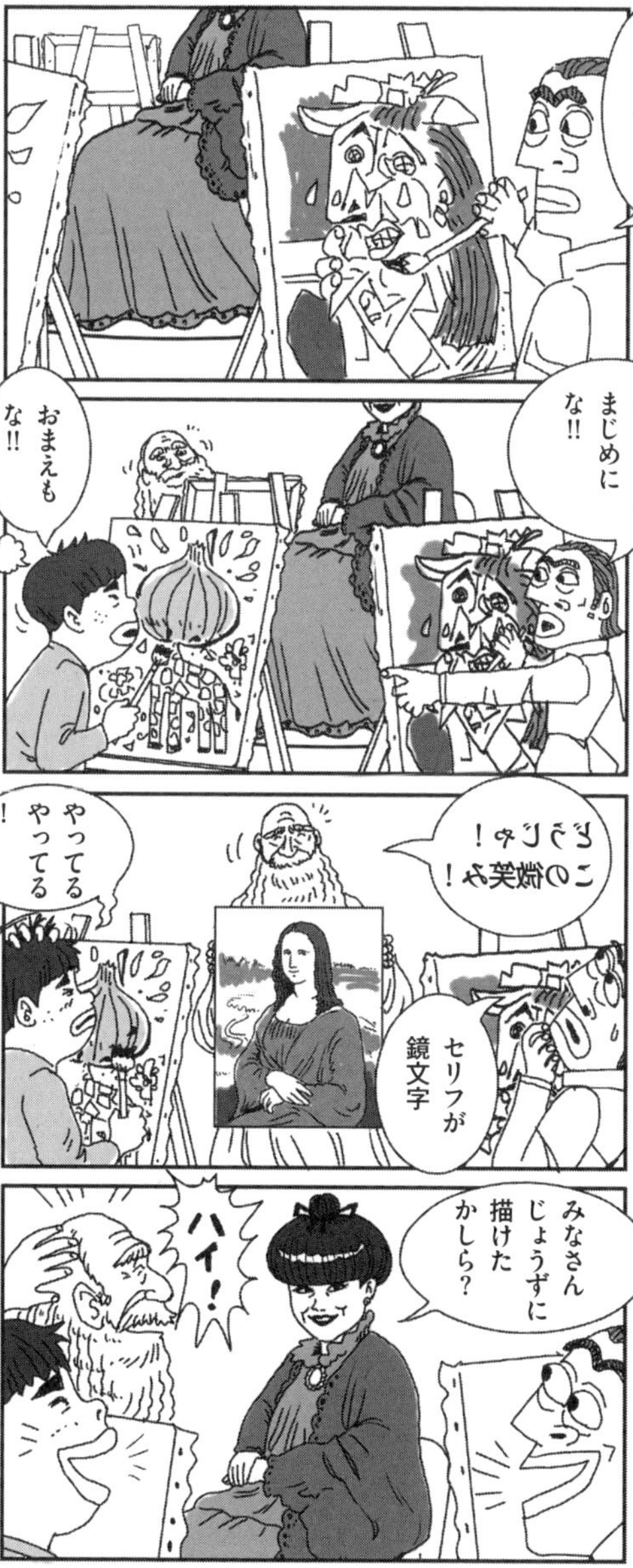

万能の天才といわれるレオナルド・ダ・ヴィンチなど、芸術や芸能の世界には、発達障害が疑われる人が多くいます。彼らは、障害というより人並外れた高い能力をもっていたともいえます

姿勢の安定性から子どもの状態を把握しましょう③

～体幹筋の評価

姿勢の安定性は、バランスの安定性だけではなく、体幹筋の強さと協調性が必要です。体幹筋が弱く、さらに協調性が低いと、正しい姿勢を保つことができず猫背など、悪い姿勢の原因となります。次の評価項目を用いて体幹筋の安定性を把握しましょう。

体幹屈曲筋の安定性の評価

手　順

①膝を曲げ、仰向けに寝かせます。その時、お腹の上に両手をおき組ませます。
②検査者は、膝を押さえます。
③頭と背中を床から持ち上げ、この姿勢をできるだけ維持させます。
④頭と背中が床についたら終了とし、その姿勢の保持時間を秒単位で計測します。

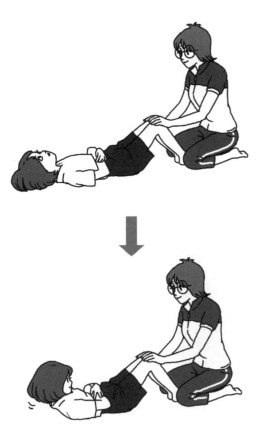

体幹伸展筋の安定性の評価

手順

①床に腹這いにさせます。
②検査者は大腿（太もも）を押さえます。
③背中をのけぞるように指示し、この姿勢をできるだけ維持させます。
④上半身が床についたら終了とし、その姿勢の保持時間を秒単位で計測します。

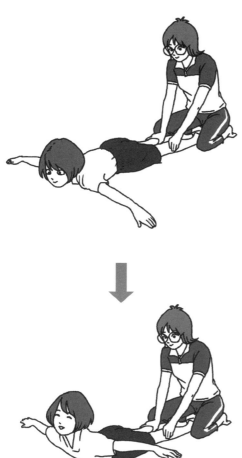

サイドブリッジの安定性の評価

手 順

①横向きに寝かせます。
②下側の足は上側の足の前へ出すようにさせます。
③上側の手は下側の肩におかせます。
④下側の肘を90度に曲げさせ、肘から先の腕は、体の前において骨盤を持ち上げさせます。その際、背骨と足が一直線になる姿勢をできるだけ維持させます。
⑤骨盤が下がったら終了とし、その姿勢の保持時間を秒単位で計測します。
⑥同様に反対側も計測します。

評 価

この3つの評価における定型発達の子どもの評価結果は、6歳以上では10秒以上保持が可能です。しかし、発達障害の子どもでは、これ以下となります。

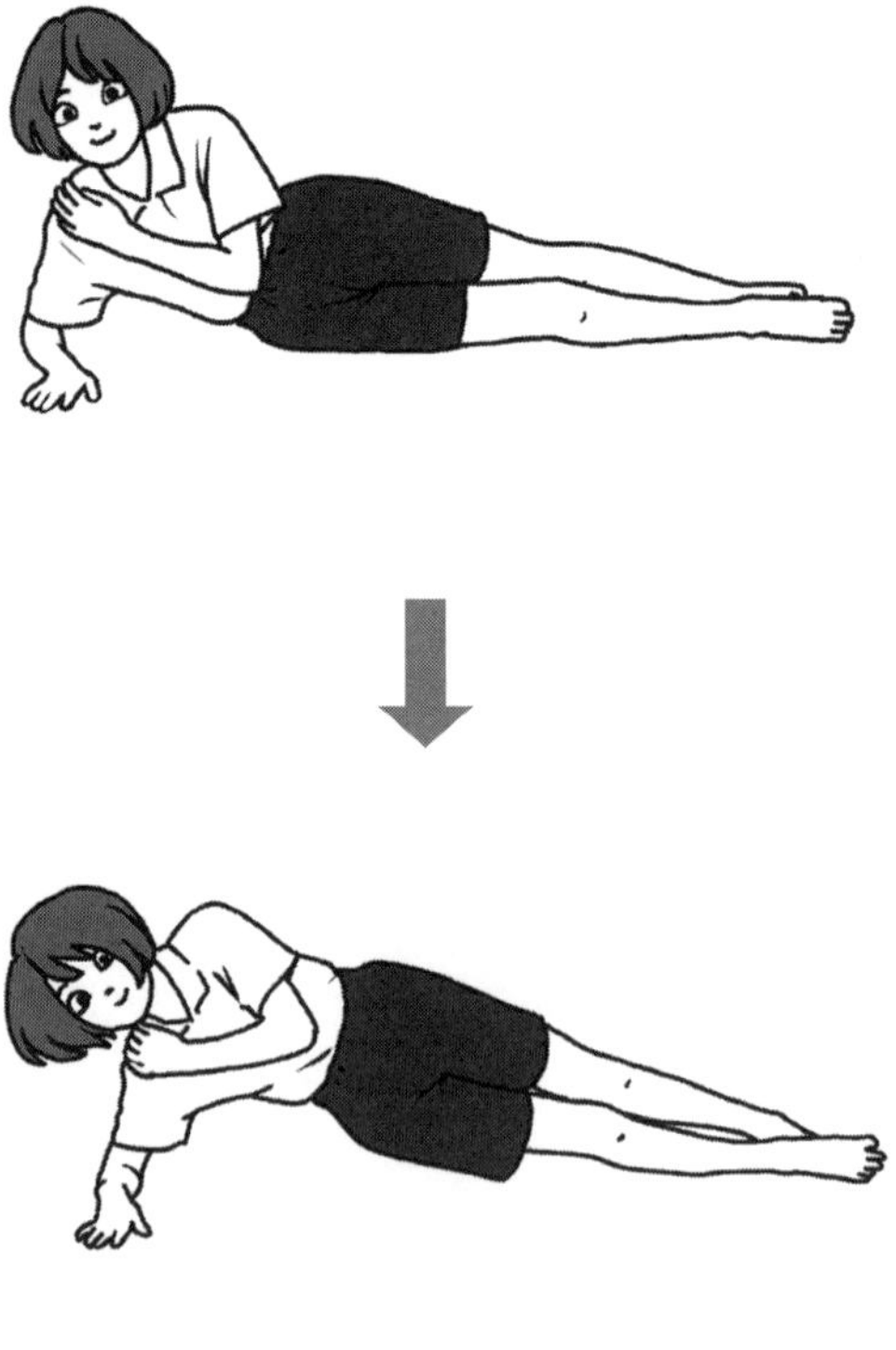

評価結果の解説

これまで示した手順で評価を行い、その結果を記入してください。基準値となる回数などを下回るや、姿勢の不安定がみられる場合は、バランスの悪さを示しており注意が必要です。なお、スクワット、座位側方傾斜、四つ這い（バード・ドッグ）、体幹筋は、4~5歳では不安定で。6歳以降から安定してきます。

姿勢の安定性における評価項目と基準値

評価項目		測定結果	基準値
立位の安定性	閉眼立位	安定・不安定	6歳以下では足のわずかな動きを認め、7歳以降は安定する
	開眼立位	安定・不安定	7歳以上では体幹（身体）が少し動くのみで、すぐに元の姿勢に戻る
片足立ちの安定性		秒	5歳で10～12秒間、6歳で13～16秒間の保持が可能である
片足飛びの安定性		回	4歳で5～8回、5歳で9～10回、6歳で13～16回、7歳以上では20回以上が可能である
継ぎ足歩行の安定性（それた回数）		回	9歳までは継ぎ脚歩行が1～3回程度それても正常とする
スクワットの安定性		安定・不安定	6歳以上では安定して行える
座位側方傾斜の安定性		安定・不安定	6歳以上では安定して行える
四つ這いの安定性		安定・不安定	6歳以上では安定して行える
体幹屈曲筋の安定性		秒	6歳以上では10秒安定して可能である
体幹伸展筋の安定性		秒	6歳以上では10秒安定して可能である
サイドブリッジの安定性	右下	秒	6歳以上では10秒安定して可能である
	左下	秒	6歳以上では10秒安定して可能である

測定値が以下の場合、体幹筋の持久力が悪いと評価します
①体幹屈曲筋の測定値÷体幹屈伸筋の測定値＞ 1.0
②左サイドブリッジの測定値÷右サイドブリッジの測定値＞ 0.05
③右サイドブリッジの測定値÷体幹伸展筋の測定値＞ 0.75

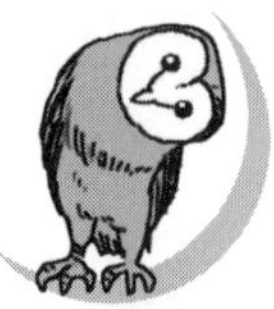

簡単な運動から子どもの状態を把握しましょう
～基本的な協調運動の評価

スムーズに運動を行うためには、運動を調整する機能（協調運動）の働きが必要です。この機能には、基本的な協調運動（簡単な運動）と応用的な協調運動（複雑な運動）があります。まずは基本的な協調運動を次の評価項目を用いて把握しましょう。

開口手指伸展現象の評価

手　順

①座位姿勢で両手を伸ばした状態を保持させ、検査者は子どもをリラックスさせます。
②その状態で口を大きく開けるよう指示します。
③しっかり閉眼させます。
④開眼で舌を出すよう指示します。

評　価

幼児では手指や手首が口や目の動きに連動して無意識に伸び(伸展)ます。これを開口手指伸展現象と呼び、それぞれの動きが分離して行うことができないために生じます。8歳を過ぎてこの現象が観察される場合は、発達障害が疑われます。

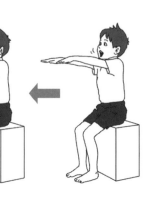

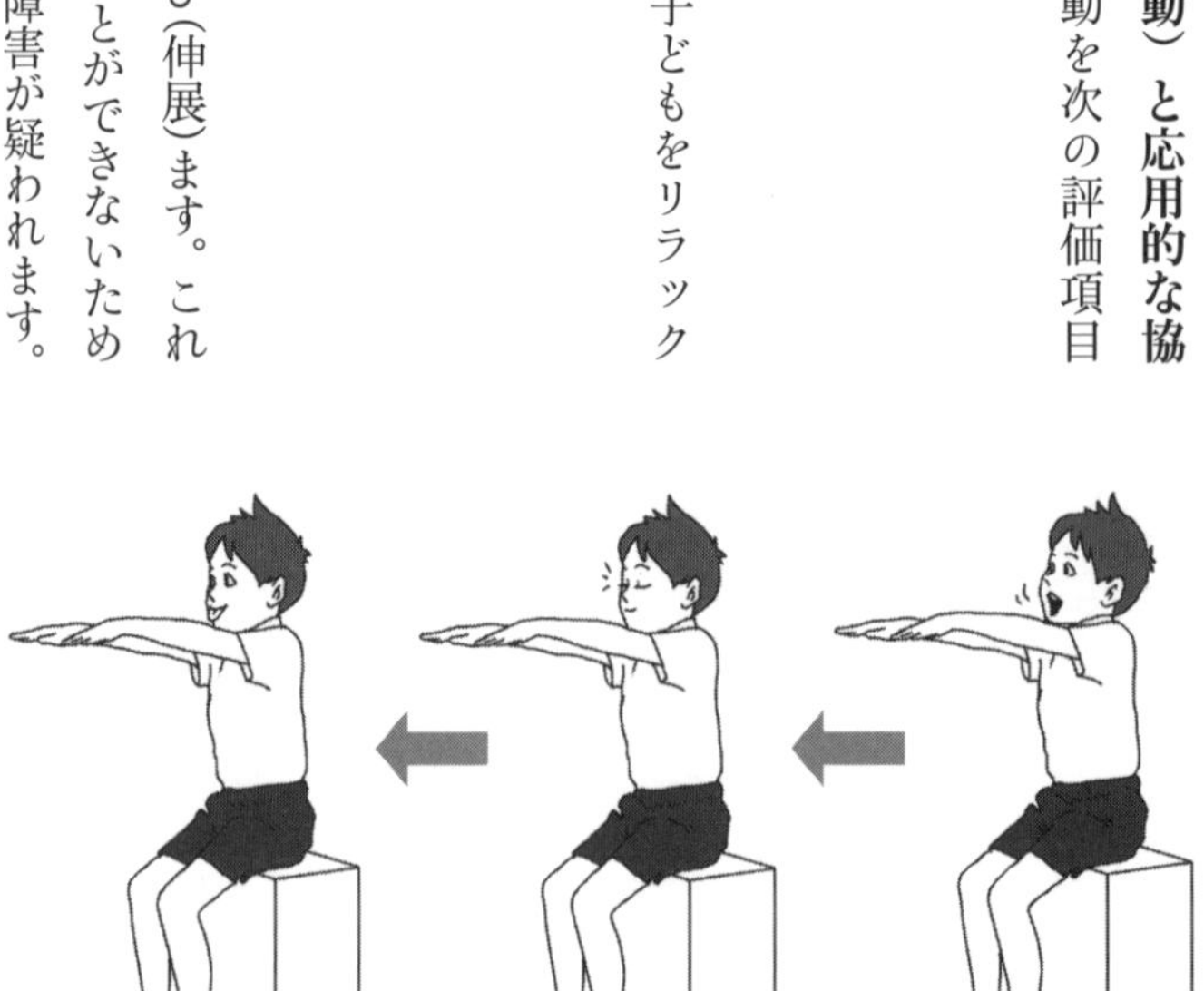

前腕回内・回外運動の評価

手　順

①肘を体の横で90度に曲げた座位姿勢をとらせます。

②片側ずつ前腕（肘から先の腕）を回内・回外運動（手のひらを上向き・下向きに動かす）するように指示します。

評　価

前腕回内・回外運動を行った際に、肩や肘が無意識に連動して動いたり、反対側の腕に回内・回外運動などの動き（鏡象運動《きょうぞううんどう》）が、8歳を過ぎて観察される場合は、発達障害が疑われます。

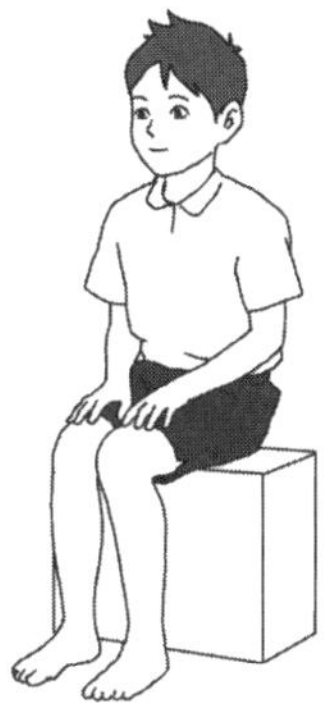

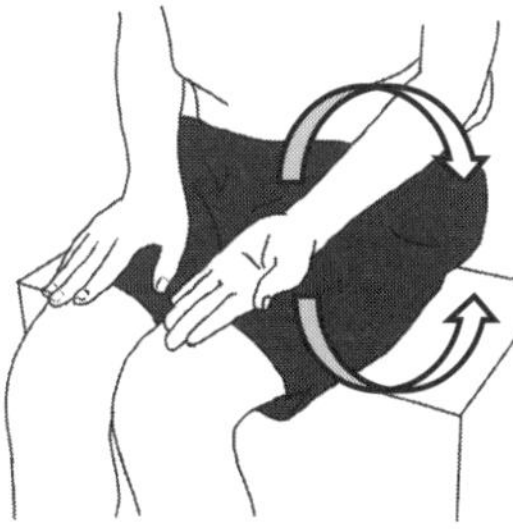

指鼻試験の評価

手　順

①座位姿勢で人差し指を子どもの鼻と検査者の指の間をいききさせます。

評　価

5歳以上であれば正確に行えますが、正確に行えない場合は、発達障害の可能性が疑われます。

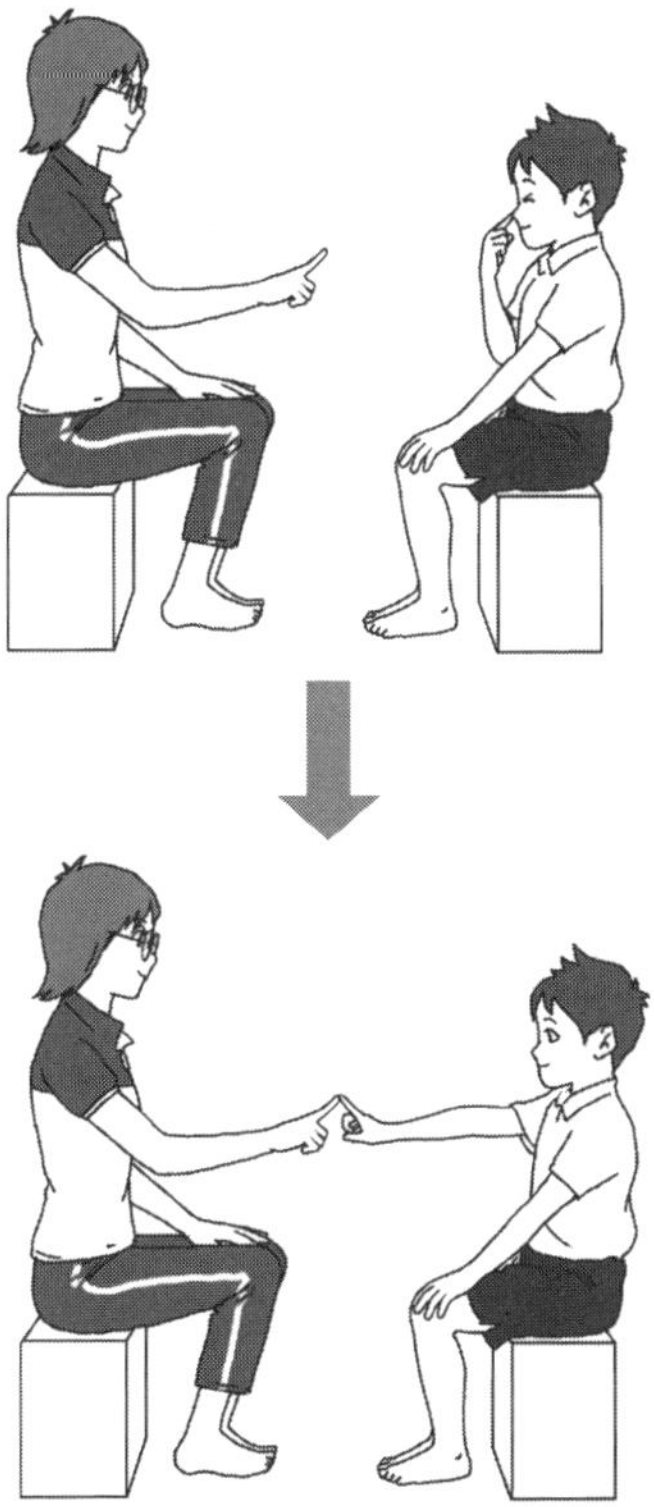

指指試験の評価

手順

①座位姿勢で子どもの人差し指を、検査者の人差し指に触れさせます。

評価

振戦《しんせん》（指先のふらつき）の有無を観察します。6歳以上で行えない場合は、発達障害が疑われます。

指対立試験の評価

手順

①6歳以上の子どもで行います。
②子どもの人差し指と親指が触れている状態から、親指と中指、薬指、小指へと触れる指を変えさせます。
③親指と小指が触れている状態から逆に薬指、中指、人差し指へと折り返させます。これらの運動を指対立と呼びます。

評価

指対立試験において、指の移行の円滑さ、反対側指の鏡像運動（手指を動かすと反対側の手指も同時に動いてしまう）の有無を観察します。指の移行については「何度も同じ指を触れて進まない」「同じ指を何度か繰り返し触れてから進む」「折り返し時に同じ指のみに触れる」「折り返し時に同じ指を何度か繰り返し触れてから進む」の4段階で評価します。どれか一つでも観察される場合は、発達障害を疑います。

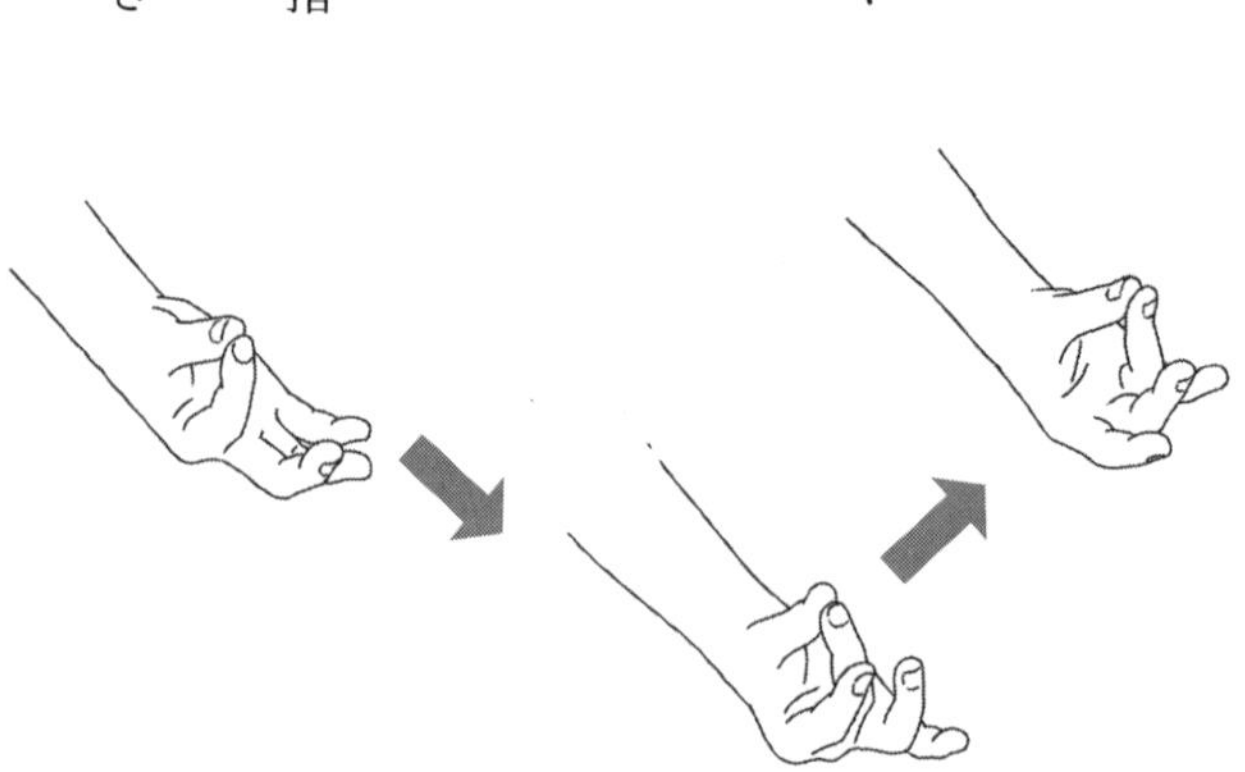

評価結果の解説

運動を調整する機能（協調運動）の評価は、個々の動作ができるか否かではなく、どのように行っているかを評価する必要があります。主に手指の運動といった基本的な協調運動の評価と、ボールを使った全身運動による応用的な協調運動の評価（次項で説明）がありますが、本項目で行った基本的な協調運動の評価は、小脳失調（小脳の障害により、身体がふらつく、舌がもつれるなど）の評価に基づいています。つまり、小脳が主体となる運動機能の成熟度合いを評価し、各評価項目に対して「はい：0点、いいえ：1点」で合計点を算出します。なお、「基本的な協調運動における評価項目と基準値値」の表に基準値を記載しましたが、該当年齢より平均点が低い場合は発達障害が疑われます。

基本的な協調運動の評価項目とと基準値

評価項目	質問内容	回　答
開口手指伸展現象	手指または手首が伸びる（伸展）	はい・いいえ
前腕回内・回外運動	肩関節・肘関節の運動が伴う	はい・いいえ
	鏡象運動が観察される（片側の運動に付随して反対側の運動も観察される）	はい・いいえ
指鼻試験	振戦（振るえ）がある	はい・いいえ
指指試験	振戦（振るえ）がある	はい・いいえ
指対立試験	何度も同じ指のみを触れて進まない	はい・いいえ
	同じ指を何度か繰り返し触れてから進む	はい・いいえ
	折り返し時に同じ指のみに触れる	はい・いいえ
	折り返し時に同じ指を何度か繰り返し触れてから進む	はい・いいえ
	鏡象運動が観察される	はい・いいえ
定型発達の子どもの基準値		合計点
はい：0 点、いいえ：1 点として合計点を算出します。定型発達の子どもの基準値は、3 歳では平均 5.7 点、4 歳では平均 6.7 点、5 歳では平均 6.9 点、6 歳では平均 7.5 点となります		点

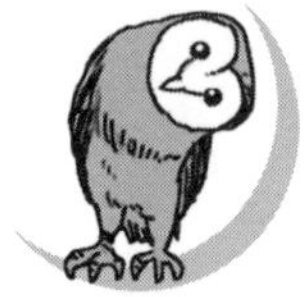

少し複雑な運動から子どもの状態を把握しましょう
～応用的な協調運動の評価

簡単な運動に関する基本的な協調運動に続いて、次は少し複雑な全身運動に関する応用的な協調運動について評価します。応用的な協調運動は、大小のボールを使用して評価します。具体的には、投球動作、捕球動作およびキック動作を次の方法で行うことで、応用的な協調運動の程度を評価することができます。なお、その評価結果は点数化し、総合点として記録し判断します。

バレーボールを使用した投球動作による評価─下手投げ&上手投げ

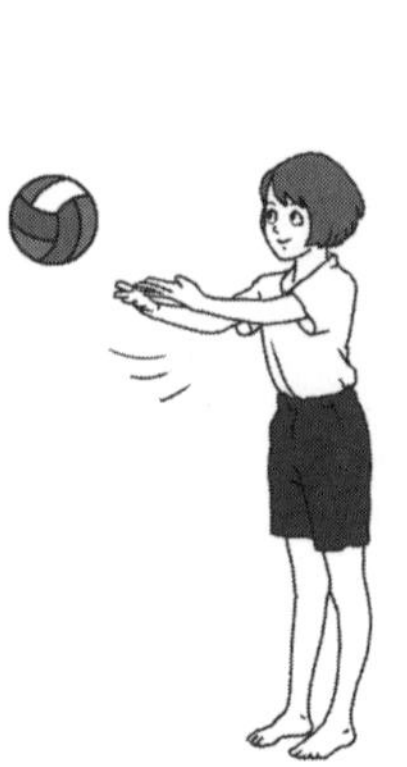

評価の方法

①子どもと検査者は3メートル離れて立ちます。

②バレーボールを両手で持ち、下手投げで（腕を下から上に振って）または上手投げで（腕を頭の上から下に振って）子どもに投げてもらいます。このように、下手投げと上手投げでバレーボールを投球する動作について評価します。

③これを3回繰り返して、最後の3回目を評価します。なお、まったく投げられない場合は0点とします。

評価点の付け方①─下手投げの動作をみる

①腕と一緒に体を曲げてから体を伸ばす動きでバレーボールを体の横から投げる場合→3点。

②腕と一緒に体を曲げてから体を伸ばす動きでバレーボールを体の正面から投げる場合→2点。

③体をほとんど動かさずに、腕の動きのみでバレーボールを投げる場合→1点。

評価点の付け方②—上手投げの動作をみる

①腕と一緒に体を伸ばしてから体を曲げる動きでバレーボールを体の横から投げる場合→3点。
②腕と一緒に体を伸ばしてから体を曲げる動きでバレーボールを体の正面から投げる場合→2点。
③体をほとんど動かさずに、腕の動きのみでバレーボールを投げる場合→1点。

評価点の付け方③—投げた距離をみる

①十分なスピードで検査者にバレーボールが届く場合→3点。
②検査者の足下までバレーボールが届く場合→2点。
③投げた後、バレーボールが子どもの足下あるいは1ｍほど前に落ちる場合→1点。

評価点の付け方④—コントロールをみる

①検査者の真正面に向かって投げられた場合→3点。
②検査者の正面から横に90°以内の方向に投げられた場合→2点。
③検査者の正面から横に90°以上の方向に投げられた場合→1点。

バレーボールを使用した捕球動作による評価—バウンドなし&バウンドあり

評価の方法

①子どもと検査者は3メートル離れて立ちます。
②検査者は、バウンドなしでバレーボールを子どもへ投げて捕球してもらいます。またはワンバウンドで子どもへ投げて捕球してもらいます。このように、バウンドなしの状態とワンバウンドの状態のバレーボールを捕球する動作について評価します。

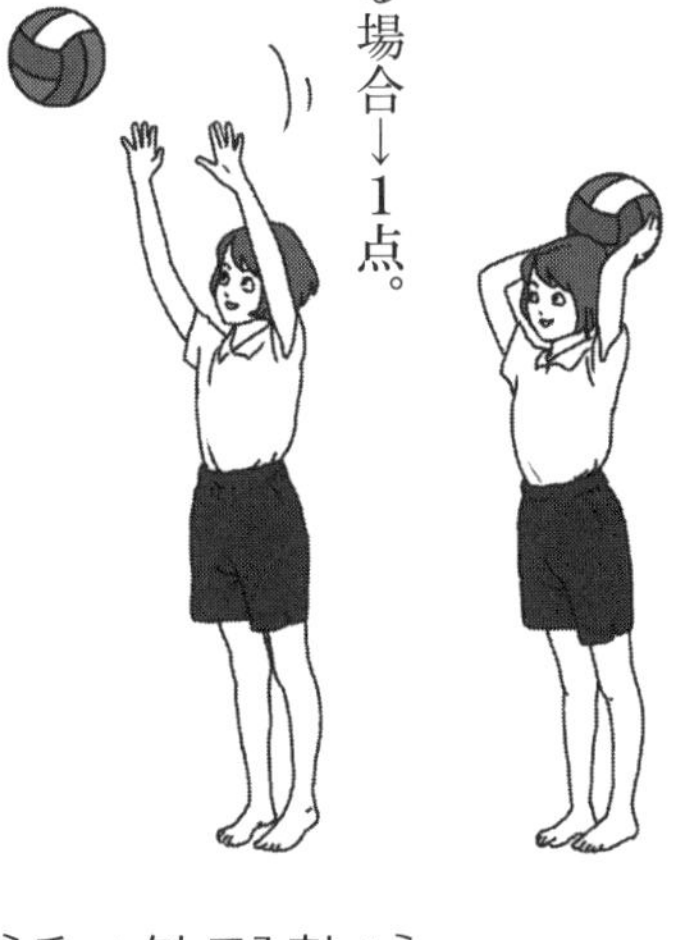

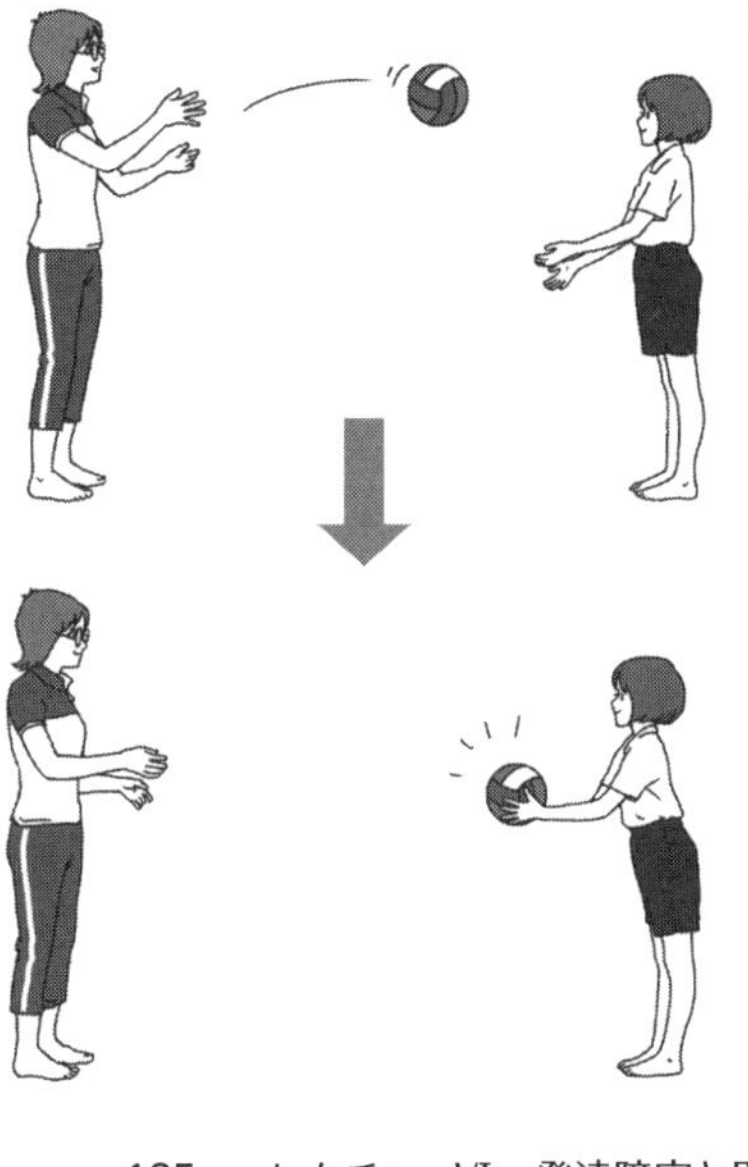

③これを3回繰り返して、最後の3回目を評価します。なお、まったく補給できない場合は0点とします。

評価点の付け方①―捕球の方法をみる

①両肘を伸ばして体の前で捕る場合→4点。

②両手を伸ばして捕るが、最後は胸との間で確保する場合→3点。

③両手と胸を使って捕る場合→2点。

④両手を体の前に出してと口頭で指示し、検査者がそこへ投げ入れると捕れる場合→1点。

評価点の付け方②―捕球の動作みる

①捕球に合わせて前方あるいは側方へ足を動かす場合→3点。

②捕球に合わせて体のみを動かす場合→2点。

③体や足をまったく動かさない場合→1点。

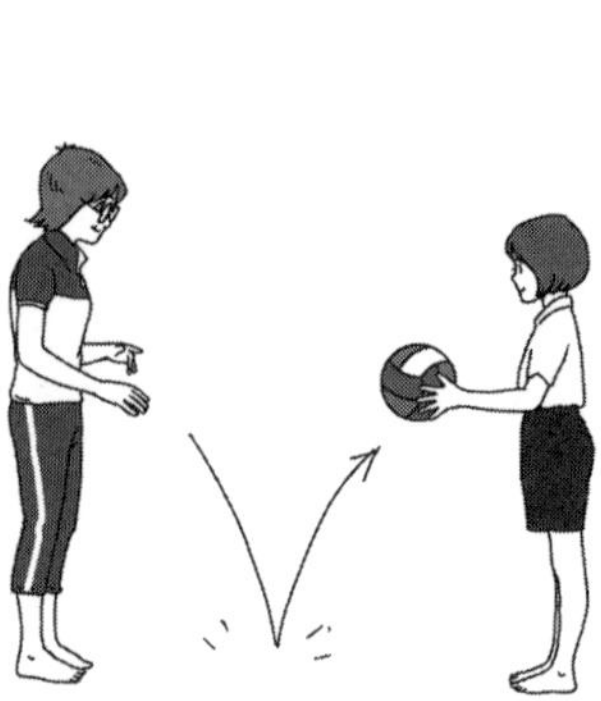

テニスボールを使用した投球動作と捕球動作（バウンドなし）による評価

評価の方法

①子どもと検査者は3メートル離れて立ちます。

②投球動作の評価では、子どもにテニスボールを片手で上手投げしてもらいます。捕球動作の評価では、検査者はバウンドなしでテニスボールを子どもへ投げて捕球してもらいます。

③これを3回繰り返して、最後の3回目を評価します。なお、まったく投げられない場合または捕球できない場合は0点とします。

評価点の付け方①―投球動作時のバックスウィングをみる（ボールが肩の後方）

①体を回旋して、肩を後方へ引きながら投げる場合→3点。
②体を回旋せずに、肩を後方に引きながら投げる場合→2点。
③肘のみを曲げて投げる場合→1点

評価点の付け方②—投球動作時の腕および体の動きをみる（ボールが肩の前方）

①腕と一緒に体を回旋しながら伸ばし、体を曲げる動きで体の横からテニスボールを投げる場合→3点。
②腕と一緒に体を伸ばしてから体を曲げる動きでテニスボールを体の正面から投げる場合→2点
③体をほとんど動かさずに、腕の動きのみでテニスボールを投げる場合→1点。

評価点の付け方③—投球動作時の足の動きをみる

①腕や体の動きに合わせて片足を前方に踏み出し、その際に膝が曲がる場合→3点。
②腕や体の動きに合わせて片足を前方に踏み出し、その際に膝が曲がらない場合→2点。
③まったく足が動かない場合→1点。

評価点の付け方④—投げた距離をみる

①十分なスピードでテニスボールが検査者に届く場合→3点。
②検査者の足下までテニスボールが届く場合→2点。
③投げた後、テニスボールが子どもの足下あるいは1mほど前に落ちた場合→1点。

評価点の付け方⑤—コントロールをみる

①検査者の真正面に向かって投げられた場合→3点。
②検査者の正面から横に90度以内の方向に投げられた場合→2点。

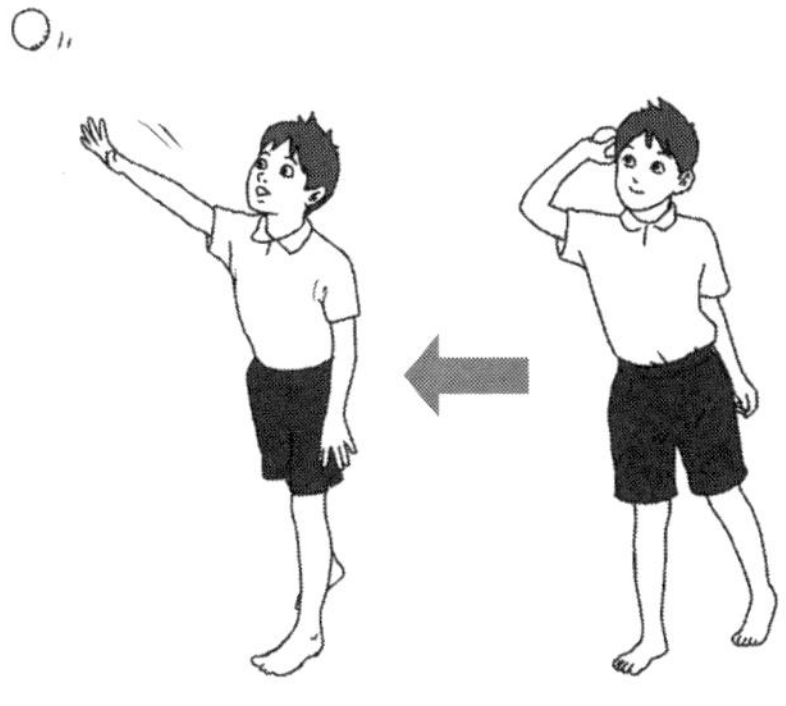

③検査者の正面から横に90度以上の方向に投げられた場合→1点。

評価点の付け方⑥―捕球の方法をみる

①両肘を伸ばして体の前で捕る場合→4点。
②両手を伸ばして捕るが、最後は胸との間で確保する場合→3点。
③両手と胸を使って捕る場合→2点。
④両手を体の前に出してと口頭で指示し、検査者がそこへ投げ入れると捕れる場合→1点。

評価点の付け方⑦―捕球の動作みる

①捕球に合わせて前方あるいは側方へ足を動かす場合→3点。
②捕球に合わせて体のみを動かす場合→2点。
③体や足をまったく動かさない場合→1点。

サッカーボールを使用したキック動作による評価
―止まっている状態&動いている状態

評価の方法

①子どもと検査者は3メートル離れて立ちます。
②止まっているサッカーボールを子どもに蹴ってもらいます。または、検査者が子どもに向かって、ゆっくりしたスピードでサッカーボールを転がし、それを蹴ってもらいます。このように、止まっている状態と動いている状態のサッカーボールを蹴る動作について評価します。
③これを3回繰り返して、最後の3回目を評価する。なお、まったく蹴

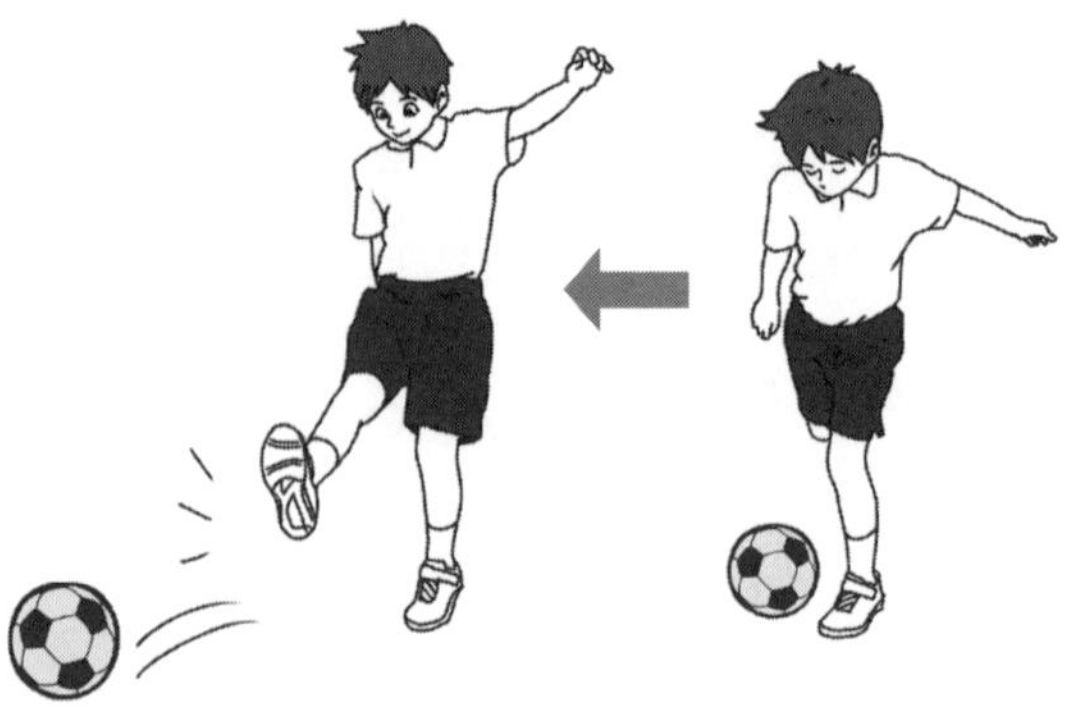

れない場合は0点とする。

評価点の付け方①―足のバックスウィングをみる

①サッカーボールの後方へ下がり、支持足を一歩ボール横へ踏み出し、蹴り足は大きく後方へ引く場合→4点。

②支持足を一歩ボール横へ踏み出さずに、体を前方へ倒しながら蹴り足を後方へ下げる場合→3点。

③上半身は動かさずに、蹴り足を後方に引く際（股関節伸展）、膝を曲げる（膝関節屈曲）場合→2点。

④蹴り足を後方へ引かず、ボールを前方へ押す場合→1点。

評価点の付け方②―体幹の動きをみる

①体を回旋しながらサッカーボールを蹴る場合→3点。

②体を曲げてから伸す動きでサッカーボールを蹴る場合→2点。

③ほとんど体を動かさずにサッカーボールを蹴る場合→1点。

評価点の付け方③―キック力をみる

①十分なスピードで検査者にサッカーボールが届く場合→3点。

②検査者の足下までサッカーボールが届く場合→2点。

③蹴った後、サッカーボールが子どもの足下

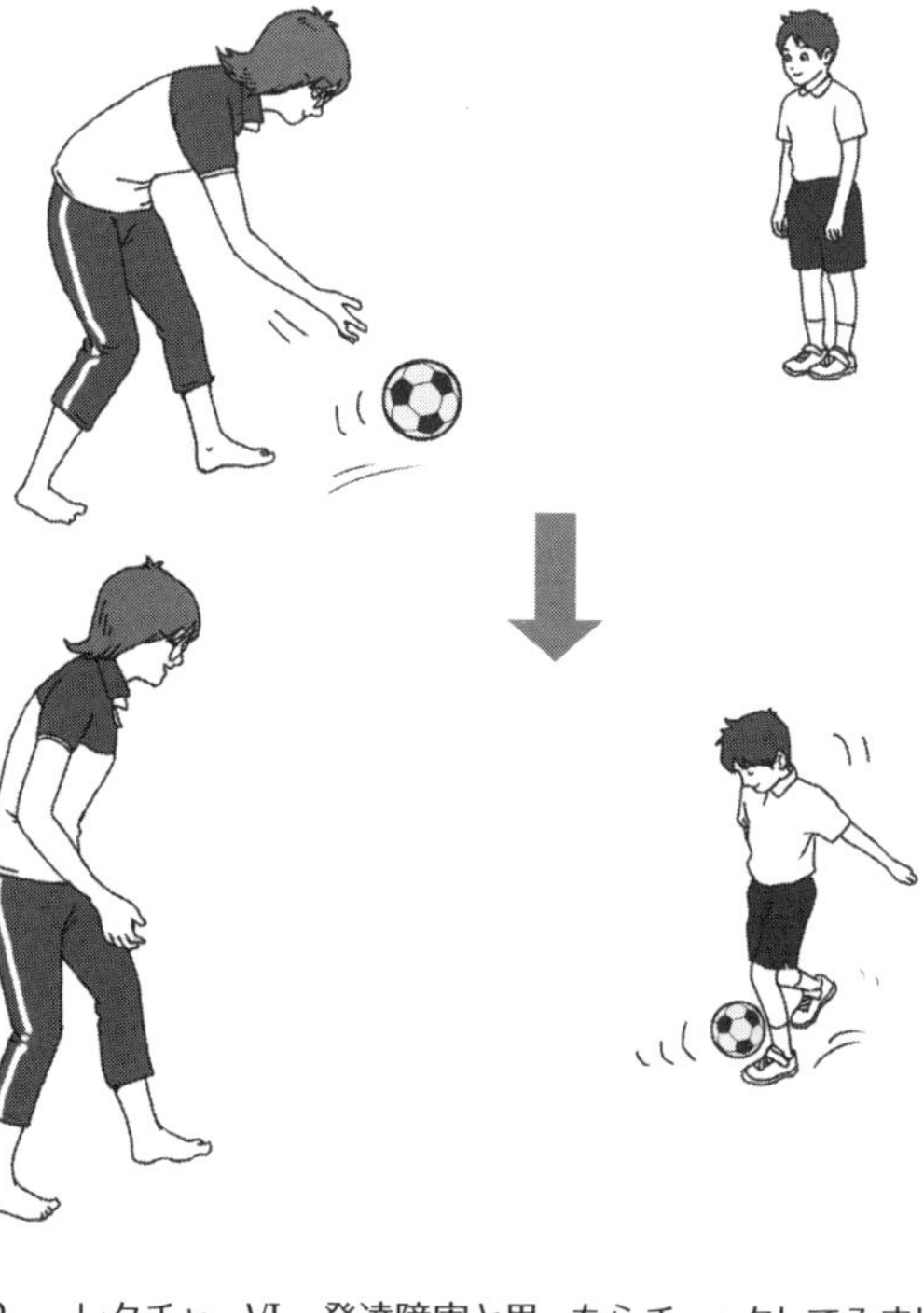

あるいは１ｍほど前に転がる場合↓1点。

評価点の付け方④―コントロールをみる

①検査者の真正面に向かって蹴られた場合↓3点。
②検査者の正面から横に90度以内の方向に蹴られた場合↓2点。
③検査者の正面から横に90度以上の方向に蹴られた場合↓1点。

評価結果の解説

定型発達の子どもは、「基本的な協調運動」が先に成熟します。そのため、4歳以上になると「基本的な協調運動」については個人差がなくなります。これに対して「応用的な協調運動」では8歳程度で個人差がなくなります。基本的な協調運動は、生まれて早い段階でもつ小脳の運動調整に関係する機能に反映しています。これに対して応用的な協調運動は、運動経験の蓄積という運動の発達に関係する小脳の機能に反映しています。つまり、早期に発達障害の可能性のある子どもを発見する意味で、まず基本的な協調運動を評価します。そして、6歳を超える子どもの場合は、合わせて応用的な協調運動を評価して運動の発達をみる必要があります。応用的な協調運動の評価における定型発達の子どもの平均点は、すべての評価項目の合計点において3歳では41点、4歳では48点、5歳では62点、6歳では65点、7歳では75点、8歳では80点となり、それ以下の場合は発達障害が疑われます。

応用的な協調運動の評価項目と平均点

評価項目	評価内容	得　点
バレーボールの投球動作—下手投げ	下手投げの動作をみる	不可：0点　①：3点　②：2点　③：1点
	投げた距離をみる	不可：0点　①：3点　②：2点　③：1点
	コントロールをみる	不可：0点　①：3点　②：2点　③：1点
バレーボールの投球動作—上手投げ	上手投げの動作をみる	不可：0点　①：3点　②：2点　③：1点
	投げた距離をみる	不可：0点　①：3点　②：2点　③：1点
	コントロールをみる	不可：0点　①：3点　②：2点　③：1点
バレーボールの捕球動作—バウンドなし	捕球の方法をみる	不可：0点　①：4点　②：3点　③：2点　④：1点
	捕球の動作をみる	不可：0点　①：3点　②：2点　③：1点
バレーボールの捕球動作—バウンドあり	捕球の方法をみる	不可：0点　①：4点　②：3点　③：2点　④：1点
	捕球の動作をみる	不可：0点　①：3点　②：2点　③：1点
テニスボールの投球動作	バックスウィングをみる	不可：0点　①：3点　②：2点　③：1点
	腕および体の動きをみる	不可：0点　①：3点　②：2点　③：1点
	足の動きをみる	不可：0点　①：3点　②：2点　③：1点
	投げた距離をみる	不可：0点　①：3点　②：2点　③：1点
	コントロールをみる	不可：0点　①：3点　②：2点　③：1点
テニスボールの捕球動作（バウンドなし）	捕球の方法をみる	不可：0点　①：4点　②：3点　③：2点　④：1点
	捕球の動作をみる	不可：0点　①：3点　②：2点　③：1点
止まったサッカーボールのキック動作	足のバックスウィングをみる	不可：0点　①：4点　②：3点　③：2点　④：1点
	体幹の動きをみる	不可：0点　①：3点　②：2点　③：1点
	キック力をみる	不可：0点　①：3点　②：2点　③：1点
	コントロールをみる	不可：0点　①：3点　②：2点　③：1点
動くサッカーボールのキック動作	足のバックスウィングをみる	不可：0点　①：4点　②：3点　③：2点　④：1点
	体幹の動きをみる	不可：0点　①：3点　②：2点　③：1点
	キック力をみる	不可：0点　①：3点　②：2点　③：1点
	コントロールをみる	不可：0点　①：3点　②：2点　③：1点

定型発達の子どもの平均点	合計点
定型発達の子どもの平均点は、3歳では41点、4歳では48点、5歳では62点、6歳では65点、7歳では75点、8歳では80点となります	点

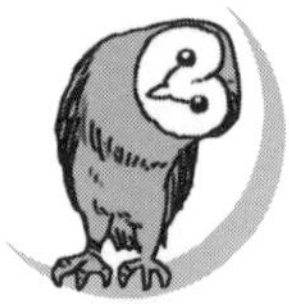

運動の模倣から子どもの状態を把握しましょう
～運動イメージの評価

運動イメージとは、自身あるいは他者における四肢の運動（両手足を動かす）を想像することです。つまり、四肢の運動を頭の中で想像したものであり、心象ともいわれ、写真的な静止画あるいは映画のような動画として認識されますとレクチャーⅣで説明しました。この動きの想像が正確であるほど、四肢を精密に動かすことが可能となります。また、新しい動作の獲得は、まずは動作の模倣から開始され、それには運動イメージが重要な役割を果たします。例えば、スポーツにおいて指導者の動きを模倣することで競技技術を取得します。この指導者の動きを模倣する前に、必ずその動きを頭の中で想像する行為（運動イメージ）がなされて、はじめて同じ動きができます。しかし、発達障害の子どもは、運動イメージが未熟なため動作の模倣が苦手なことが多く、新しい動作の獲得に困難を感じている場面がみられます。

この運動イメージの成熟度を評価することは、なかなか容易ではありません。そこで、絵カードを使って簡単にできる幼児運動イメージテストを紹介します。幼児運動イメージテストは、立位（立った姿勢）、四つ這い、座位（座った姿勢）、背臥位（仰向けの姿勢）の基本姿勢から運動を行った後の状態を表した絵カードを使用します。まず、検査者は口頭で基本姿勢を伝えて2つの運動を指示します。それに対して子どもが自身の身体を変化させることなく、指示された運動を行った時の最終的な姿勢を表した絵カードを、正確に選ぶことができるかを採点します。採点結果は、定型発達の年齢で基準値が示されており、それにより子どもの運動イメージの成熟度がわかります。すなわち、採点結果が各年齢の基準値から大きく逸脱する場合は、運動イメージの発達に遅れが生じており、発達障害が疑われます。なお、言語理解の遅れなどのために口頭指示が困難な場合は、カードの提示に対する動作模倣など、子どもの反応を記録します。具体的に、カードは立位（背面および側面からのイメージ）、四つ這い位、座位、背臥位といった基本姿勢を模倣できるかをみます。次に幼児運動イメージテストの使い方について、詳細を記載します。

幼児運動イメージテストの使い方

①子どもと検査者は、机を真ん中に置き、向き合って座ります。机の上には何も置きません。

②子どもに口頭で、「これから話すように体を動かすことを想像してみてください」「座ったまま、体は動かさないで想像してください」と注意してから課題を出します。

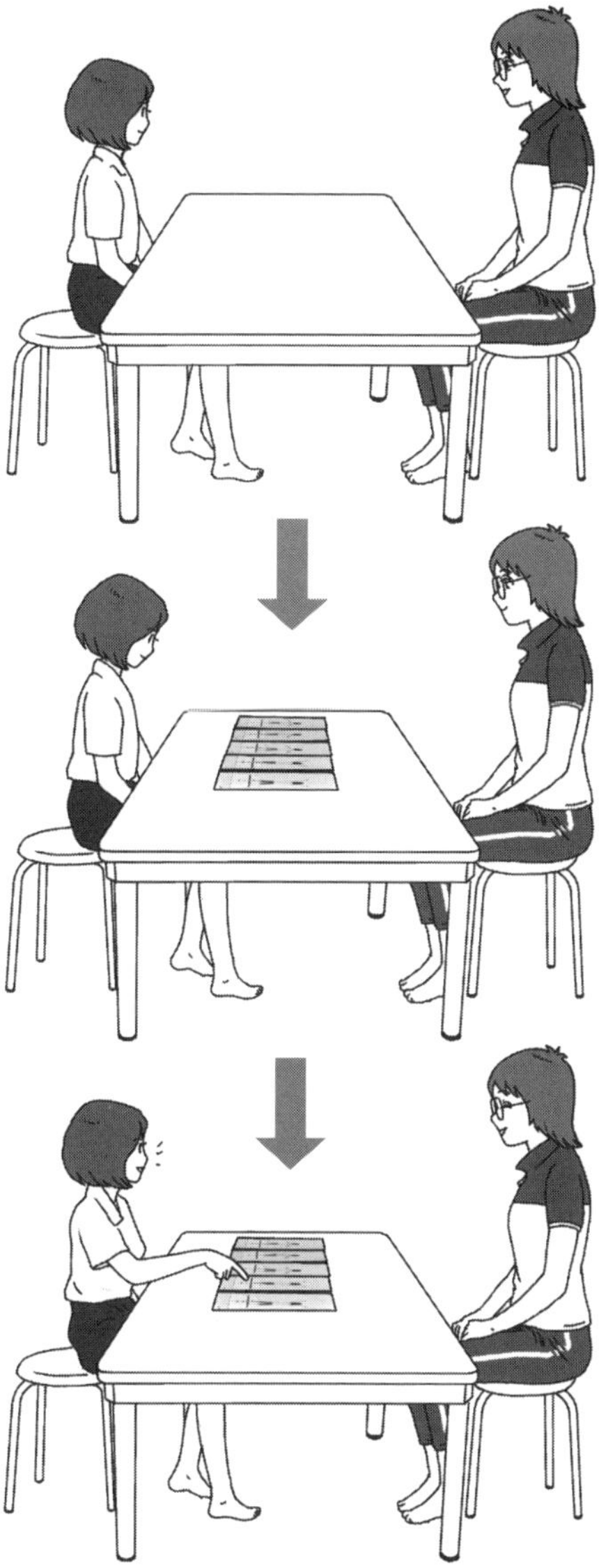

③課題を一度、ゆっくり説明します。例えば、「きをつけの姿勢をします（真っ直ぐに立ちます）」「両脚を前後へ開きます（要素1）」「両手を真横へ上げます（要素2）」「これから並べるカードの中にこの姿勢はありますか、あったら指差してください」と子どもに聞きます。

④検査者は、机に5枚の絵カードを並べて、子どもにその動作と同じ絵カードを指差してもらいます。もし、間違った場合は、次の評価へと進みますが、詳細は「口頭指示による絵カードの選択評価の課題と評価方法」の表を参照してください。なお、課題を出すごとに絵カードはシャッフルしてください。

⑤絵カードは5種類あるため、5つの課題を出します。一つの課題で最高点が5点で、最低点が0点で、満点は25点となります。なお、絵カードはヒューマン・プレスのホームページからプリントアウトできますのでご使用ください。

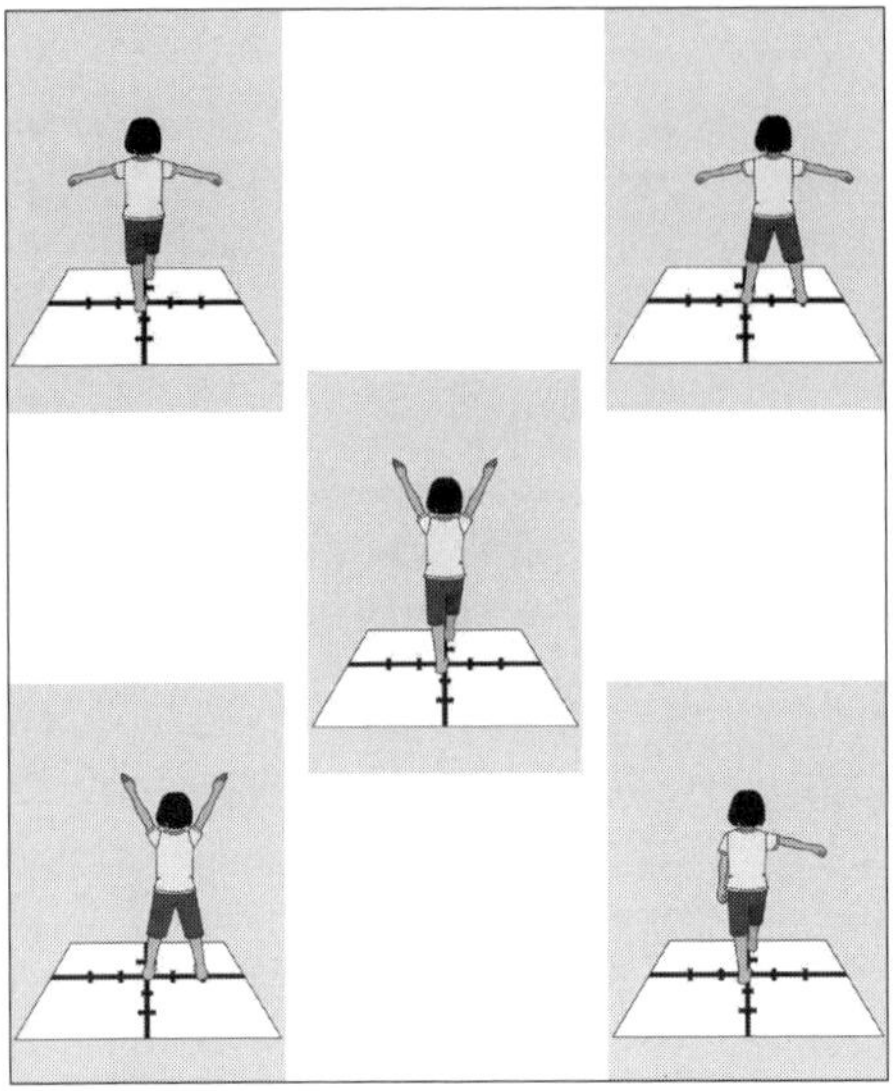
きおつけの姿勢から両足を前後へ開き、
両手を真横に上げる

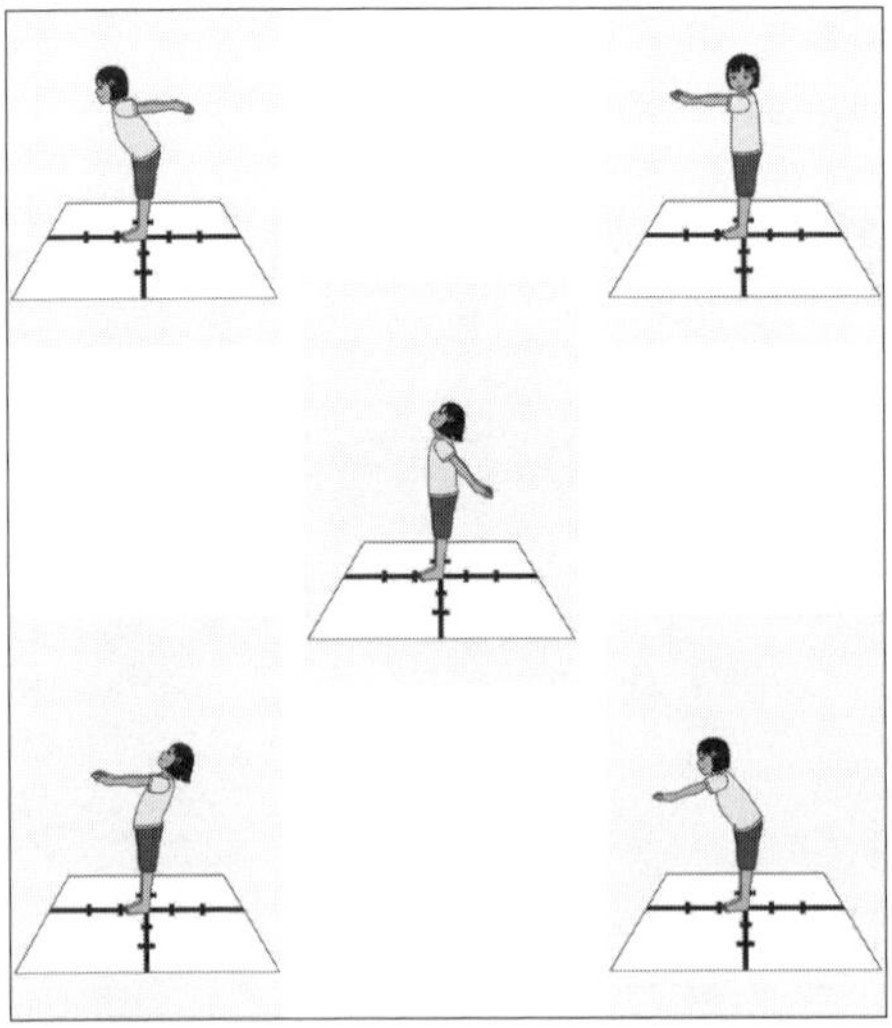
横向きに立っている姿勢から体を前へ
傾け、両手を前へ伸ばす

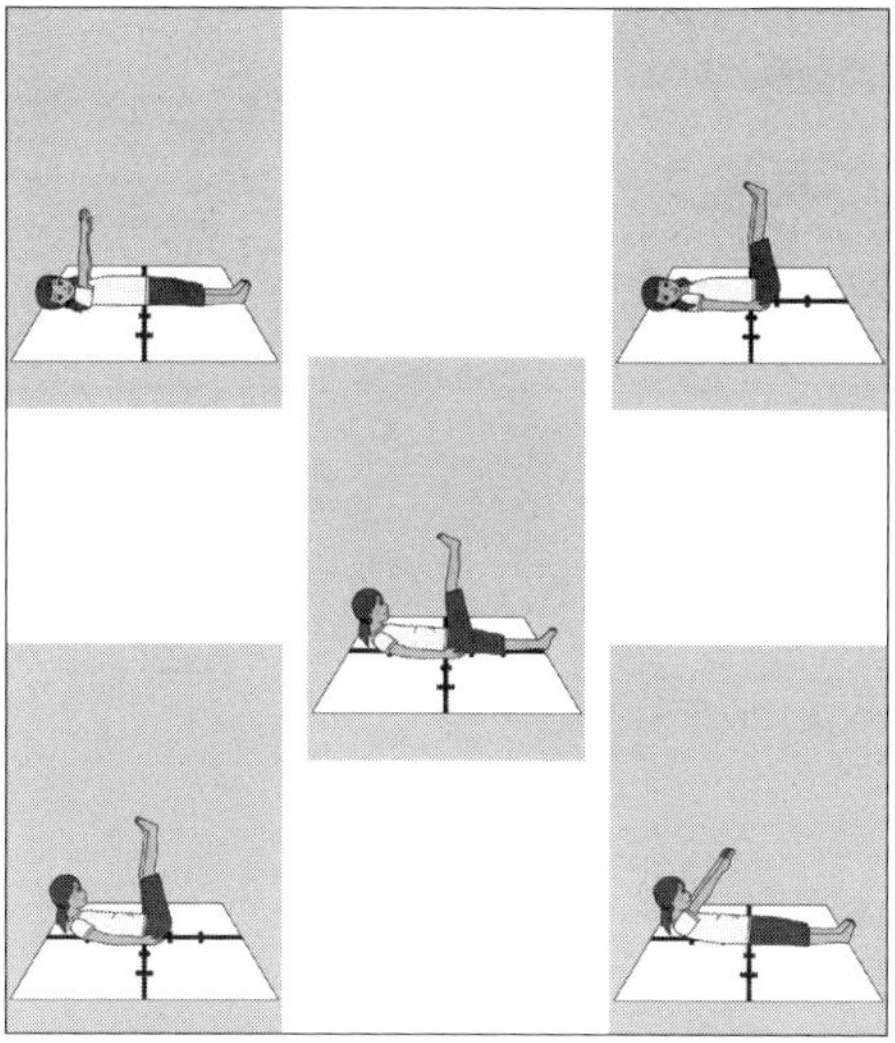

天井を向いて寝ている姿勢から頭を上げて、両足を上げる

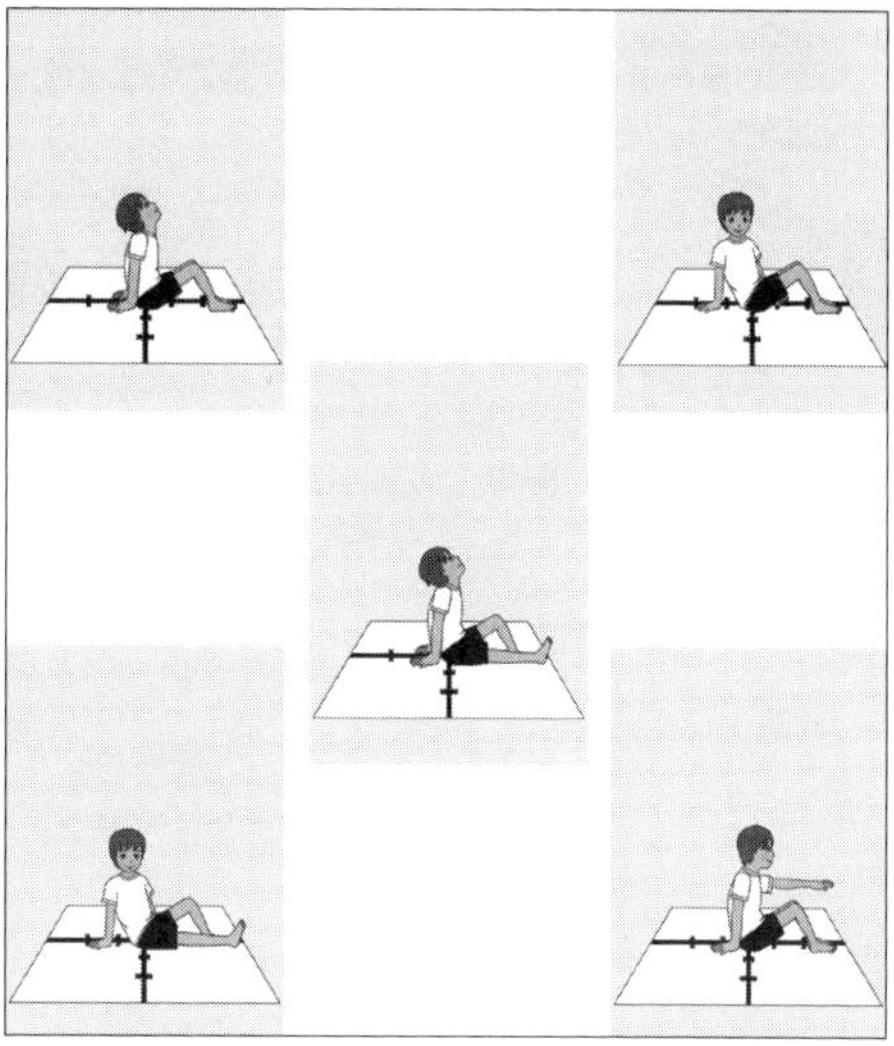

足を伸ばして座っている姿勢から両膝を曲げて、こちらを向く

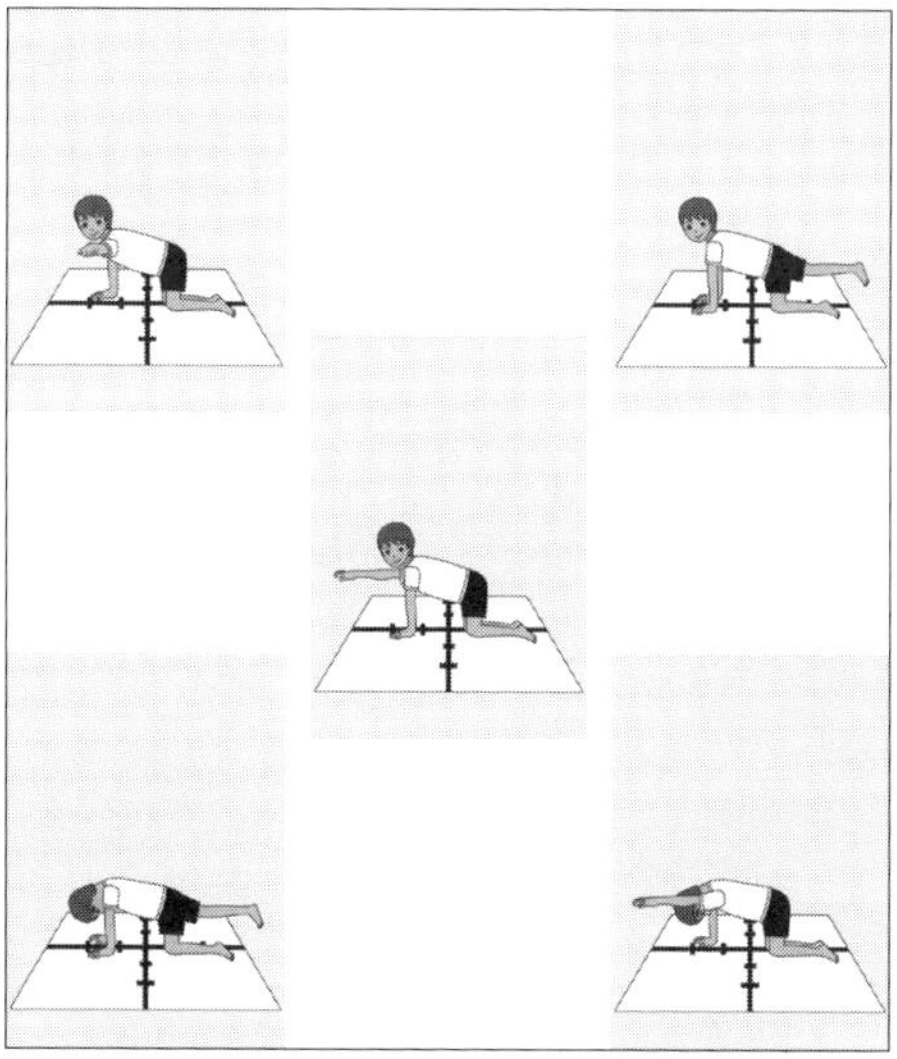

お馬さんの姿勢から顔をこちらに向け、片手を前へ伸ばす

評価結果のまとめ

「口頭指示による絵カードの選択評価の課題と評価方法」の表に基準値を記載しましたが、該当年齢で平均点より低い場合は発達障害が疑われます。なお、このテストは筆者の研究室が中心となり開発し、テストキットは荒川区地域産業活性化研究補助金により商品化されており。お問い合わせ先は「東京アドハウス（03-6806-8451）https://www.ad-house.net/rehabilitation/index.html」になります。

口頭指示による絵カードの選択評価の課題と評価方法	
課題 1 -1：例えば、「きをつけの姿勢をします（真っ直ぐに立ちます）。次に、両脚を前後へ開き（要素 1）、両手を真横へ上げます（要素 2）」と、ゆっくり話します。そして、これから並べるカードの中にこの姿勢はありますか、ある場合は指差してくださいと指示します	
【評価 1 -1】 a．30 秒以内に要素 1、2 ともに正解した場合：5 点（評価は終了） b．要素 1 か 2 のみ正解の場合：暫定 3 点（3 点以下にはならい） c．要素 1、2 ともに不正解を選択 d．30 秒以内に回答がない	
課題 1 -2：評価 1 で b、c、d となった場合、もう一度、課題 1 を行います	
【評価 1 -2】 a．30 秒以内に要素 1、2 ともに正解した場合：4 点（評価は終了） b．要素 1 か 2 のみ正解した場合：2 点（評価は終了） c．要素 1、2 ともに不正解を選択した場合 d．30 秒以内に回答がない場合	
課題 1-3：評価 1 で c、d となった場合、もう一度、課題 1 の要素 1 のみをゆっくり指示します	
【評価 1-3】 a．30 秒以内に正解した場合：2 点（評価は終了） b．不正解を選択した場合 c．30 秒以内に回答がない場合	
課題 1-4：評価 3 で b、c、となった場合、もう一度、課題 1 の要素 1 のみをゆっくり指示します	
【評価 1-4】 a．30 秒以内に正解した場合：1 点（評価は終了） b．不正解を選択した場合：0 点（評価は終了） c．30 秒以内に回答がない：0 点（評価は終了） ※各姿位ごとに課題を行い、5 つの課題の合計得点から評価します	
得　点	点／満点 25 点
【定型発達の子どもの基準値】 4 歳では平均 13 点、5 歳では平均 18 点、6 歳では平均 20 点、7 歳では平均 22 点、8 歳では平均 25 点となります	

発達障害をもつ世界的な有名人

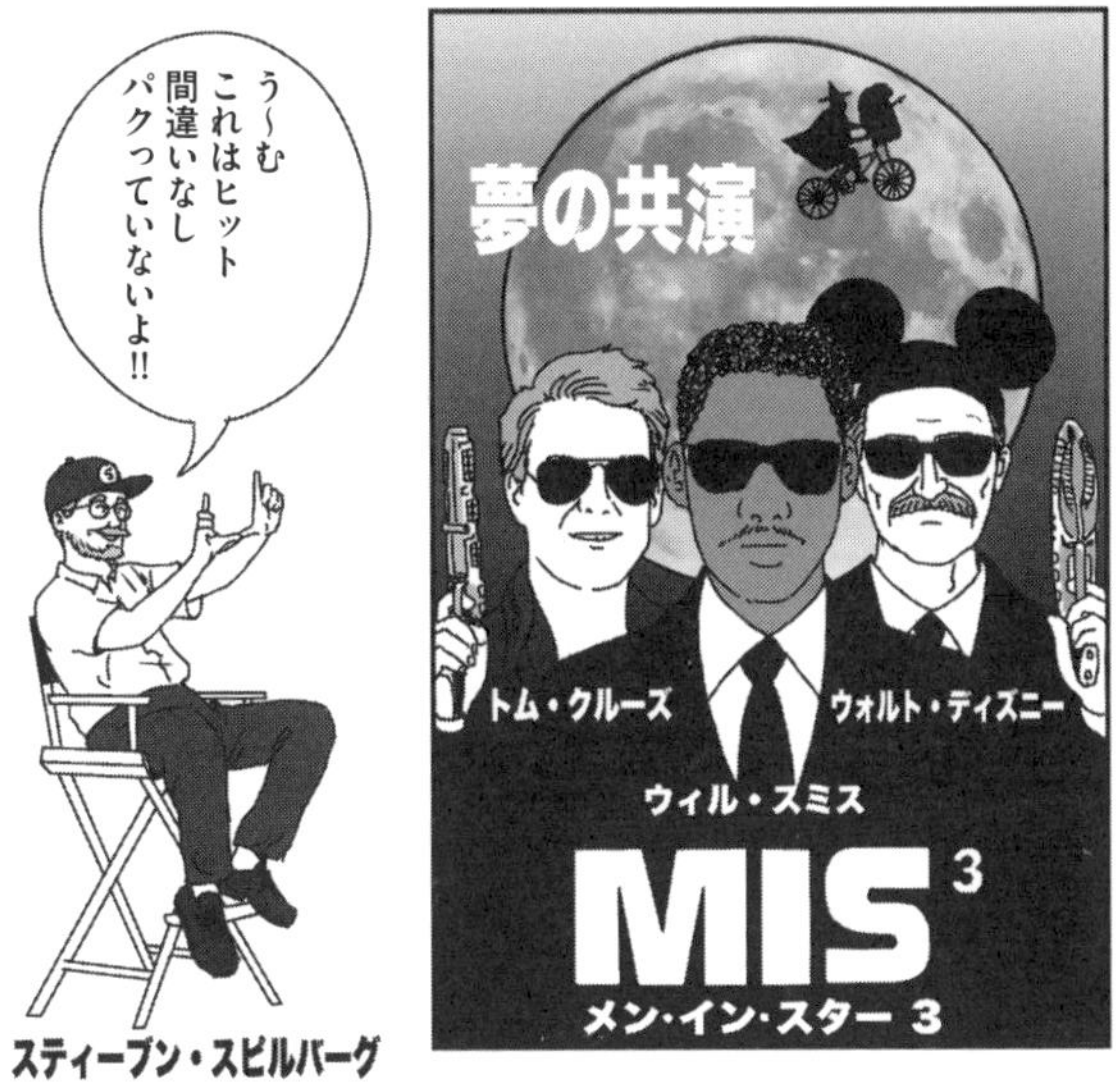
夢の共演
トム・クルーズ
ウォルト・ディズニー
ウィル・スミス
MIS 3
メン・イン・スター 3
う〜む これはヒット 間違いなし パクっていないよ!!
スティーブン・スピルバーグ

世界的なハリウッドスターであるトム・クルーズはADHDと学習障害であることを公表しています。彼は台本を読むことができず、セリフを録音して聞きながら覚えたそうです。ウィル・スミス、スティーヴン・スピルバーグも発達障害であることを公表しています。また、ミッキーマウスの生みの親であるウォルト・ディズニーも文字の読み書きが困難だったそうです

イタリアの芸術家レオナルド・ダ・ヴィンチはADHDだった可能性が高いといわれてます。ADHDは、一つの作業に集中することが難しく、ダビンチは名画「モナ・リザ」を描くのに、たびたび中断を繰り返し、16年もの歳月をかけても完成には至りませんでした

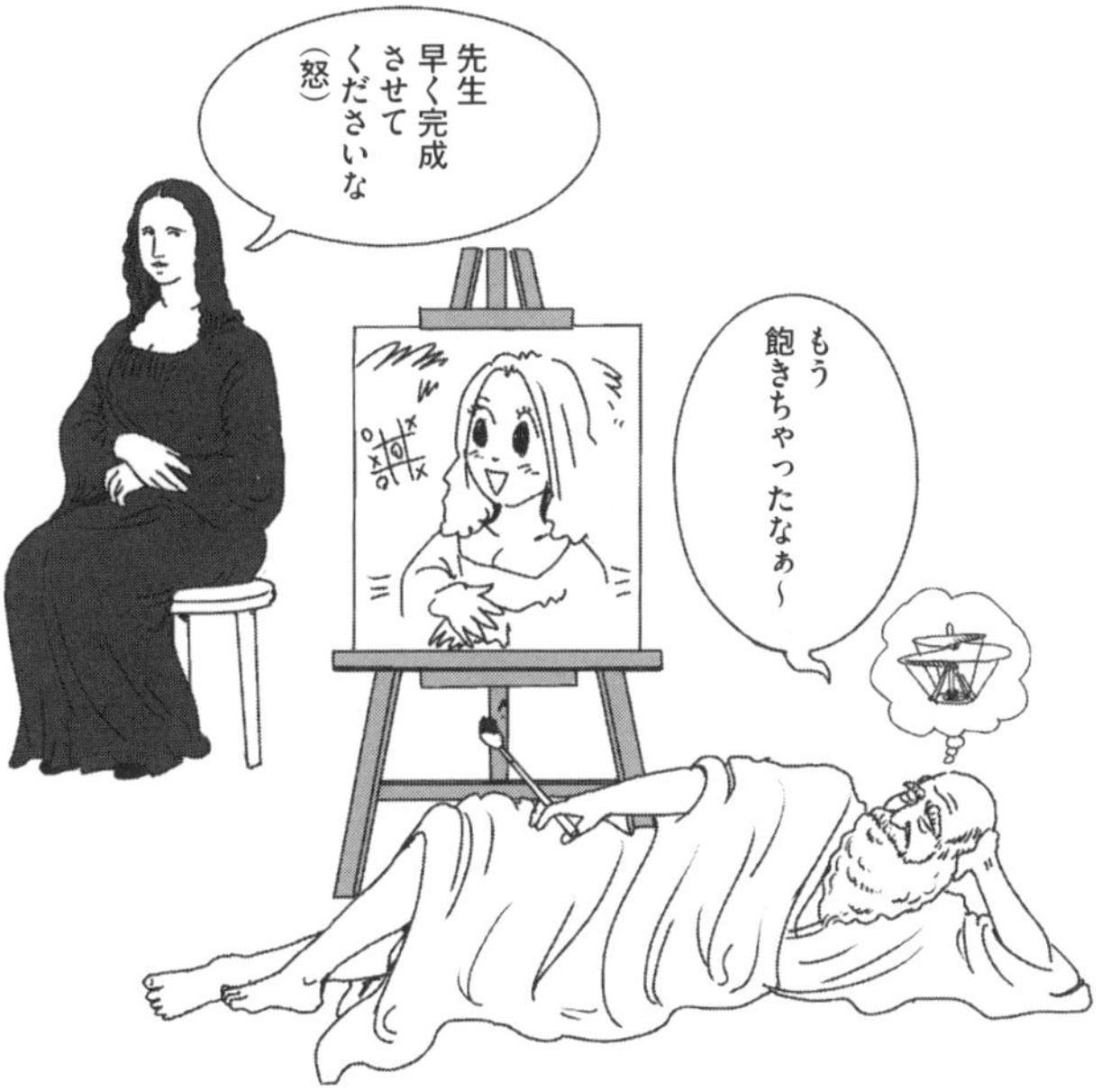
もう 飽きちゃったなぁ〜
先生 早く完成させてくださいな (怒)

レクチャーⅦ

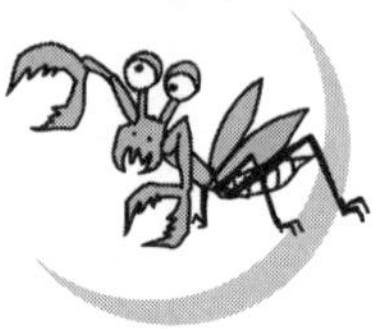

遊びや運動をとおして発達障害を改善しましょう

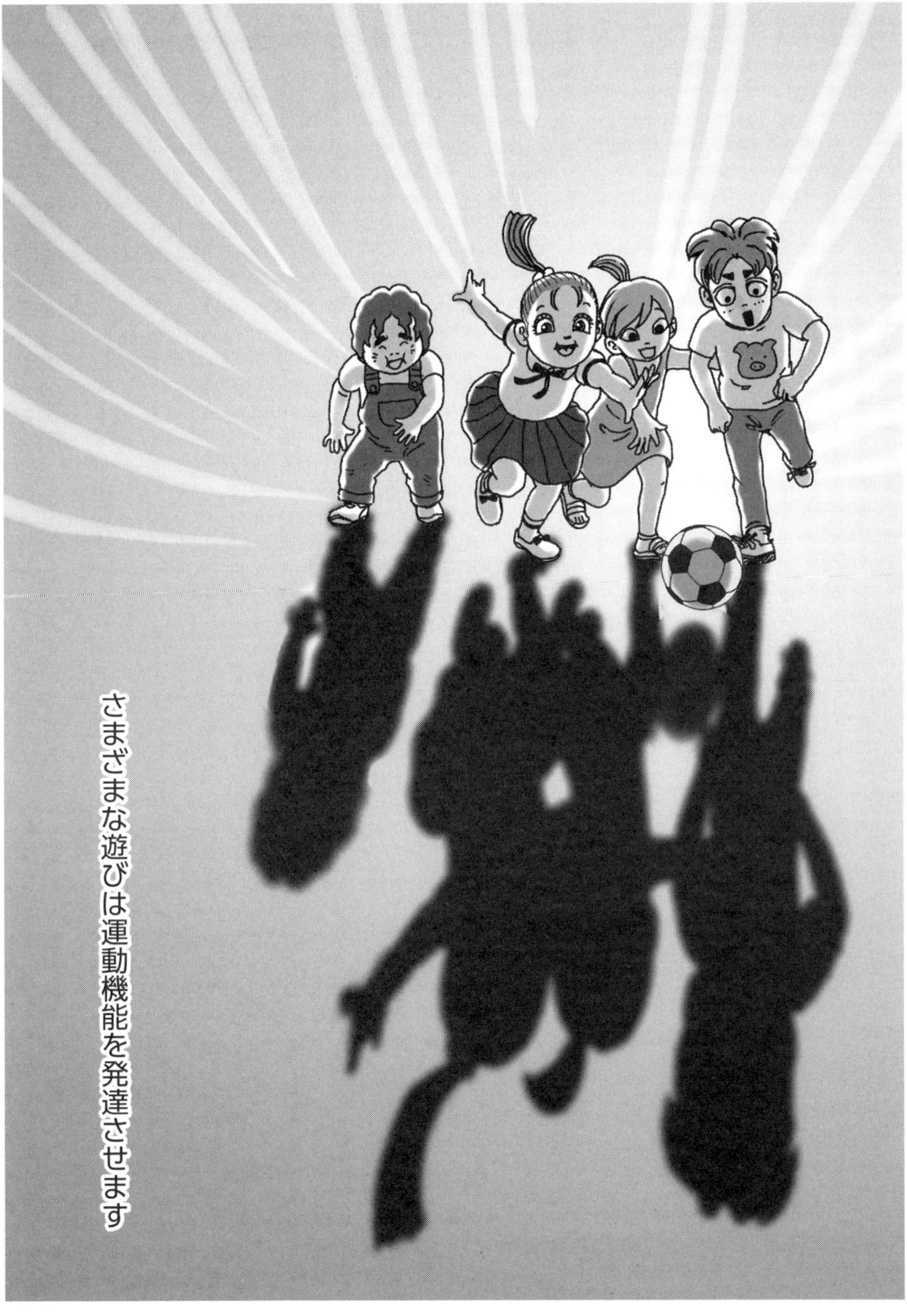
さまざまな遊びは運動機能を発達させます

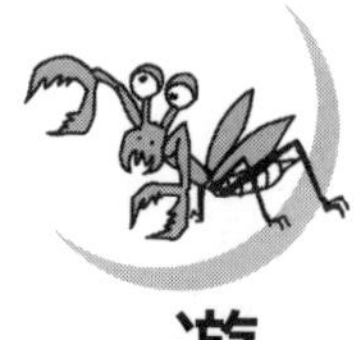

遊ぶ・運動する場所を整えることから始めましょう
～環境調整は刺激の抑制・排除と付加が重要

発達障害の子どもは、外部からの刺激（情報）に対する感覚が過敏で未熟な状態であることを前述してきました。**例えば、定型発達の子どもでは、このような感覚の過敏は成長に伴い安定した状態になります。ところが、発達障害の子どもでは、感覚の過敏な状態が成長しても安定しないために環境への適応が遅れます。さらに発達障害の子どもは、もう一つ注意しなければならない問題があります。ヒトは、さまざまな刺激が溢れた世界に生きています。**その多くの刺激から個人にとって必要な情報を選び出し、その他の情報を抑制または排除することで、身の回りの環境を効率的に把握することが可能です。これを「選択的注意」と呼びます。**発達障害の子どもは、選択的注意の成熟に遅れがあり、不要な刺激の抑制または排除ができません、そのため、身の回りの環境を効率的に把握できず、集中力が維持できない、唐突に注意の対象が変化するなどといった状況が起こります。**このような特徴的な反応は、日常生活や学習指導の場面において大きな問題となります。その解決策として、多くの刺激の中から安定して必要な情報を受けとれるように環境を整備し、それにより子どもの集中力を高める工夫が必要となります。

環境整備には2つの考え方があります。一つは「刺激の抑制・排除」です。例えば、通常の環境では子どもが過剰に反応するようであれば、その刺激の原因を意図的に抑制・排除して安心できる環境をつくります。**もう一つの考え方は、まったく逆で、意図的に「刺激を付加」する方法です。**つまり、子どもが受け入れやすい穏やかな刺激を意図的に付加することで注意は分散され、不安が軽減することがあります。これにより、課題に対する集中力が高められる効果が期待できます。では、具体的な方法を次のページに記載します。

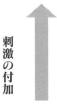

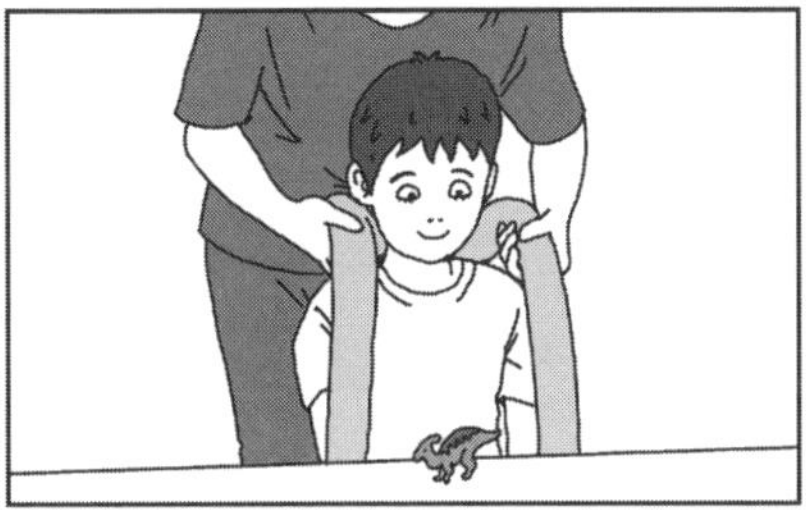

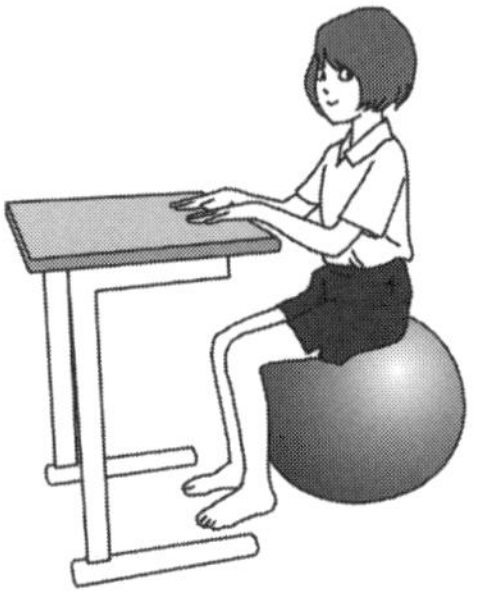

刺激の付加

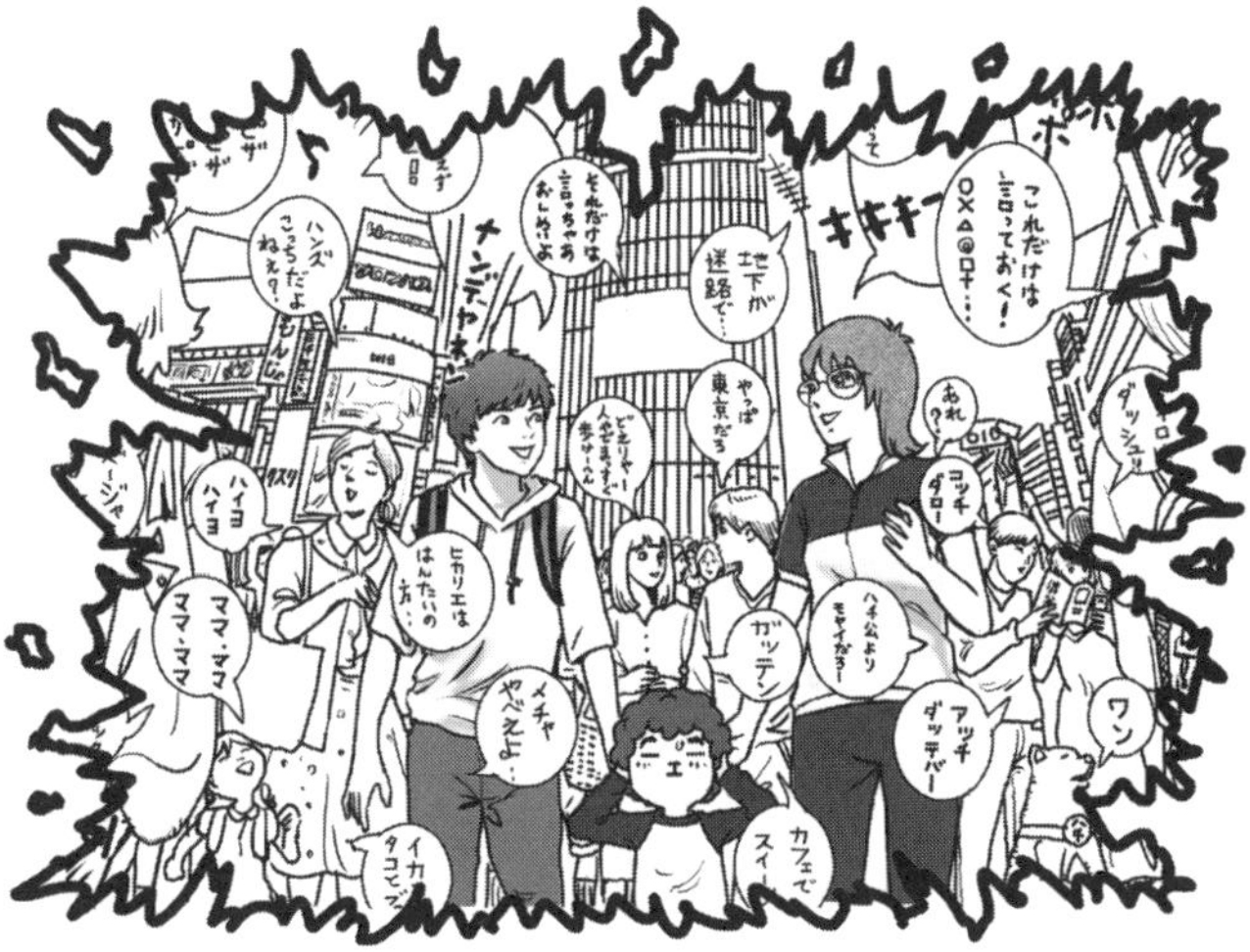

発達障害の子どもが感じている世界

刺激の抑制

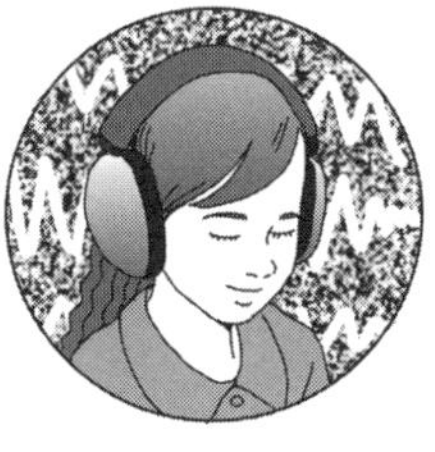

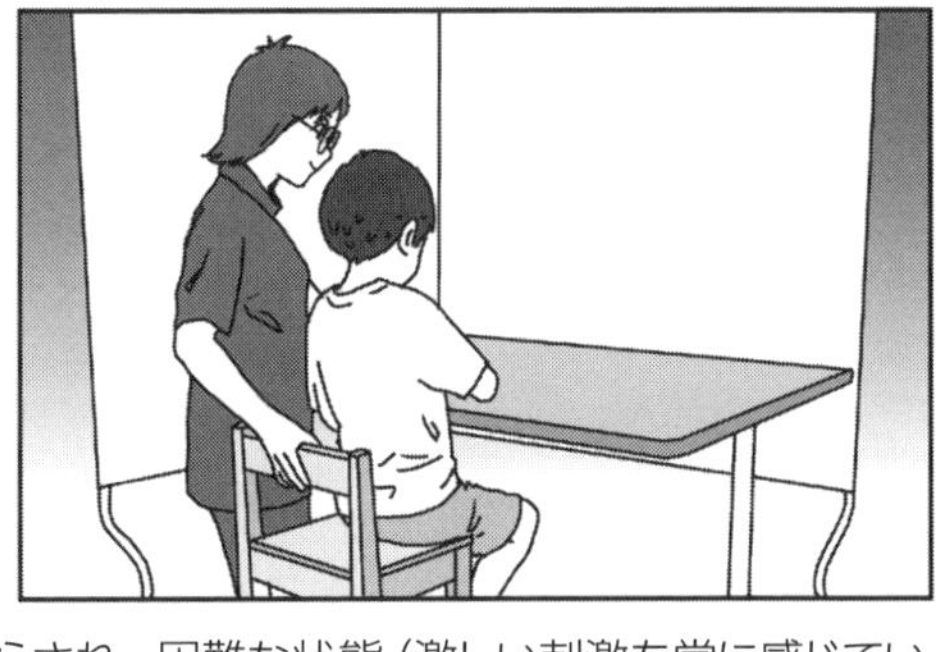

発達障害の子どもは、強い刺激にさらされ、困難な状態（激しい刺激を常に感じている世界）にいます。これに対して刺激をできるだけコントロールし、安心できる場所をつくる必要があります。その方法として、上段イラストのような僅かな「刺激の付加」を与えるか、逆に「刺激の抑制」を与えます

刺激を抑制・排除する方法とは

刺激（情報）の抑制・排除の方法としては、安心できる環境をつくることです。まずは、子どもがどのような刺激に対して反応しているかを、注意深く観察する必要があります。例えば、光、音、床の素材、壁の色、カーテンの柄など、通常では見過ごされる刺激に対しても、敏感に反応する場合があります。特に子どもによっては、強く反応する対象が異なる場合が多くみられるため注意が必要です。そこで**子どもが反応する対象をおおよそ特定したうえで、その刺激を抑制・排除する方法を考えていきます。**もし、他の子どもに気をとられているようであれば、子どもと二人だけになる環境を用意することを考えます。例えば、パーテーションなどで仕切り、刺激を抑制・排除する方法もあります。一方、玩具が床に落ちる音など、音に対して敏感に反応する子どももいます。その時は、カーペットやバスマットなど、ソフトな素材を用意して床に置き、あまり音が出ないようにしたり、子どもに防音ヘッドフォンを使用させるのも有効です。

そのほか、子ども自身が身につけている衣服からの刺激に対しても、過剰に反応する場合があります。例をあげると、直接肌に触れる衣服のタグに対して違和感をもち、それが刺激となって落ち着くことができなくなることがあります。この場合は、シャツを裏返して着せるなど、タグが直接肌に触れないような工夫をします。また、靴下のゴムによる締め付けが気になる場合には、裸足にさせるなど、刺激となると考えられるものを、できる限りすべて抑制・排除した環境づくりを心がける必要があります。もし、発達障害の子どもが不安やパニック状態になった時には、段ボールなどでつくった小さく狭い部屋へ入ることで落ち着くことがあります。こうした子どもたちの避難所として、静かな場所を用意しておくとよいです。

パーテーションなどの仕切りによる刺激の抑制・排除

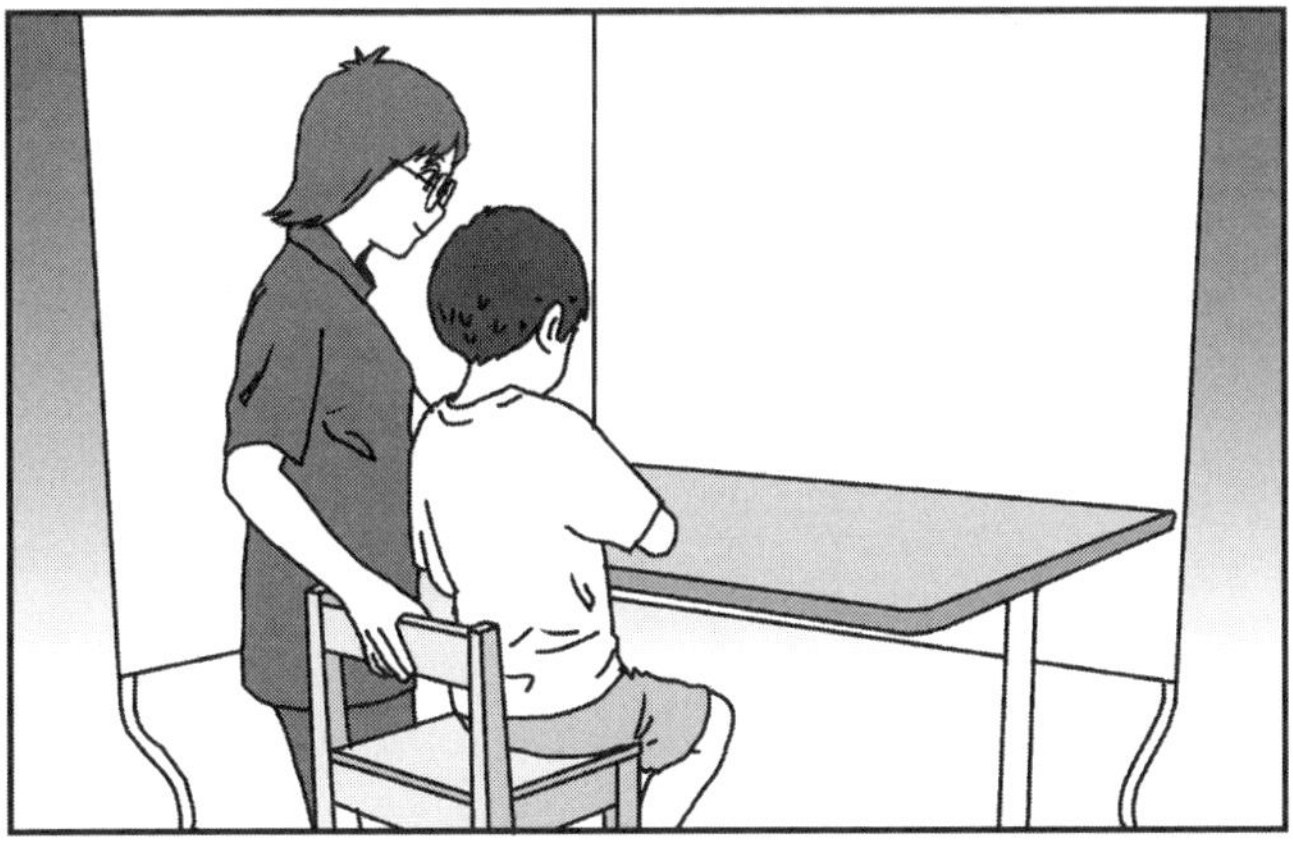

衣類のタグや靴下のゴムによる刺激の抑制・排除

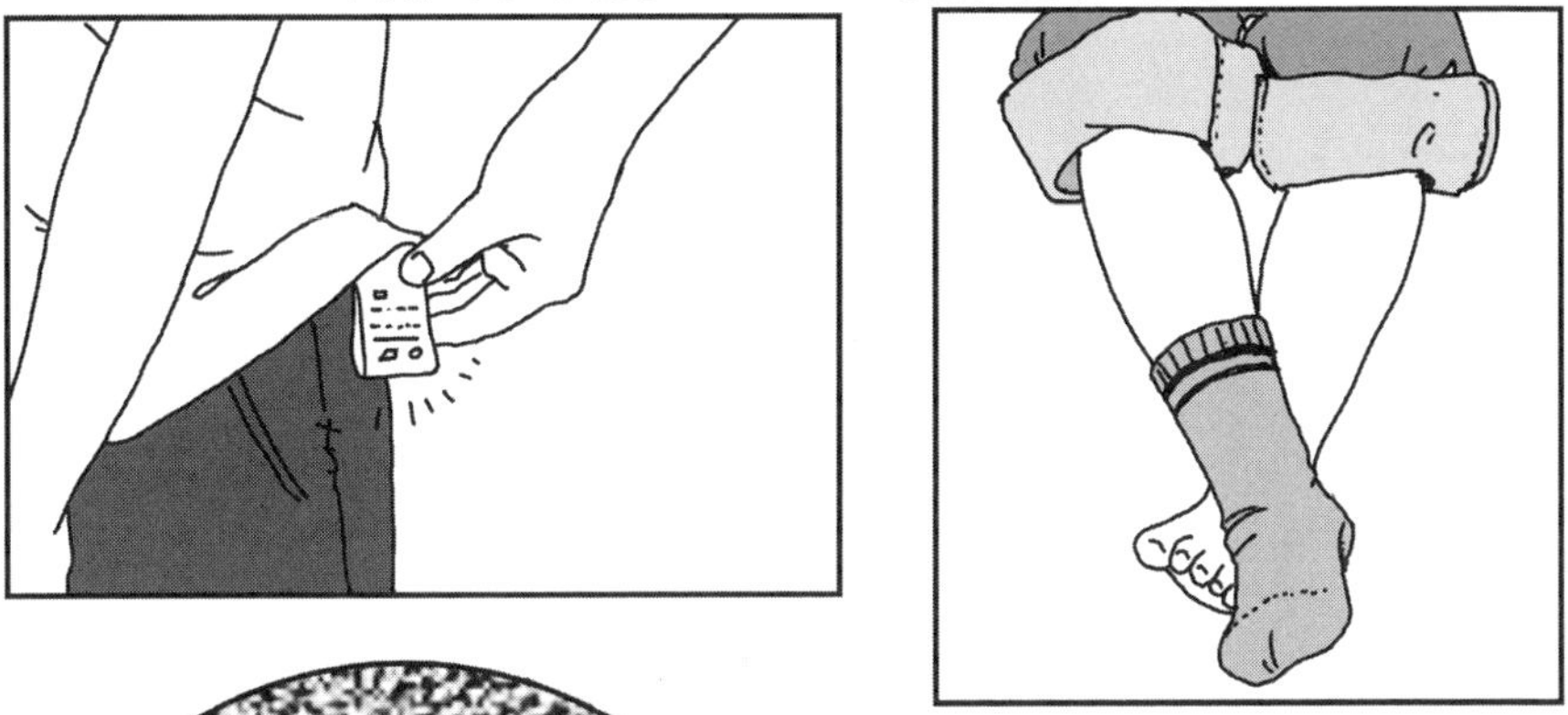

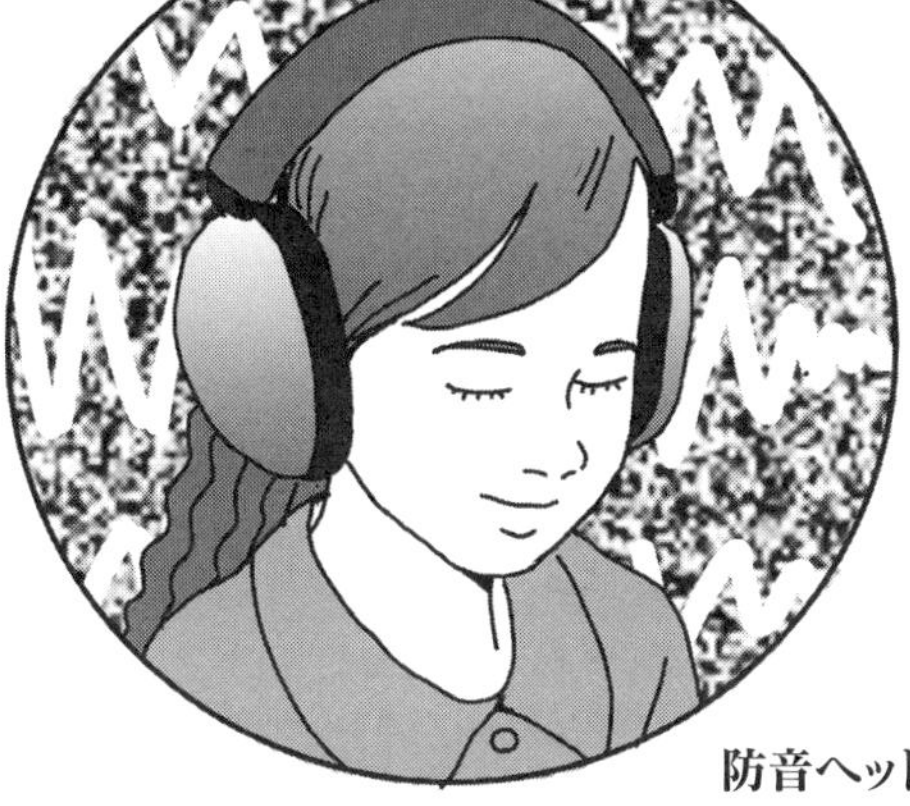

環境整備の第一の方法は、刺激の抑制・排除です。パーテーションなどの仕切りや防音ヘッドフォンで刺激を防いだり。刺激のもととなる、衣服のタグや、靴下のゴムを排除します。できるだけ刺激となるものを取り除くことで発達障害の子どもは落ちついて行動することが可能となります

防音ヘッドフォンによる刺激の抑制・排除

刺激を付加する方法とは

発達障害をもつ子どもの刺激（情報）に対する解決策として、前述では「刺激の抑制・排除」による環境整備の方法を説明しましたが、逆の考え方として意図的に「刺激を付加」することも有効です。例えば、教室で椅子に座る場面を想像してみてください。その際、先生の話に集中できず、体を動かし椅子をがたつかせたり、キョロキョロと周囲を見回したりといった行動を続けることがあります。このような問題に対して、あえて座面を不安定にすることで、先生に注意を集中させることができます。

左ページの上のイラストのように、ジムボール（バルーン）など、座面が不安定になるものを椅子として使用すると、子どもはバランスをとることにも注意が向きます。これにより環境からのさまざまな刺激に対する感度が、相対的に引き下げられます。つまり、すべての刺激に対して敏感に反応していたところを、子どもにとって心地よいと思われる刺激を少し付加することで、ほかの刺激に対する感度が減少し、それにより必要性の高い刺激に注意を向けられるようになります。

また、下のイラストは子どもに少し重さのあるタオルをのせています。のせるものは、肩から落ちなければ何でもよいです。これにより、子どもは一定の重さを肩に感じ続けることができ、先のジムボールの効果と同様、肩にかかるタオルの重さが心地よい刺激の付加となり、そちらに子どもの注意を向かせることで環境からのさまざまな刺激に対する感度を抑制・排除しています。

どのような刺激の付加が効果的であるかは、子どもによって異なります。そのため、普段から子どもの行動を注意深く観察し、適切なものを選択して与える必要があります。なお、刺激の付加は子どもがさまざまな刺激に過度の反応することを抑え、不安を軽減させる効果があり、日常の生活場面で導入すると高い効果がみられます。

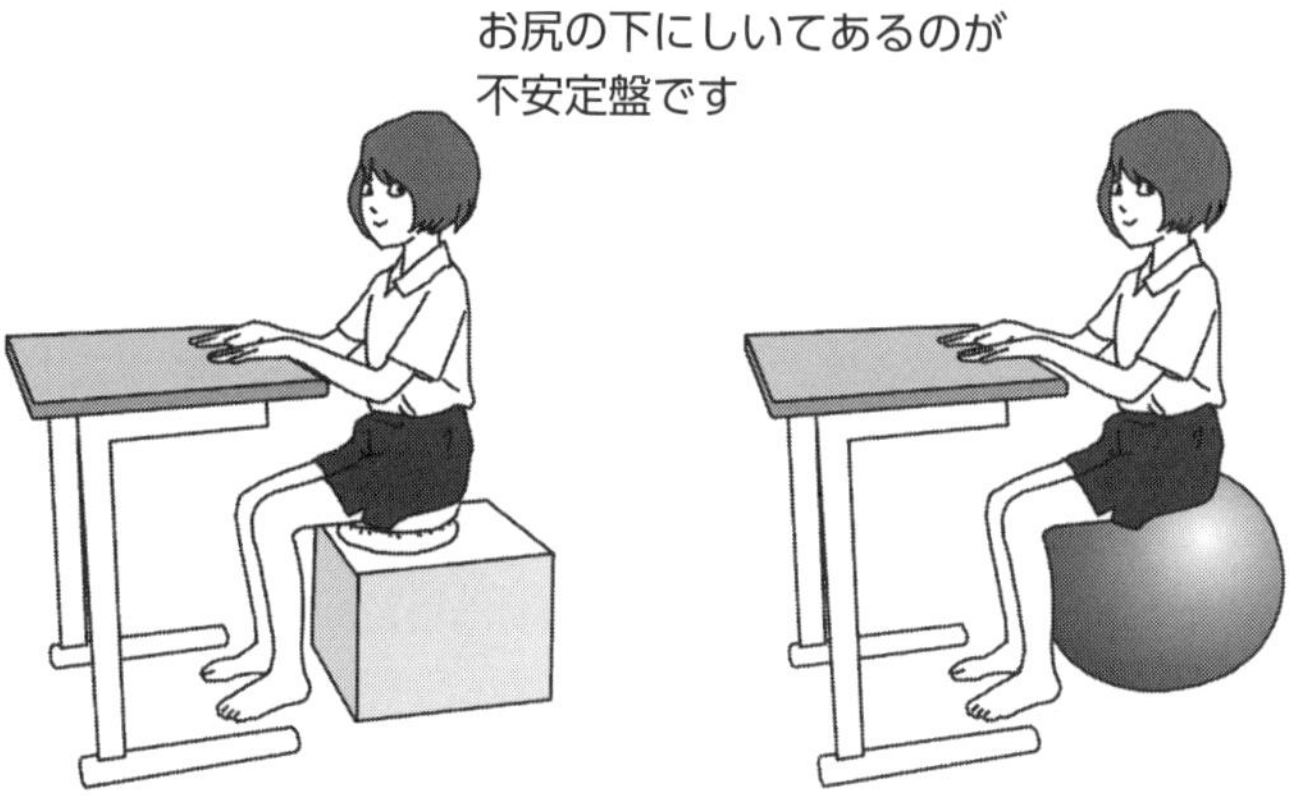

不安定盤を使用　　**ジムボールを使用**

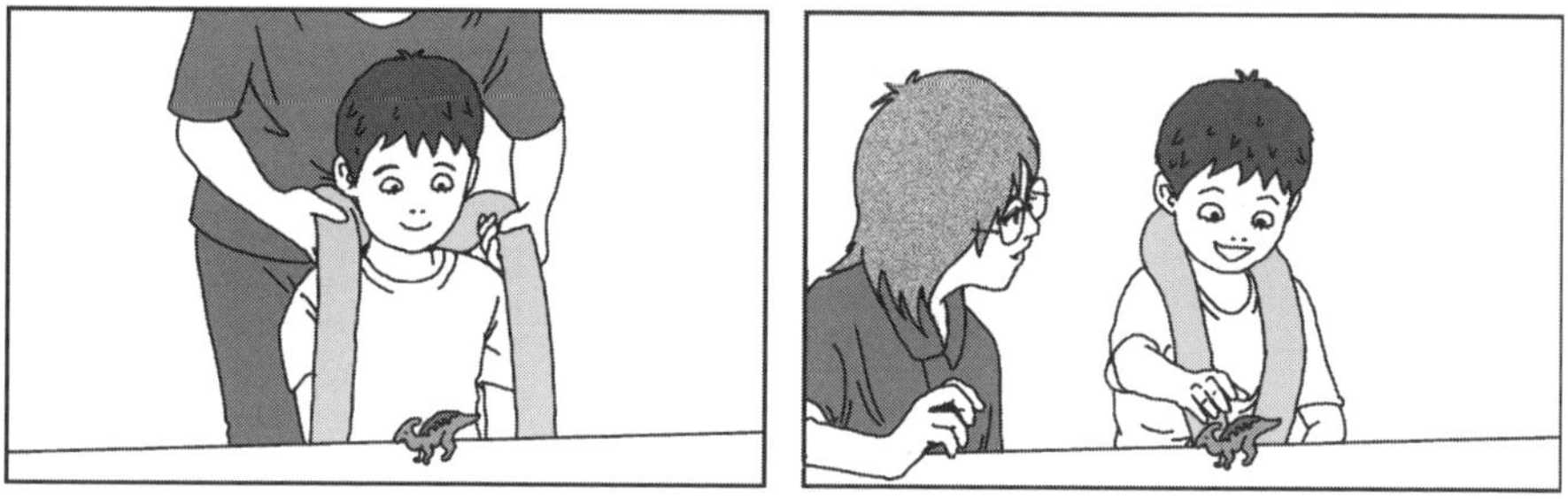

重さのあるタオルを使用

刺激を抑制・排除する方法とは逆に、わずかな刺激を付加する方法があります。穏やかの刺激を与えることで、落ち着くことができます。上段は、座面を不安定にしている例です。下段は、重めのタオルを肩にかけています。これらは、わずかな刺激を与えることができ、それにより多くの刺激からの注意を分散させて、必要な情報への集中を促すことができます

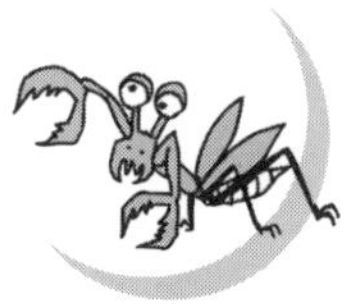

遊ぶ・運動する場所を整えた後、次は子どもの状態を整えましょう ～脱感作による刺激への適応

定型発達においても新生児期は、安心して受けとることのできる刺激は少なく、比較的に弱い刺激に対しても身を固くしたり、パニックになることがあります。これは、新生児期にのみみられる防御反応ですが、この防御反応のため刺激を冷静に分析し、自分の身の周りの環境を把握することができません。幼児期に入ると、このような強い反応はみられなくなります。そして、視覚・聴覚などから自分自身がおかれた環境を理解することが可能となります。

しかし、**発達障害の子どもは、幼児期以降になっても強い反応が残っている場合が多く、これは刺激に適応する機能に問題が生じているからです。そこで、子どもに適切な刺激を効果的に与え、少しずつ刺激に適応する機能の構築を目指します。**そのためには、刺激を安心して受けとることができるよう、刺激の許容値（適応能力）を引き上げる必要があります。

このように意識的に適切な刺激を少しずつ与え、次第にその刺激を増して過敏性を減弱させる方法を「脱感作」と呼びます。なお、脱感作による心身の変化は、脳では記憶または学習として捉えられ、その変化は長く維持されます。

具体的な介入方法は、次のページに記載しますが、まずは前述した環境整備（刺激の抑制または付加）を行うことで刺激を減らし、その次に子ども自身の適応能力の構築を導くアプローチを、時間をかけて行うことが大切です。

発達障害をもつ子どもが感じる厳しい感覚世界（感覚過敏な世界）

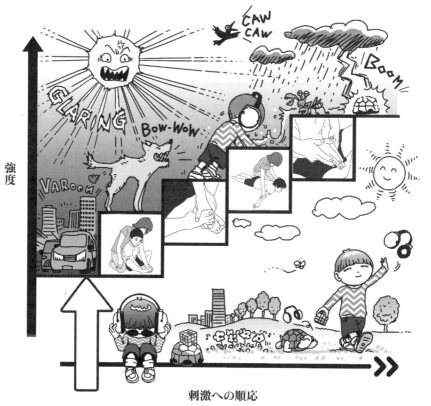

脱感作（刺激への順応）を行うことで、子どもの受け入れられる刺激の強さが少しずつ上昇します。イラストの上段は、脱感作が行われず感覚過敏な厳しい刺激に満ちた世界です。下段は、脱感作をすることで、子どもが安心できる刺激の強度が押し上げられた穏やかな世界です

脱感作による刺激への適応能力の高め方①──触覚刺激の過敏性に対するマッサージ

触覚刺激の過敏性に対する脱感作を使用した適応能力の高め方としては、マッサージが有効です。ヒトの触覚は、足底（足の裏）、手掌（手のひらから指）、口腔周囲（口の周り）が非常に過敏な部位といわれています。口は食事、手掌は手先の微細な運動、足底は立位のバランスに大きく関わるため、それぞれに感覚センサーが数多く存在します。そこで、これらの部位に対して軽くマッサージを行っていきます。マッサージの刺激が強いと、子どもの過敏な反応を増強させてしまい、逆効果となる場合があるので注意する必要があります。子どもの反応をみながら、リラックスした状態の中で、子どもが受け入れられる程度の刺激にとどめます。なお、子ども自身でマッサージを行うと、他人が触れるよりも受け入れられやすい場合もあります。このことを考慮しながら、マッサージの刺激を工夫するとよいです。次の各部位に対する具体的なマッサージ方法を述べます。

足底のマッサージ方法

①子どもを背後から抱き、股関節と膝関節を曲げて、全身をリラックスさせます。
②子どもが動く場合は、その動きに逆らわずに、子どもと一体化した状態をつくって安心させます。
③子どもの足底を手掌で包み込むように軽くつかみ、やさしく圧迫していきます。
④嫌がる場合は、子どもの足底どうしを軽く密着させて圧迫する方法もあります。
⑤足底が過敏な子どもは、椅子に座った際、足底を床につけることを嫌がる場合もあります。そこで子どもの座位姿勢を観察し、足底を床につけて座るよう指導することもマッサージと同様、足底へ刺激を与える効果が期待できます。

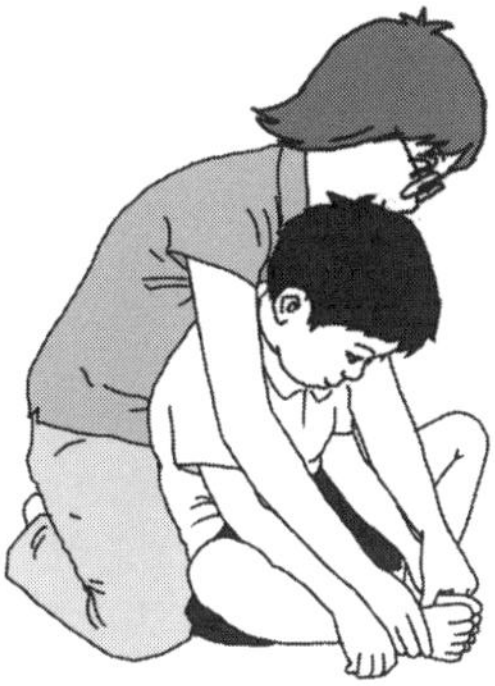

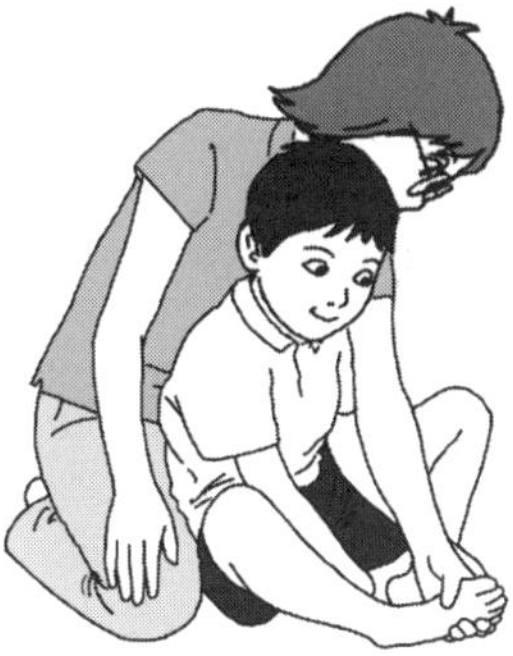

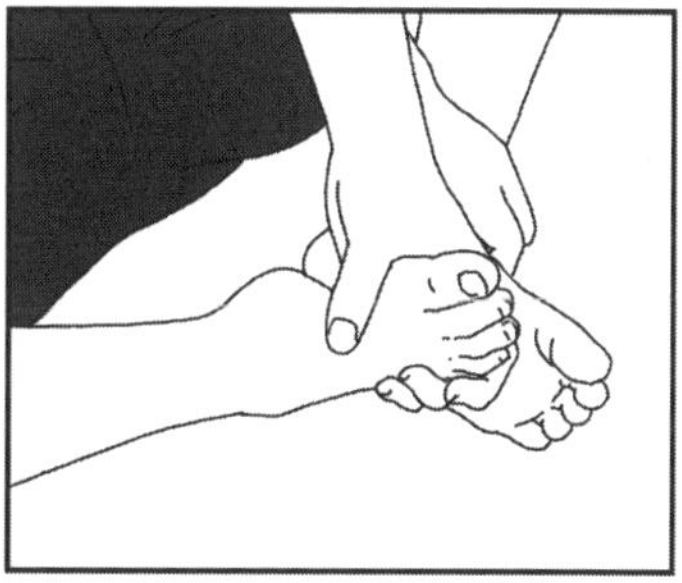

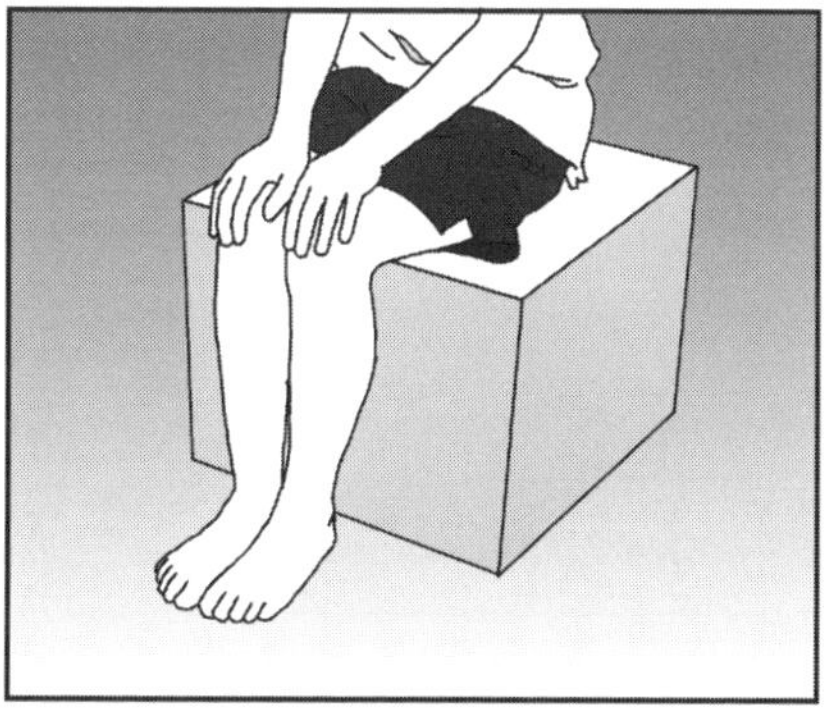

足底は特に感覚過敏になりやすい部分です。足底に感覚過敏があると、立っている時のバランスも不安定になります。そこで、足底に対して十分に時間をかけてマッサージを行いましょう。その際、足底への刺激が強すぎると、子どもが不快に感じることもあるので、ごく軽く、またそっと圧迫する程度がよいです。なお、足底に感覚過敏があると、椅子に座った際に足底を床につけないようにすることが多くみらます。その場合は、足底を床につけるように促します

手掌のマッサージ方法

①足底のマッサージと同様に、子どもを背後から抱き、子どもの両手掌を包むように手でつかみます。

②子どもの手掌どうしを密着させ、やさしく圧迫していきます。

口腔周囲のマッサージ方法

①手掌のマッサージと同様に、子どもを背後から抱き、子どもの両手掌を包むように手でつかみます。

②子どもの手掌と頬を密着させ、やさしく圧迫していきます。

ここまでの足底、手掌、口腔周囲以外でも、全身の触覚が過敏な場合もあります。このような子どもでは、腹這いを嫌ったり、抱かれることを嫌がることがあります。そのような場合は、全身を広くマッサージすると効果的で、その具体的な方法を説明します。

腹臥位（腹這い）のマッサージ方法

①子どもをマットなどの上で腹這いにします、

②両手を真横に広げます。

③背中から手足といった方向に、体の中心から遠い方向にマッサージをやさしく行います。

脱感作による刺激への適応能力の高め方②—触覚刺激の過敏性に対する遊び

マッサージに続いて、さまざまな触覚刺激を組み合わせた遊びを行うことも有効です。具体的には、砂遊び、泥んこ遊び、粘土遊びなどがあります。ただし、これらの遊びは、子どもにとって受け入れにくい刺激となることもあります。そのような場合は、砂場でシャベルを使うや粘土遊びでローラーを使うなど、道具を使用するといった、はじめは直接手が触れない段階から開始する方法も有効です。

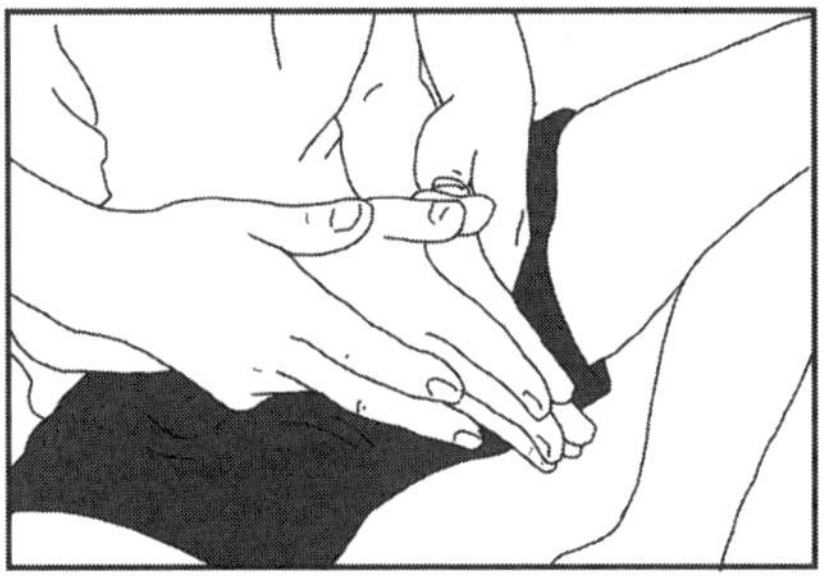

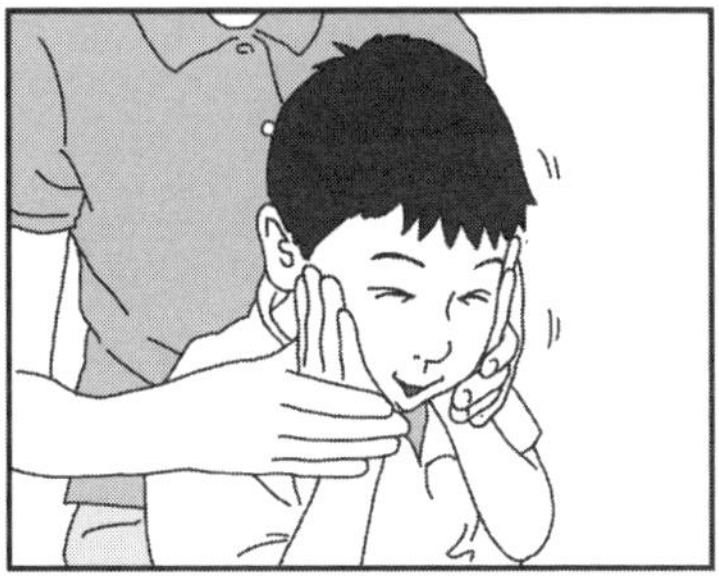

手のひらや口の周りも過敏になりやすい部位です。手のひらは細かい作業に、口の周りは摂食の発達に影響しますので、ていねいにマッサージを行いましょう

背中から手足のように体の中心から遠い方向にやさしくマッサージを行います。さらに、全身にかけて腕や背中、胸、腹にもマッサージを行います

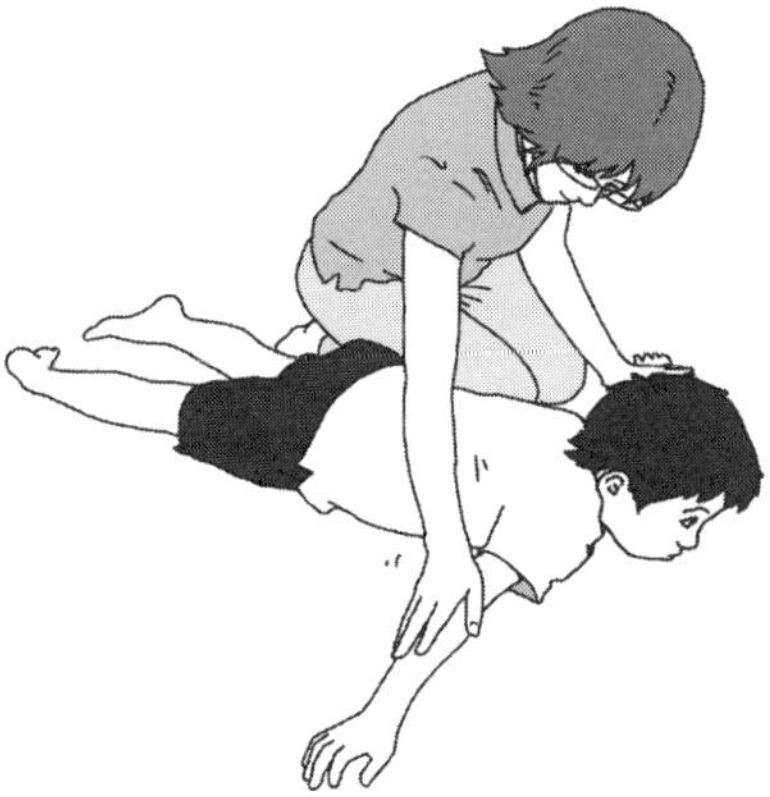

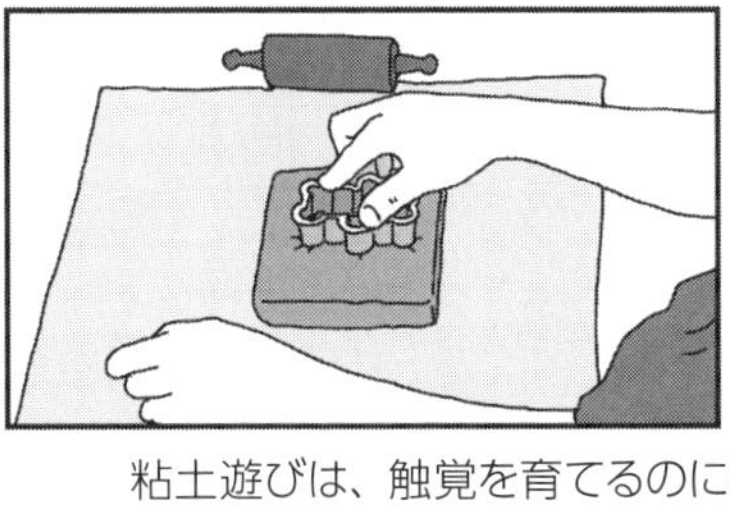

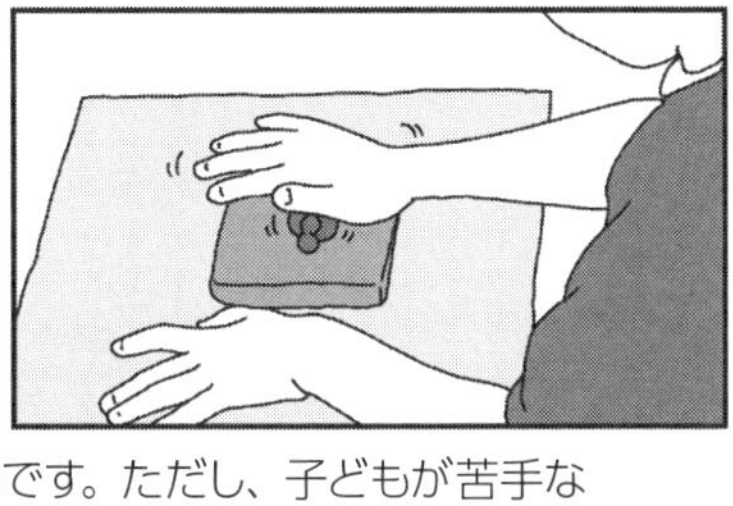

粘土遊びは、触覚を育てるのに有効です。ただし、子どもが苦手な場合は道具を使い、粘土に直接触らないような遊びから始めます

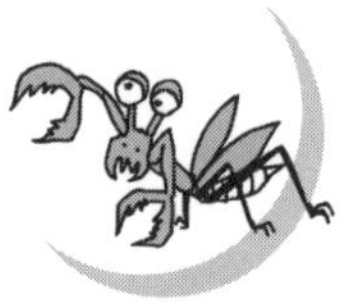

すべての環境を整えた後、姿勢がよくなる遊びや運動を行いましょう

発達障害の子どもは、姿勢が悪い場合が多くみられ、これにはいくつかの原因が考えられます。**最も大きな原因は、体幹の筋（胸や背中、お腹周りの筋肉）」が弱いことにあります。特に体幹の表在筋（身体の表面に近いところにあり、関節を動かす筋）と深部筋（身体の深いところにあり、関節を安定させる筋）が協調して働くことで姿勢を保持しています**と、レクチャーⅢでも述べました。この体幹の筋が弱いと、頭部を安定して支えることが困難となり、そのため頭部は前方に突き出し、背中は丸まり、肩は前方に移動し、骨盤は後方に移動するといった姿勢をとります。これが悪い姿勢となる第1の問題で、つまり静止した姿勢を保つ機能の障害です。右のイラストの下部分に示しています。

さらに、**悪い姿勢を放置すると、第2の問題として悪い姿勢の固定化が起こります。つまり、同じ姿勢を続けていると、一部の筋の柔軟性が失われ、良い姿勢への姿勢変化が起こりにくくなります。**右のイラストでは上部に悪い姿勢の例を示しています。特に悪い姿勢で柔軟性が失われやすい筋は、大胸筋、ハムストリングス（太ももの裏側の筋）などです。大胸筋が短縮すると、肩は体幹前方に固定化（つまり、前かがみの姿勢）し、胸が開き難くなります。また、ハムストリングスが短縮すると、骨盤は後傾し、この傾きは脊柱へ連鎖作用を起こし、猫背の原因となります。年齢が上がるごとに筋の柔軟性も低下して姿勢の改善が難しくなるため、早い時期から良い姿勢を保つようにすることが大切です。姿勢を改善するためには、体幹筋の強化と姿勢に関わる筋に対してストレッチを行うことが効果的です。そこで、遊びや運動をとおして行えるストレッチを次のページから説明していきます。なお、ストレッチは子どもの動きには逆らわず、ゆっくりと楽しみながら行います。

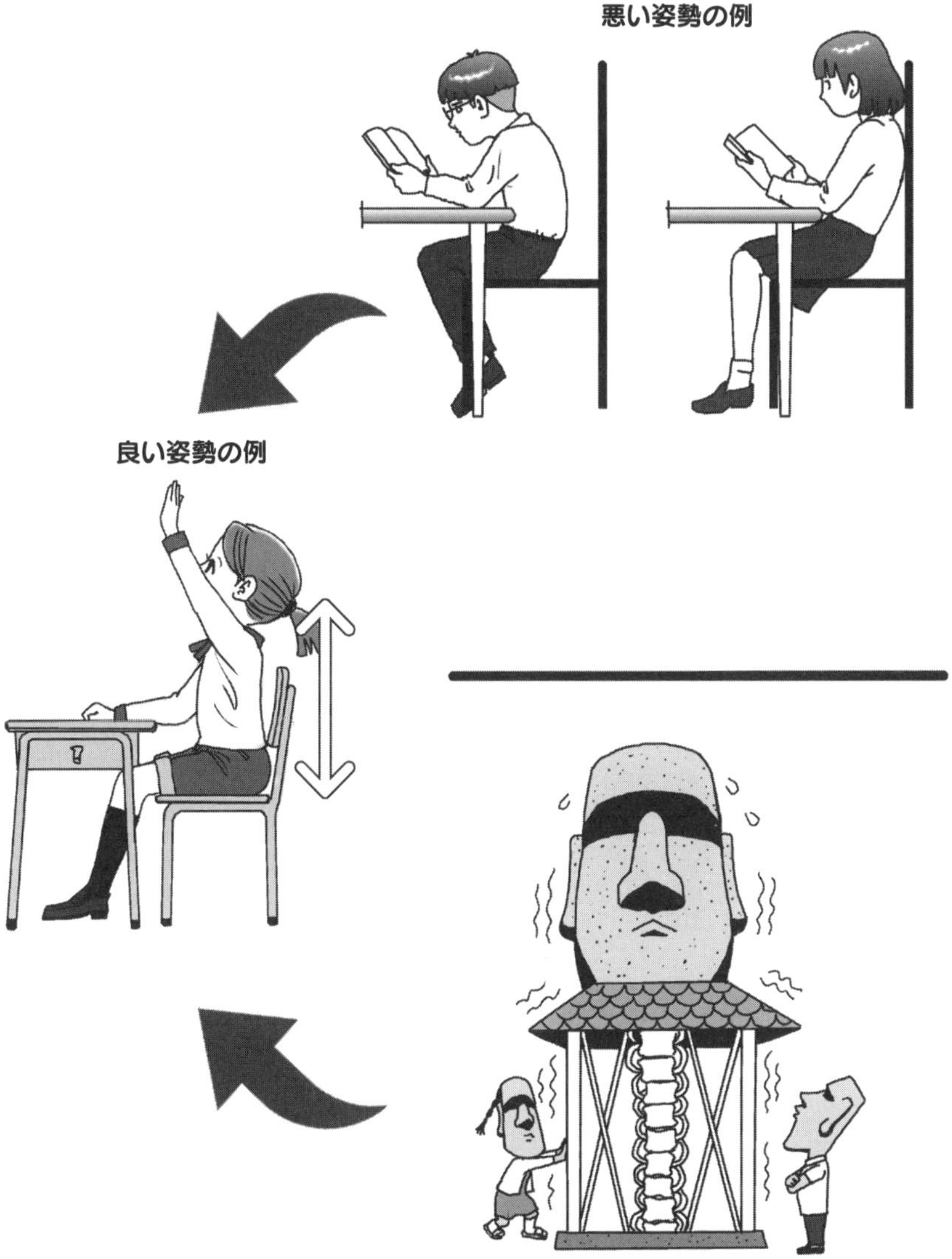

モアイの頭を支える大黒柱周りの補強釘は深部筋、外側のクロスした支える棒は表在筋を示しています

良い姿勢をつくるには、ストレッチと体幹筋の強化が必要です。まず、悪い姿勢（上段）に影響している筋のストレッチを行います。次に、良い姿勢を維持するために体幹筋の強化を行います。次のページから具体的な方法を述べます。なお、下段は体幹筋の役割を表しています

姿勢をよくするための遊び・運動方法①――大胸筋のストレッチ

大胸筋は、鎖骨と胸骨および肋骨に起始（筋の始まり）があり、上腕骨に停止（筋の終わり）があります。

大胸筋が短縮すると、上腕骨を介して肩甲骨が前方へ引き出され、胸郭の開きが悪くなるため背中が丸まります。それを防ぐ大胸筋のストレッチは、両腕を身体の真横にあげた後、身体の後方へ引くことで行います。二人で行う場合は、子どもの脊柱を足で押さえながら身体の真横に上げた両腕を身体の後方へ引きます。両腕を後方に引く（ストレッチ）時間は、1回あたり10～20秒とし、4回ほど行います。なお、ストレッチと同時に深呼吸させると、より胸郭が開きやすくなるため効果的です。

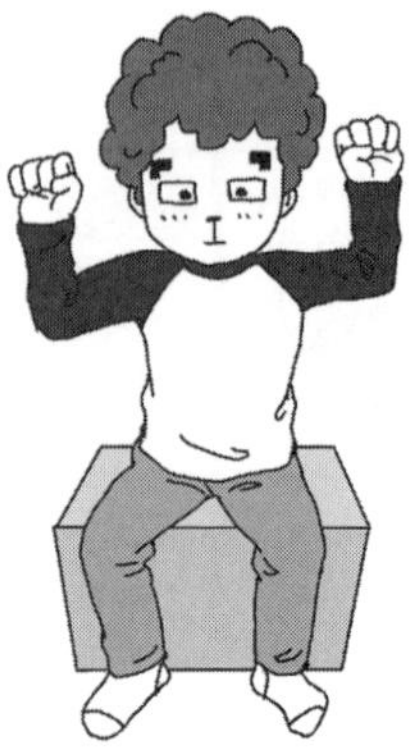

両肘を曲げて
後ろへ引きます

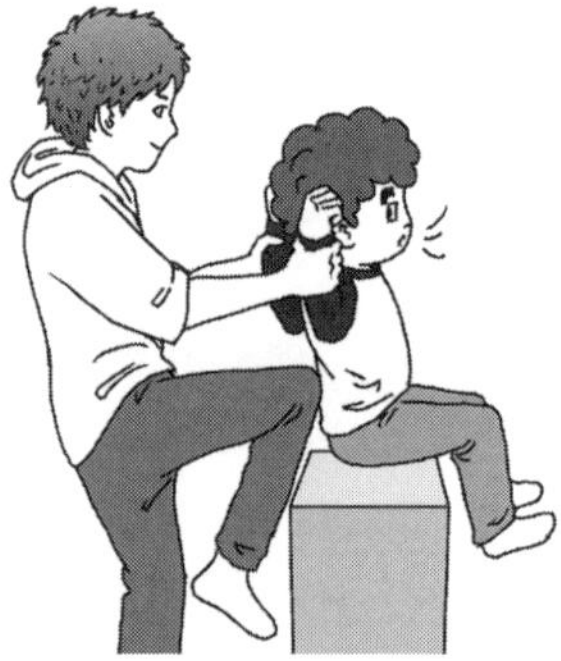

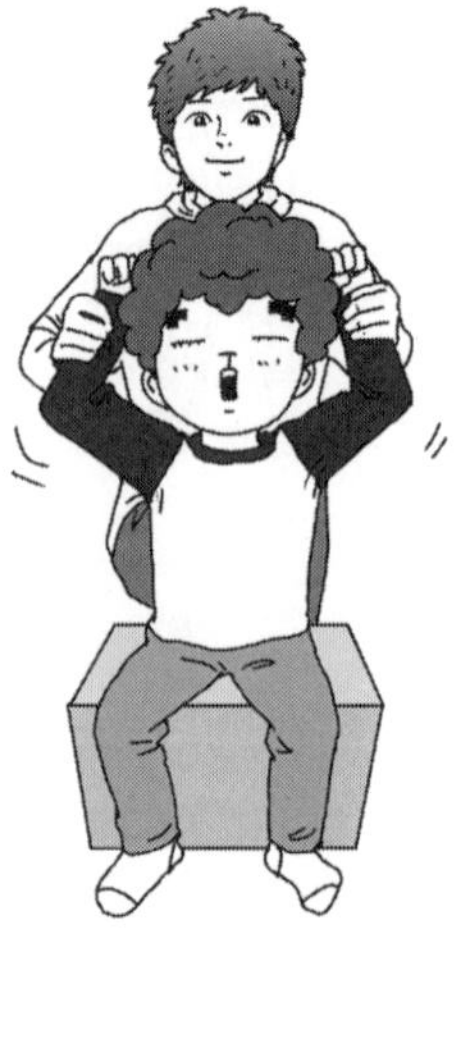

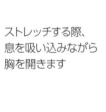

ストレッチする際、
息を吸い込みながら
胸を開きます

姿勢をよくするための遊び・運動方法②—ハムストリングスのストレッチ

ハムストリングス（半腱様筋《はんけんようきん》、半膜様《はんまくよう》、大腿二頭筋）は、大腿部後面にある筋で、坐骨（骨盤の下部）に起始、脛骨と腓骨（膝下と下腿の骨）に停止があります。ハムストリングスが短縮すると、椅子で座る際に骨盤の下部分が前方へ引かれます。この動きを骨盤の後傾と呼び、これにより仙骨部（骨盤後面）が椅子の座面に接します。骨盤が後傾すると、これに連なる脊柱が後弯（背中が曲がる）します。つまり、骨盤の後傾が猫背（円背）の原因となります。それを防ぐハムストリングスのストレッチは、座った状態で膝を伸ばし、体を曲げて両手で足先を触ることで行います。二人で行う場合は、子どもを仰向けにして足を持ち上げながら膝関節と股関節を曲げた後、膝関節を伸ばします。膝関節と股関節を曲げる（ストレッチ）時間は、1回あたり10～20秒とし、4回ほど行います。この時、ストレッチはゆっくり息を吐きながら行います。

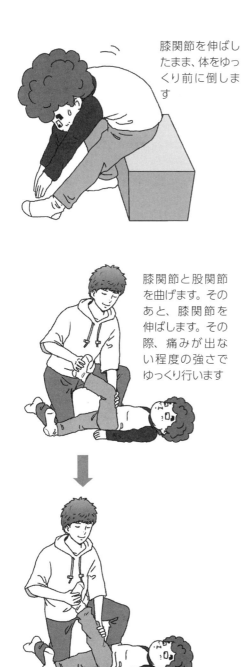

膝関節を伸ばしたまま、体をゆっくり前に倒します

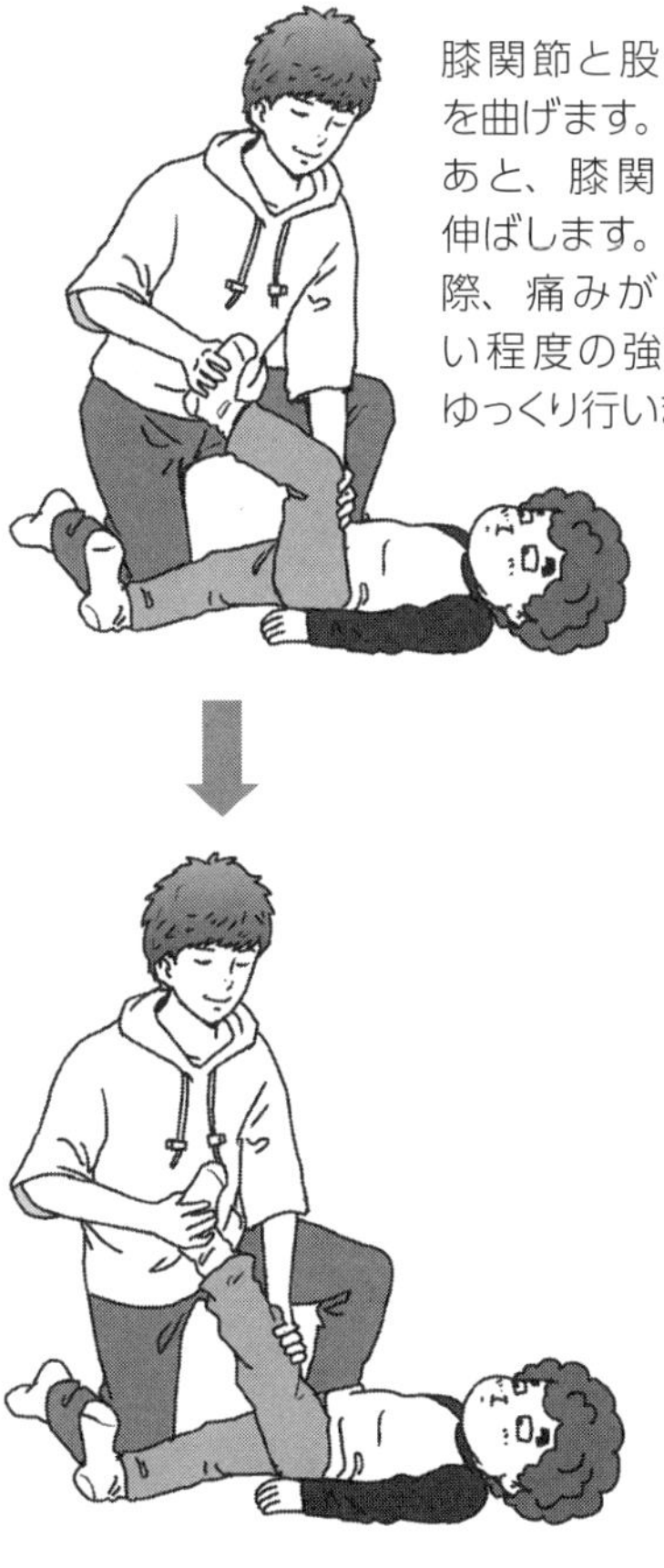

膝関節と股関節を曲げます。そのあと、膝関節を伸ばします。その際、痛みが出ない程度の強さでゆっくり行います

姿勢をよくするための遊び・運動方法③――体幹筋の強化1（座位での側方傾斜）

静止姿勢の保持には、体幹の深部筋が主体となっています。そこで体幹の深部筋を強化するために不安定な姿勢をとり、そのバランスを調整させる運動を行ます。まず深部筋の強化には、足のつかない台などに座らせた状態で、両腕を身体の真横にまっすぐ伸ばして床と平行になる高さまで上げます。そして、両腕と床は平行にしたまま体を横に傾けた後、元の姿勢に戻します。これを左右に10回ほど繰り返します。明らかに水平が保てない場合は、鏡を使って子ども自身の体がみえるようにし、子どもの後方から誘導することで姿勢の確認を手助けするとよいです。

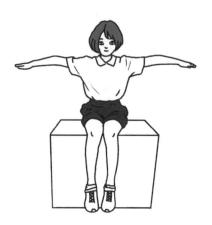

両手が床と平行であることが重要なため、できない場合は後方から誘導します

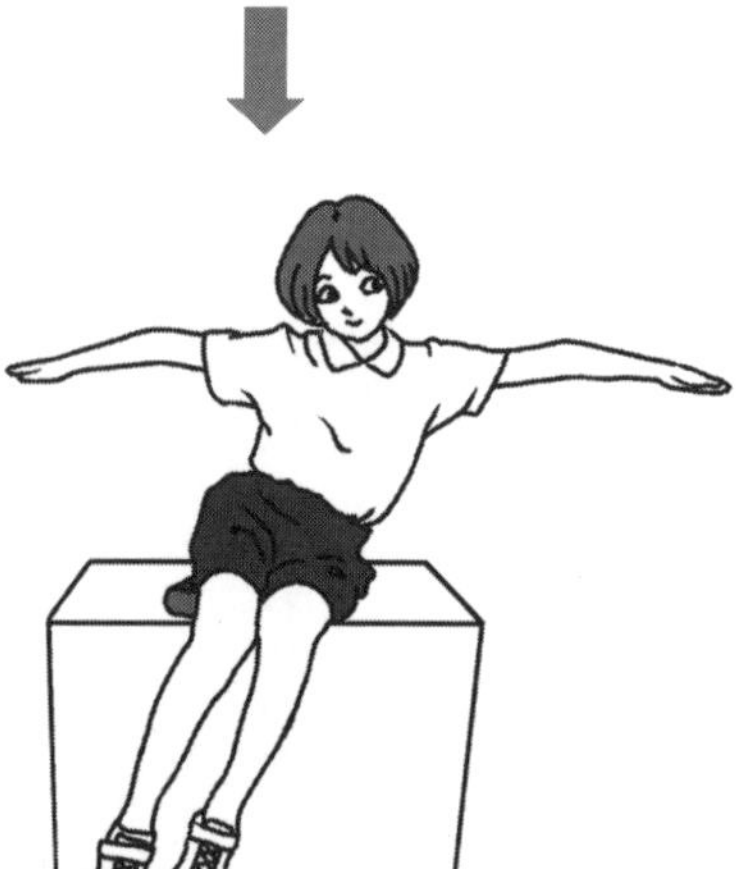

ぎりぎりまで体を真横に倒します

姿勢をよくするための遊び・運動方法④—体幹筋の強化2（バード・ドッグ：四つ這いバランス）

次の深部筋の強化方法として、顔は前方に向き、脊柱は真っすぐ伸ばし、肩関節と股関節を90度に曲げた四つ這いの姿勢をとります。その姿勢から片側の腕を上げさせます。片側の腕を上げた姿勢が安定したら、その状態のまま反対側の足を上げさせます。もし、足が上げられない場合は、子どもの手助けを行い、姿勢を保持します。また、上げた手足は横からみて一直線になるよう確認し、体がねじれないよう誘導します。この状態を1回20秒ほど保持させ、左右交互に2～3回行います。この運動は難易度が高い動作のため、急がせず、全身の筋緊張に注意し、各段階が確実に安定するのを待ってから次の段階へと進みます。

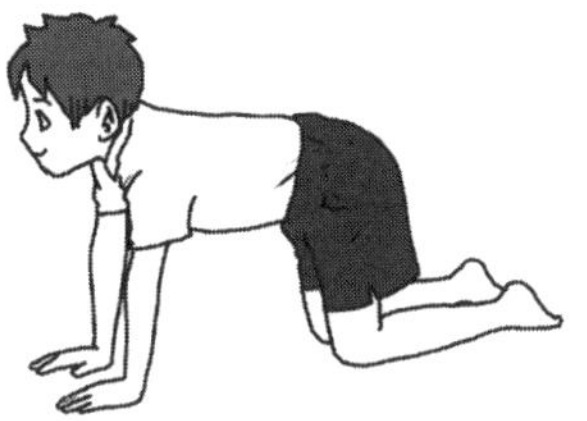

脊柱が一直線で、股関節が 90°となる四つ這いをとります

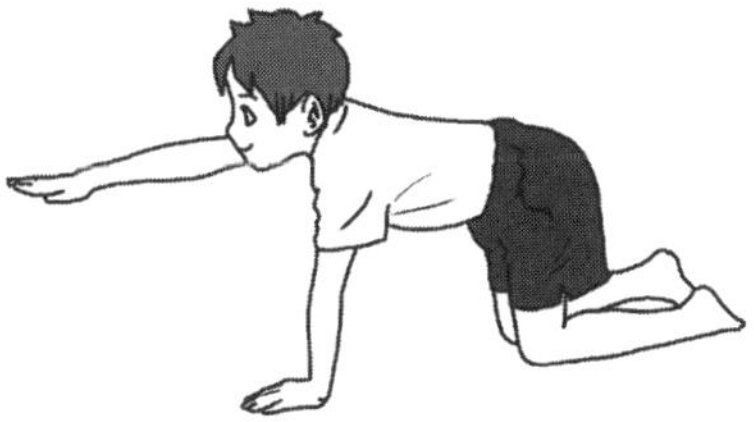

床と平行に片腕を上げます

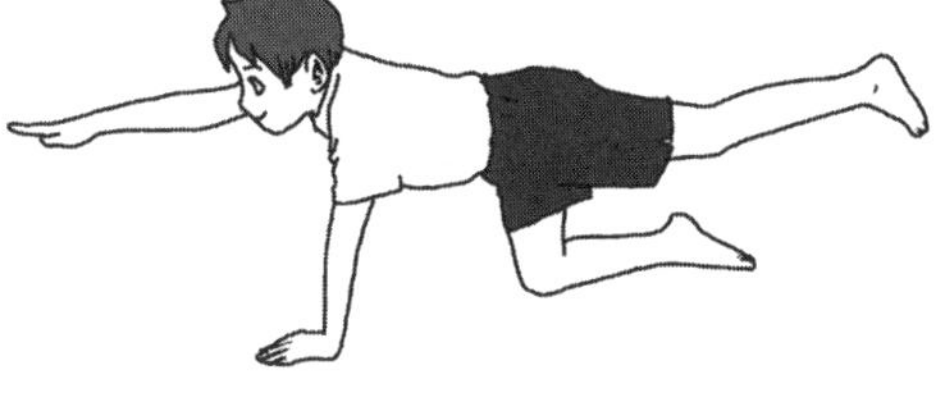

さらに反対側の片足を床と平行に上げます。その際、腕から足が一直線となるようにします

姿勢をよくするための遊び・運動方法⑤—体幹筋の強化3（サイドブリッジ）

次の深部筋の強化方法として、子どもに横向きに寝てもらい、足が前後になるよう軽く交差させてまっすぐ伸ばし、肘で身体を支えさせます。そして、上側の手は、下側の肩におきます。この姿勢から足を支点にして骨盤（腰）を持ち上げさせます。その際、脊柱が一直線になるよう体のねじれに注意し、15～20秒ほど姿勢を保持させ4回ほど行います。続いて、反対側を上にして同様の運動を行います。もし、不安定な場合は手助けを行い、姿勢を保持します。なお、サイドブリッジの保持時間に左右で大きな差がない場合は、筋活動のバランスが良好であることを示しています。

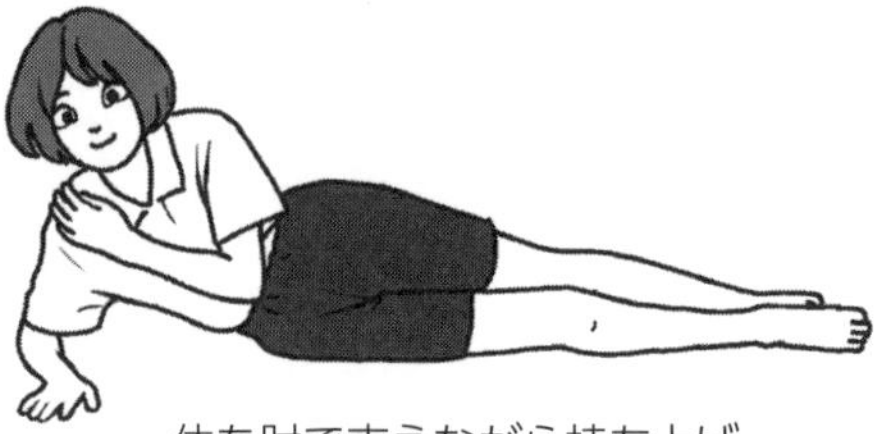

体を肘で支えながら持ち上げます

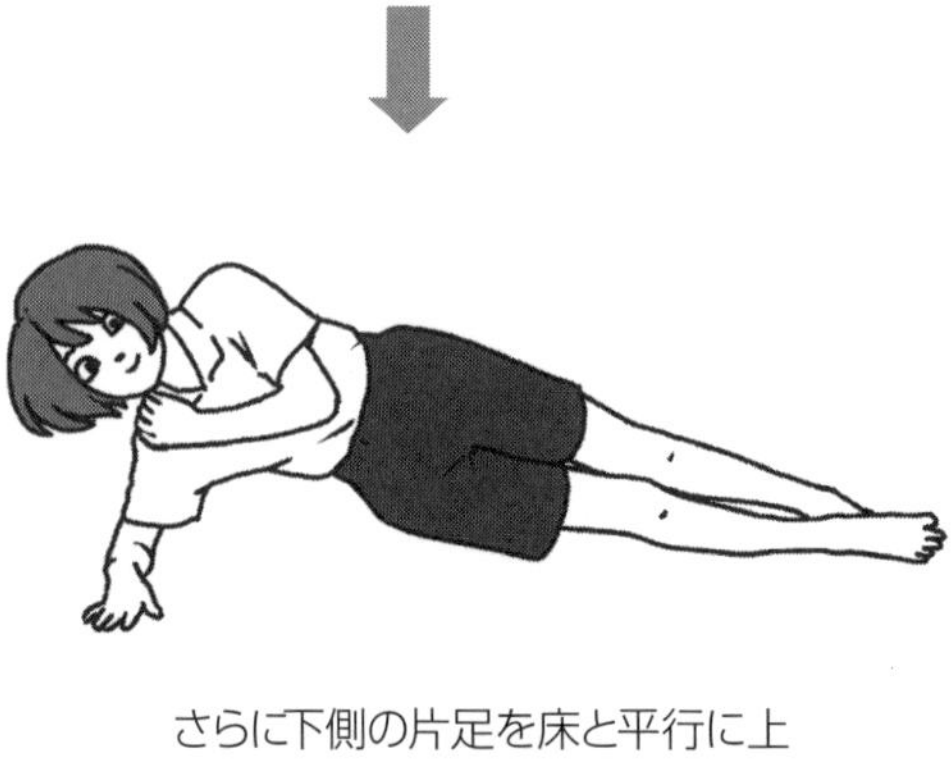

さらに下側の片足を床と平行に上げます。その際、脊柱と下肢が一直線になるようにします。体幹がねじれないように注意してください。足はどちらが前でも大丈夫です

姿勢をよくするための遊び・運動方法⑥—体幹筋の強化4（バランスボールでの座位）

次の深部筋の強化方法として、座った時に、股関節と膝関節が約90度に曲がる大きさのバランスボールを用意します。そのバランスボールに子どもを座らせ、背筋を伸ばし、股関節と膝関節が90度に曲がった姿勢になるようにします。そして、十分に安定して座れるようになった後、片側の腕を身体の前方に上げさせます。片側の腕を左右交互に上げ、この姿勢が安定するまで行います。姿勢が安定したら、続いて上げた腕と反対側の足を上げさせます。その際、非常に不安定となるため、はじめはバランスボールが動かないよう手助けするとよいです。この運動を左右交互に各10秒間保持し、10回を目標に行います。

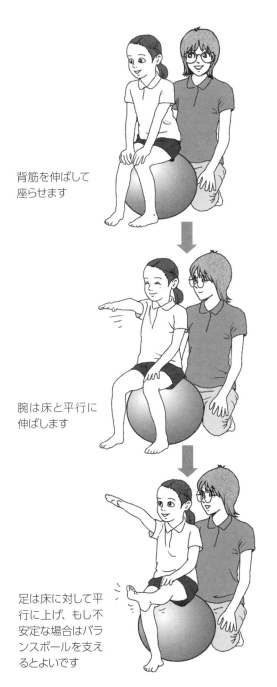

背筋を伸ばして
座らせます

腕は床と平行に
伸ばします

足は床に対して平
行に上げ、もし不
安定な場合はバラ
ンスボールを支え
るとよいです

姿勢をよくするための遊び・運動方法⑦―体幹筋の強化5（ボール上での背臥位バランス）

次の深部筋の強化方法として、子どもを仰向けに寝かせ、両腕を身体から外に約30度開いてまっすぐに伸ばし、手のひらは床に向けてつけ、両足をバランスボールの上にのせます。その際、背中やお尻は床につけておきます。その姿勢が安定していることを確認した後、背中とお尻を上げさせます。この姿勢を約10～20秒間保持させます。続いて、十分に安定していることが確認できれば、さらにこの姿勢から片側の足をボールから少し上げさせます。はじめは不安定なことが多いので、バランスボールを固定して行うとよいです。それでも困難な場合は、子どもの手助けをして姿勢を保持します。なお、この運動はバランス保持の難易度が高いです。そのため、ある程度バランス機能が高い子どもに対して行ってください。

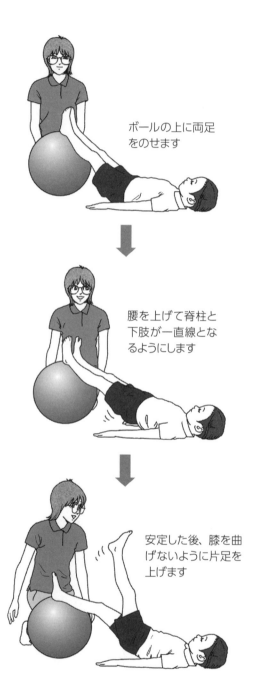

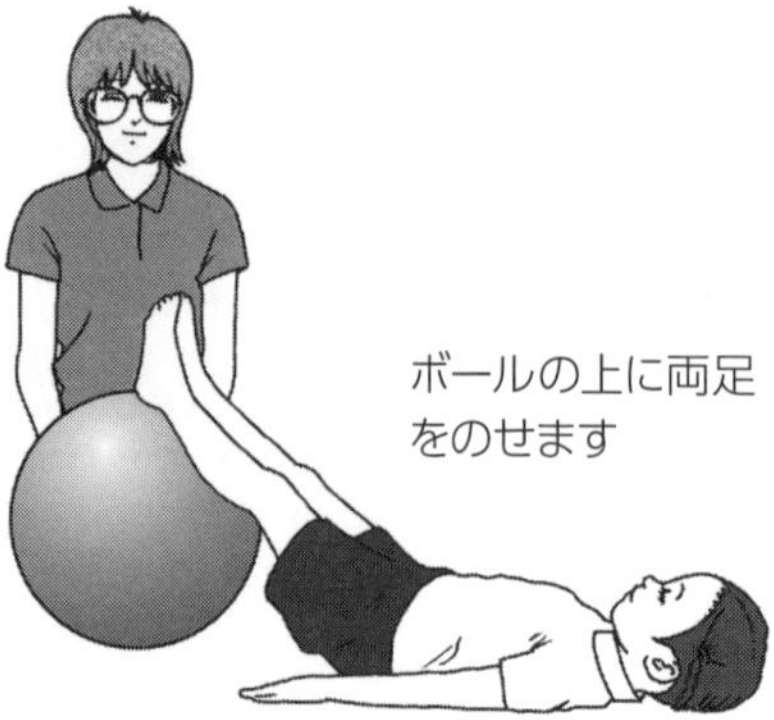

ボールの上に両足をのせます

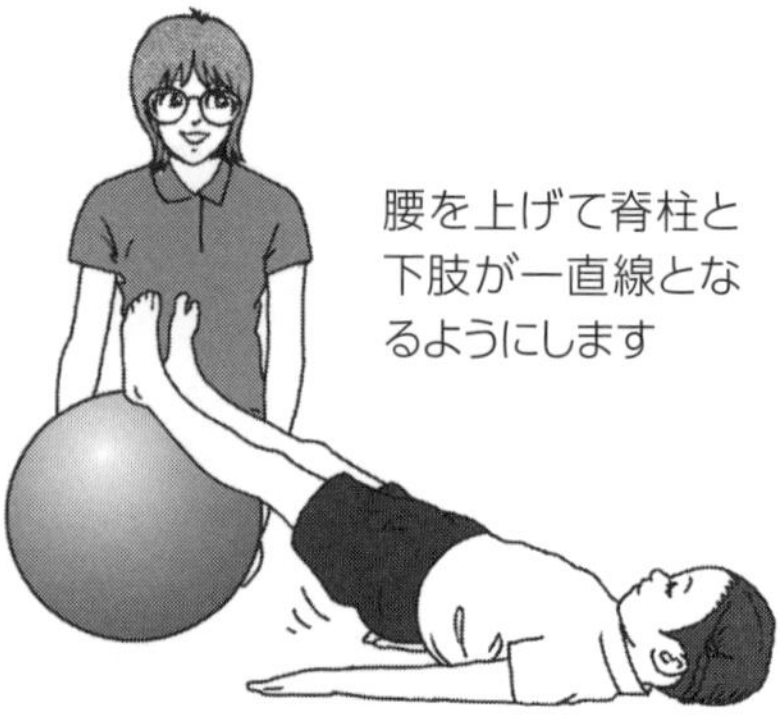

腰を上げて脊柱と下肢が一直線となるようにします

安定した後、膝を曲げないように片足を上げます

発達障害が疑われる偉人たちの話①

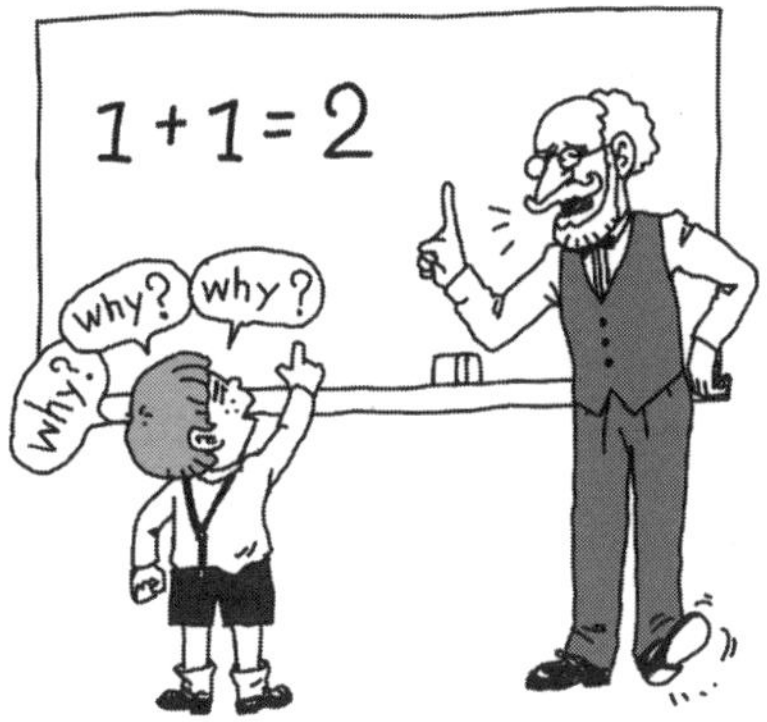

学校では、先生に納得がいくまで質問するため、先生を困らせたり

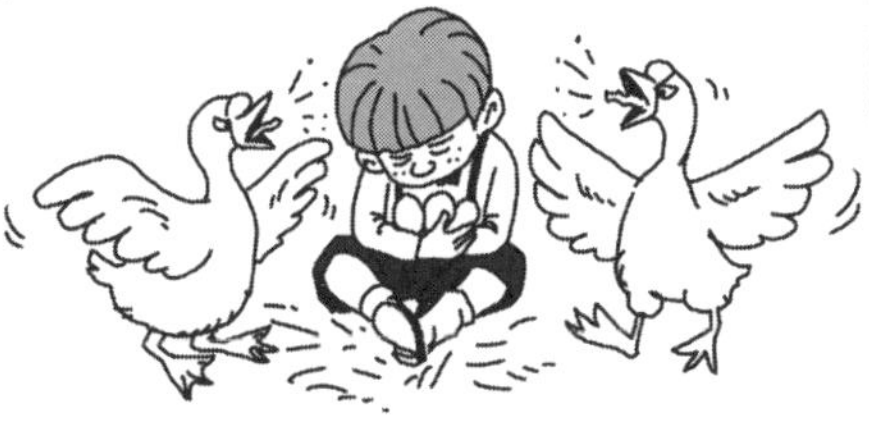

集中すると時間を忘れてしまいます。例えば、アヒルの卵を自分で温め、鳥小屋の中で一昼夜を過したり

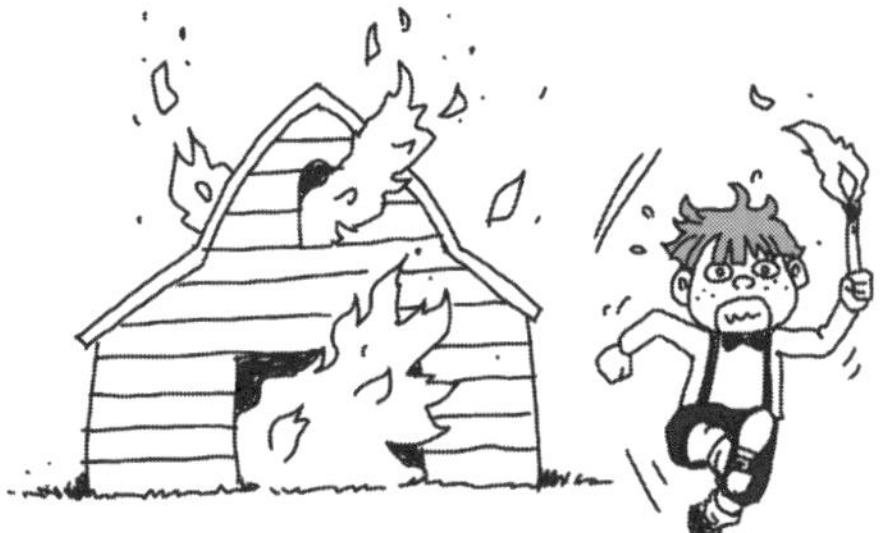

なんでも実際にやってみないと気がすみません。例えば、実験のため納屋で火事を起こしてしまったり

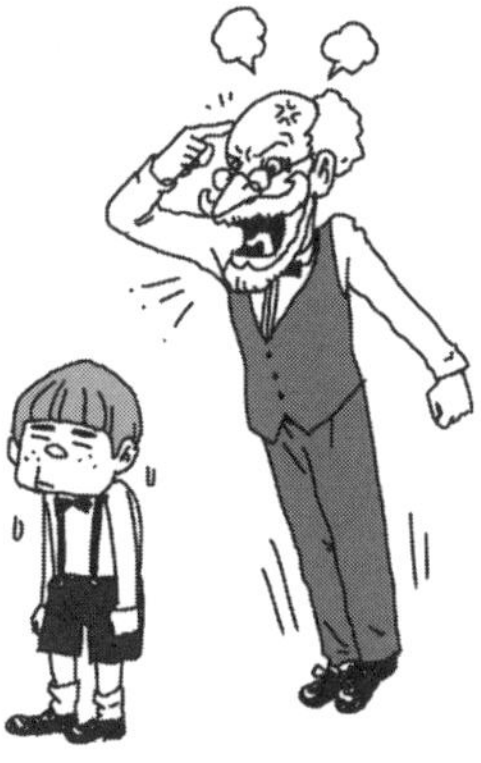

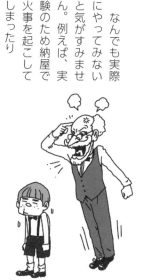

ついに先生は怒ってしまいました

その人の名前は

トーマス・エジソン

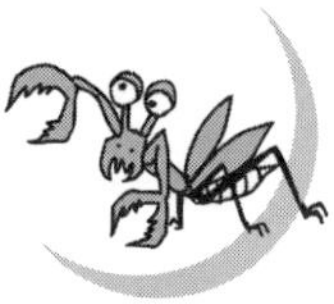

姿勢がよくなった後、次は運動中のバランスをよくしましょう

ヒトは、動作を行う際にバランス感覚が成熟していないと、安定した動作や運動を行うことができません。発達障害の子どもは、動作や運動中におけるバランス感覚が成熟していないため、ふらついたり、転倒したりと不安定な動きをとることはレクチャーⅢで述べました。この動作・運動時のバランス感覚を養う方法として、あえて不安定な場面を設定し、この条件下で運動を繰り返し行い、その不安定な場面に適応する能力を養うことで、バランス感覚の成熟を目指します。

具体的な方法としては、身近な用具を使用して不安定さを作り出し、それによって「走る」「跳ぶ」「またぐ」などの動作をダイナミックな運動へと変えて行うことで、バランス感覚を身につけていきます。例えば、背の低いブロックから背の高いブロックへ飛び移るといった跳ぶ運動などを行います。この運動は、ブロックを蹴って前方に飛び出す段階で、飛び出し時の力と身体に加わる重力が着地時の身体にどのように働くのか。また、空中での姿勢は時間の経過とともに変化するため、着地時に合わせた姿勢をどのようにとるのか。さらに、着地後は身体へ地面から反動が加わるため、どのように身体を適応させるかといった、さまざまな要素を予測する必要があり、バランス感覚を成熟させるためには非常に適しています。

ヒトは、このようなことを無意識下で予測しながら身体のバランスをとって運動しているのです。発達障害の子どもにとっては、楽しみながら学習するのが一番効果的です。そこで、いろいろな遊びや運動をとおしてバランス感覚を成熟させる方法を、次のページで説明していきます。なお、遊びや運動は難易度が低い簡単なものから紹介します。

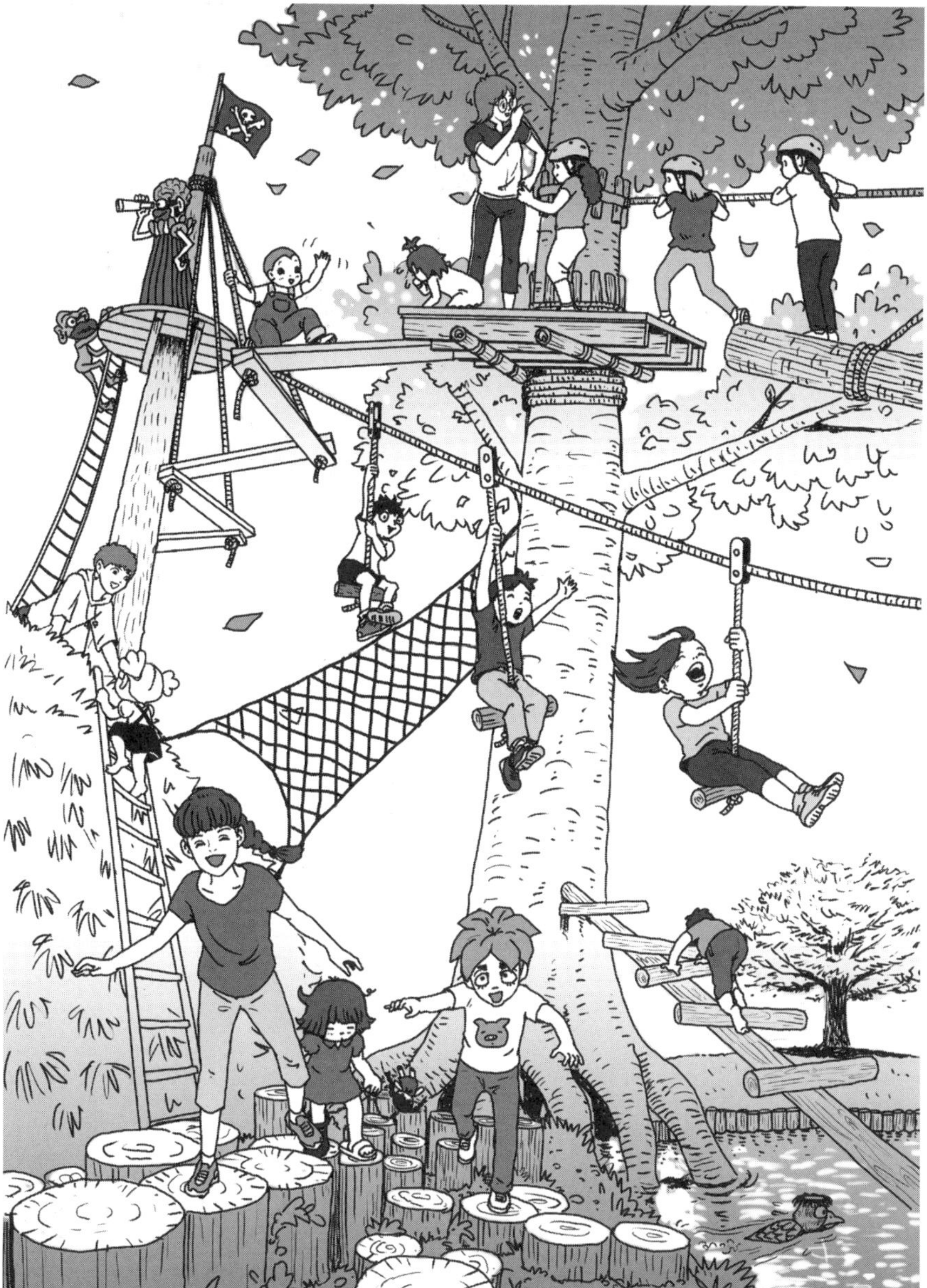

運動中のバランス感覚を養うことが重要です。そのためには、不安定な場所を歩いたり、はしごを昇ったり、飛び石を跳んだりなど、ダイナミックな遊びを行うことが大切です

運動中のバランスをよくするための遊び・運動方法①——ブロック歩行

最初の遊び・運動方法として、「ブロック歩行」を行います。まず、幅20㎝程度、高さ15㎝程度のブロックを用意して直線に並べ道をつくり、ブロックの端から道の上をゆっくり歩く運動をさせます。急いで歩こうとする場合がありますが、バランスと身体の使い方を学ぶため、ゆっくりと歩くように指示します。徐々に慣れてきたら、曲がる道や段差がある道などをつくり、難易度を上げていきます。発達障害の子どもは、平地での歩行においても横方向へのふらつきが大きいため、ブロックという横幅を制限された条件での歩行は難易度が高い課題となり、バランス感覚を養うには適しています。もし、ブロック歩行が難しいような場合は、はじめは片手を添えるなどの手助けをして行ってもよいです。ちなみに、平均台を使用することも可能ですが、高い場合は恐怖感が生じることもありますので、低いブロックから始めるとよいです。

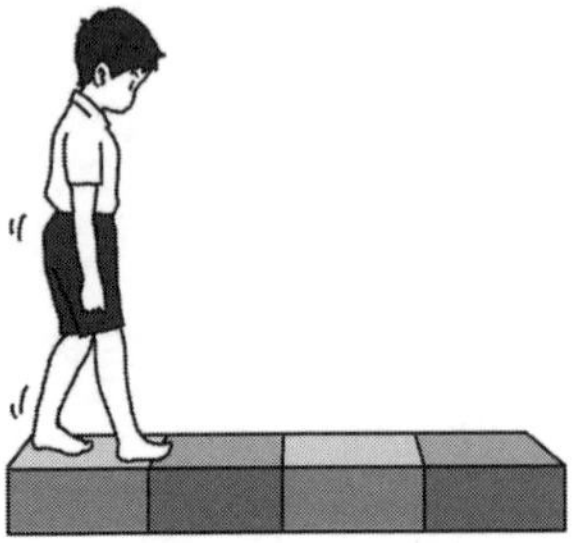

直線の狭い歩行路
を歩きます

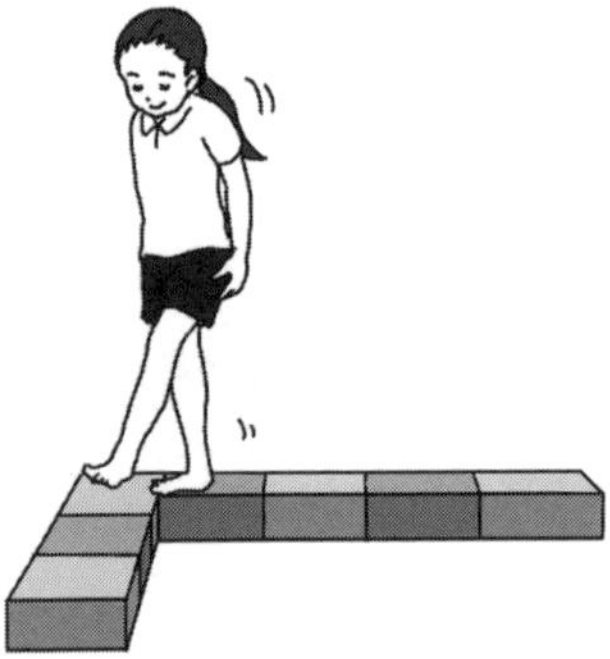

曲がり角をつくって
方向転換を加えます

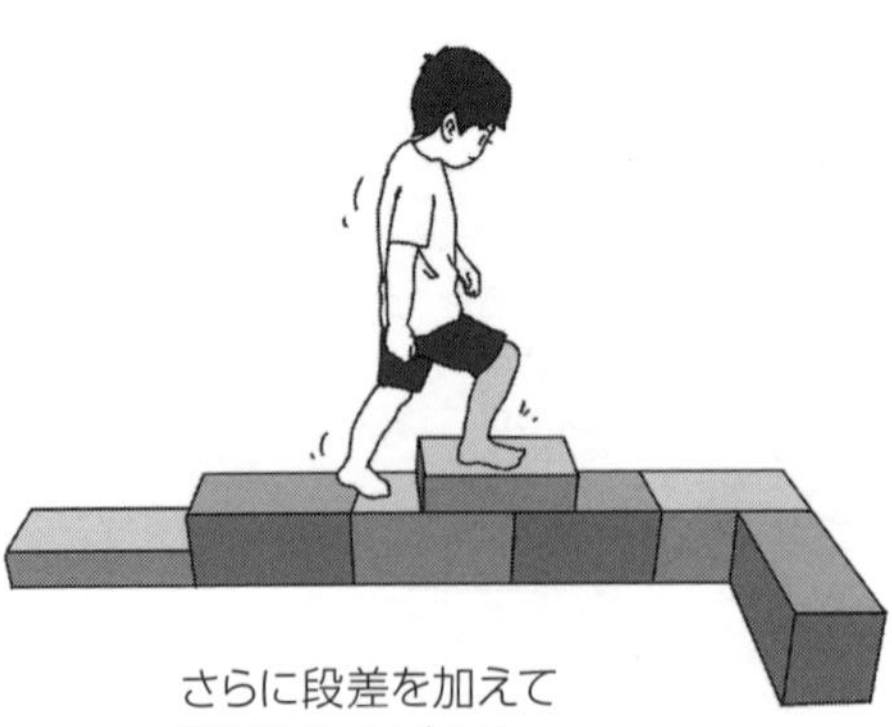

さらに段差を加えて
難易度を上げます

運動中のバランスをよくするための遊び・運動方法②—ブロック渡り

次の遊び・運動方法として、「ブロック渡り」を行います。使用するブロックは、ブロック歩行と同じものでかまいません。まず、同じ高さのブロックを等間隔に置き、ブロックの端から歩きます。その際、ブロックどうしは離れているので、はじめはブロックを乗り越えて歩き、次に間隔を狭めたブロックの上を渡って歩きます。徐々に慣れてきたら、子どもの機能に合わせて高さの違うブロックやブロック間の距離などを工夫して難易度を上げていきます。最終的には、ブロック間をジャンプする課題も行うとよいです。発達障害の子どもは筋力が弱いため、ブロック渡りは「昇る、降りる」を繰り返したり、段の高さを変えるなどで筋への負荷も大きく、難易度が高い課題となり、筋力やバランス感覚を養うには適しています。なお、不安がある子どもには、はじめは片手を添えるなどの手助けをして行ってもよいです。

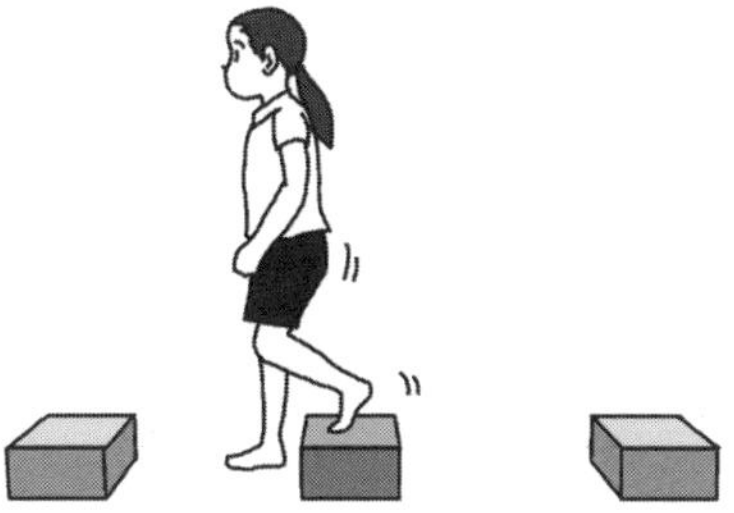

ブロックの上り下りを
行います

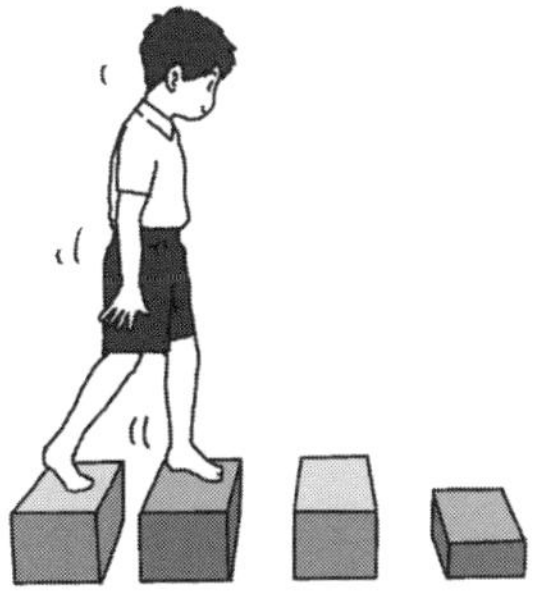

ブロックの幅や高さでバリエー
ションをつけます

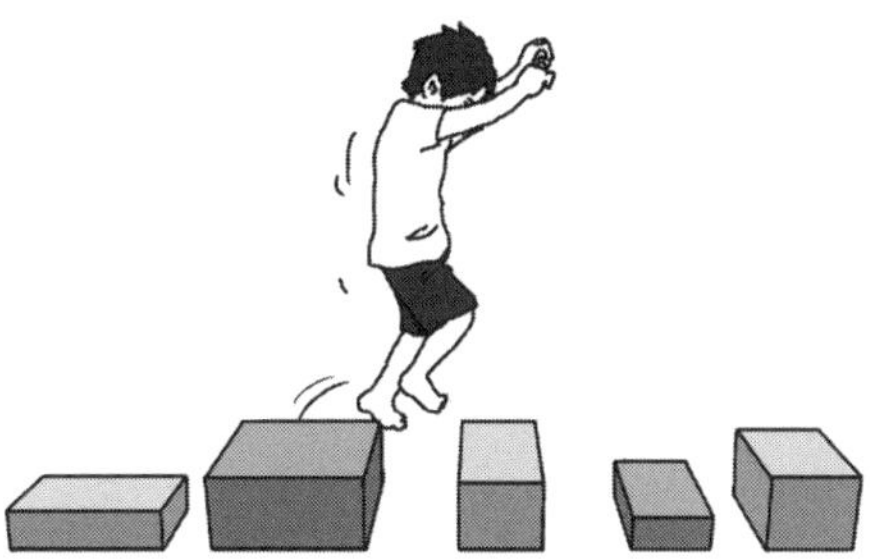

最後はジャンプして、ブロックを
渡らせて難易度を上げます

運動中のバランスをよくするための遊び・運動方法③―はしご型ネット歩行

次の遊び・運動方法として、「はしご型ネット歩行」を行います。はしご型ネット歩行とは、布製のはしご（ラダーとも呼ばれています）を使用したもので、この布製のはしごを床に置き、はじめはその上をゆっくりとまたいで歩行します。徐々に慣れてきたら、横歩きや後ろ歩きなどの歩行パターンや歩行テンポを変えて難易度を上げていきます。さまざまなバリエーションが考えられ、また運動を微妙に調整することもできるため、歩行時におけるバランス感覚を養うには非常に適しています。

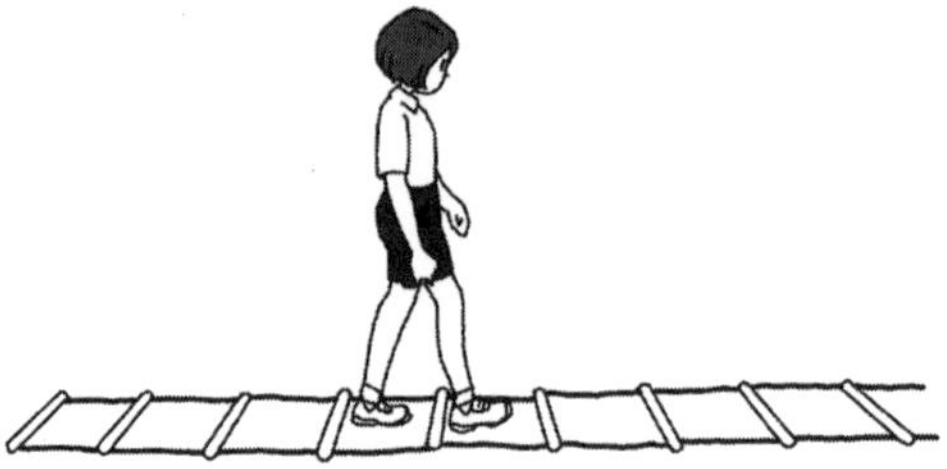

はじめは、できるだけ
ゆっくり正確に歩きます

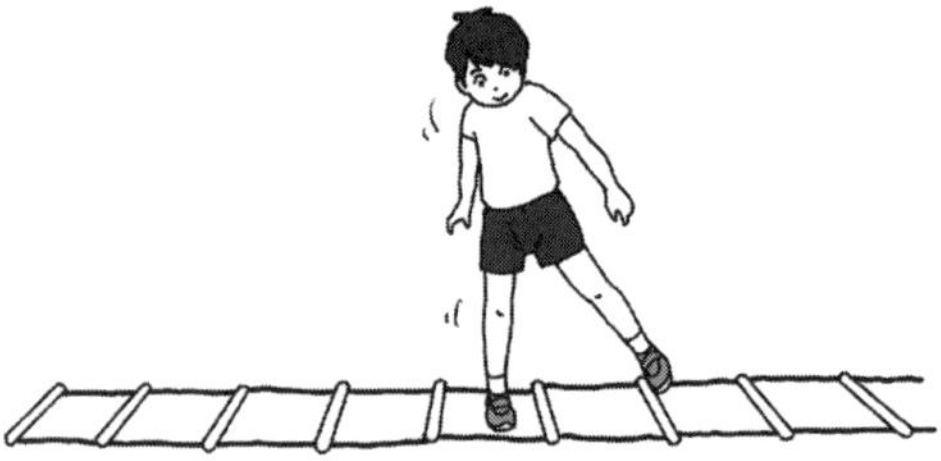

横歩きなど、さまざまな
バリエーションで歩きます

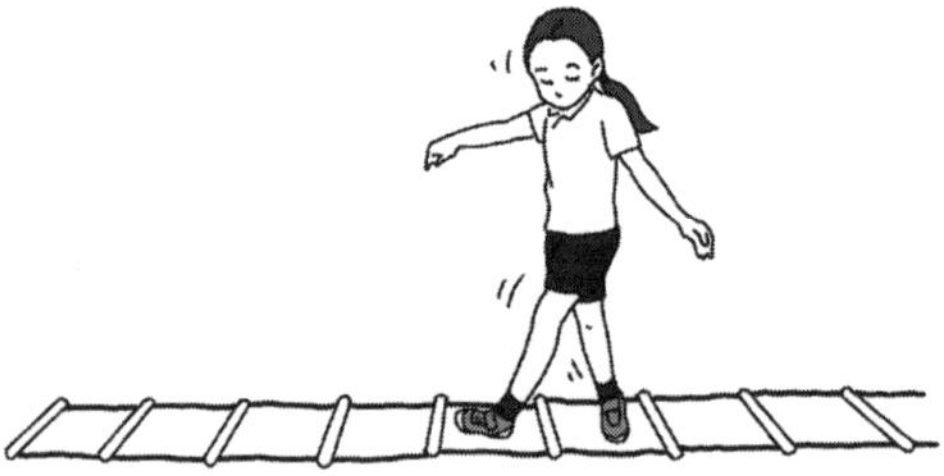

最後は素早く正確に
歩きます

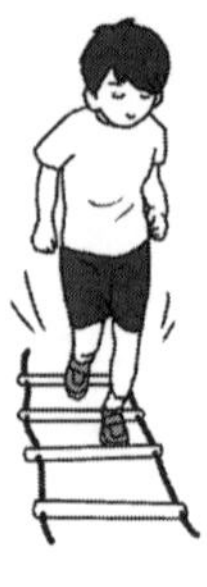

運動中のバランスをよくするための遊び・運動方法④―はしご型ネット跳び

次の遊び・運動方法として、「はしご型ネット跳び」を行います。まず、布製のはしごを床に置き、はじめは両足をつけた状態で、その上を前方にジャンプします。運動の安定が確認できたら、次に片足ジャンプ、スラロームジャンプなどを行い、難易度を上げていきます。この課題は、跳躍運動の正確さが求められます。ただ大きく跳ぶのではなく、跳び幅や方向を決め、はしご型ネットの枠からはみ出すことなく、連続して跳ぶ動作が求められます。つまり、着地と同時に次の跳躍体勢に移る必要があるため、素早い動作におけるバランス感覚を養うには非常に適しています。

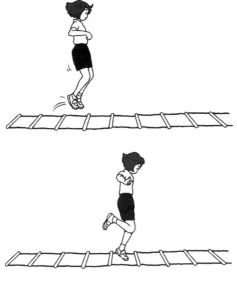

はじめは両足でジャンプし、
次は片足でジャンプします

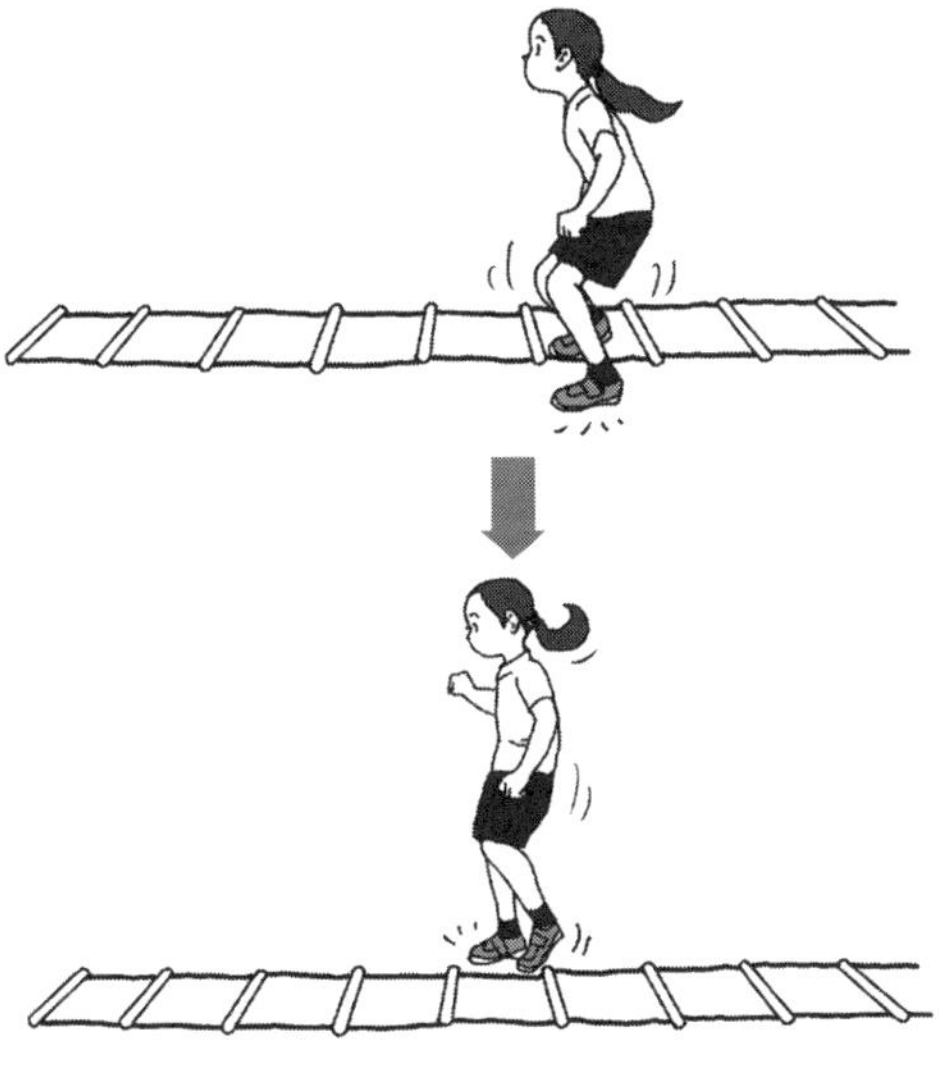

運動が安定してきたら、はしごをまたい
で両足で左右に跳びます（スラローム）

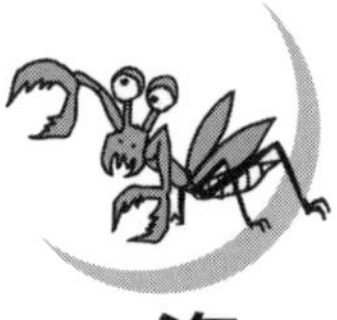

姿勢や運動の安定には関節の可動性を安定させることも大切です

発達障害の子どもは、全身の関節に不安定性が観察されることをレクチャーⅢで述べました。つまり、手関節、肘関節、肩関節、膝関節、足関節においては過剰な可動性のために不安定な状態となり、さらには体幹の不安定性も引き起こされます。そこで関節の可動性を安定させるには、筋の働きが重要となります。関節周囲の筋が適切に働くことで、関節の可動性が安定します。すなわち、関節の可動性は、関節周囲筋の状態に依存しているといえます。

すべての筋は、どんな時も一定の張りを保っています。こうした筋の張りは個人差があり、定型発達の子どもでも張りの弱い子どもが存在します。しかし、発達障害の子どもは通常の個人差よりも張りが明らかに弱い場合が多く観察されます。

筋の張りが弱いということは、筋力がつきにくい状態を意味します。筋の張りの強弱は、ヒトの体質でもあるため、運動などで大きく変化させることは困難です。しかし、筋は重力や負荷などによる刺激を受けることで、反射的に緊張を高める性質をもっています。このことを利用して、運動の中で筋に対する負荷が過度にならない程度に高めることで、筋に刺激を与えることが可能です。こうした負荷が過度でない低負荷運動を続けることで、筋の張りが向上して筋力がつき、関節の可動性を安定化させることができます。そこで、いろいろな遊びや運動をとおして筋の張りの向上および関節の可動性を安定させる方法を、次のページで説明していきます。なお、遊びや運動は難易度が低い簡単なものから紹介しています。

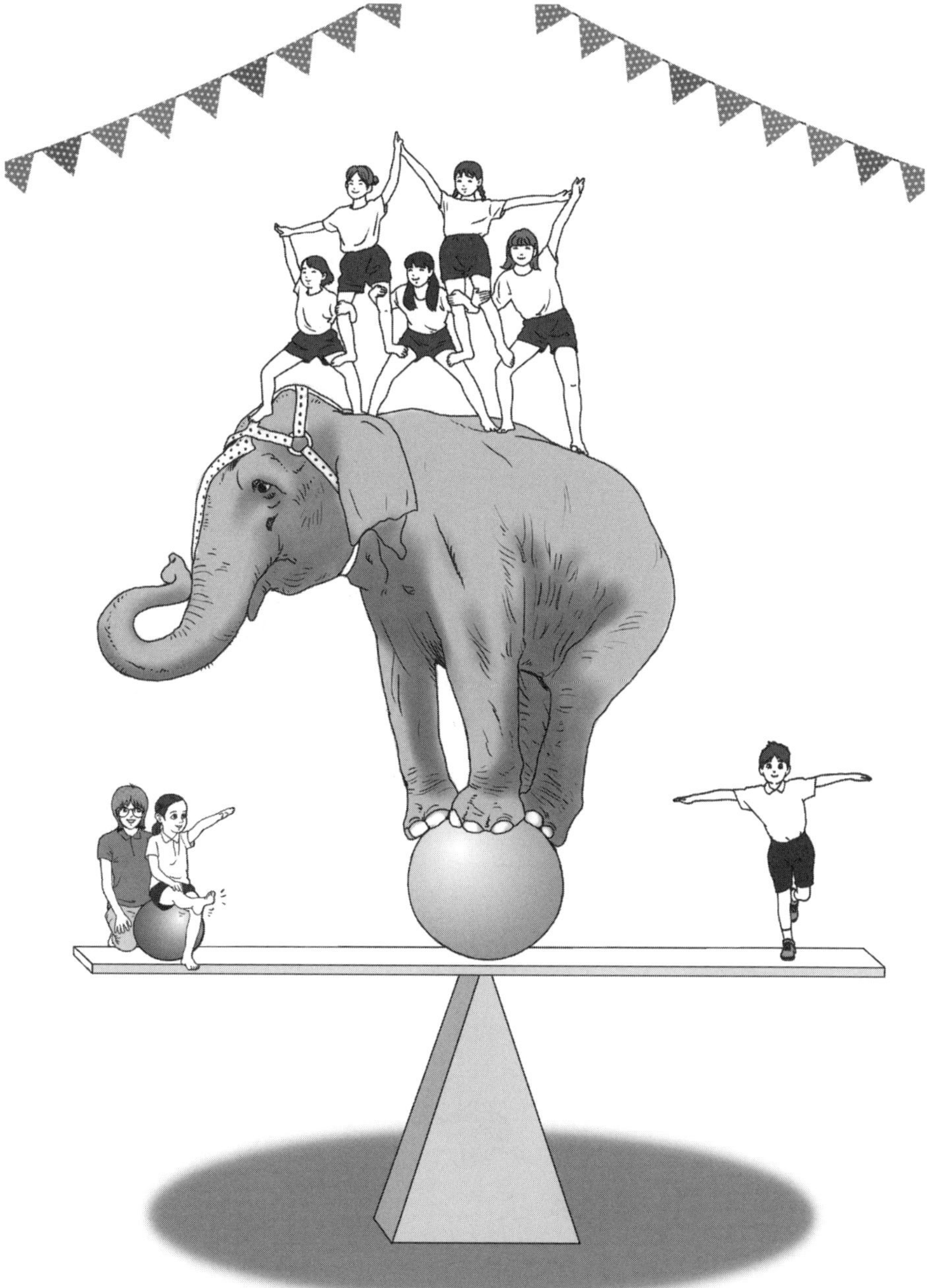

姿勢や運動の安定には、各関節の安定が必要です。各関節には体重などの負荷がかかっていますが、微妙なバランスを保ち続けています。しかし、そのバランスが崩れると、関節の動きは過剰となり、身体の動きは不安定となります

関節の可動性を安定するための遊び・運動方法①―手押し車

最初の遊び・運動方法として、「手押し車」を行います。まず、子どもに腕立て伏せの姿勢をとらせます。そして、セラピストは子どもの足首付近を持って足と体幹を持ち上げます。この時、体幹が弓なりになることがあるので、足と体幹が一直線にまっすぐになるよう指導し、この状態で3ｍほど前進します。安定して行えるようであれば、後退や横方向への移動を行います。もし、体幹が不安定で足と一直線の姿勢がとれない場合は、まずは「骨盤保持による押し車（骨盤を持って行う押し車）」、次に「膝保持による押し車（膝関節を持って行う押し車）」といった順に行い、最後に「通常の手押し車」というように難易度を上げて行うとよいです。なお、必ず足と体幹が一直線することが重要です。

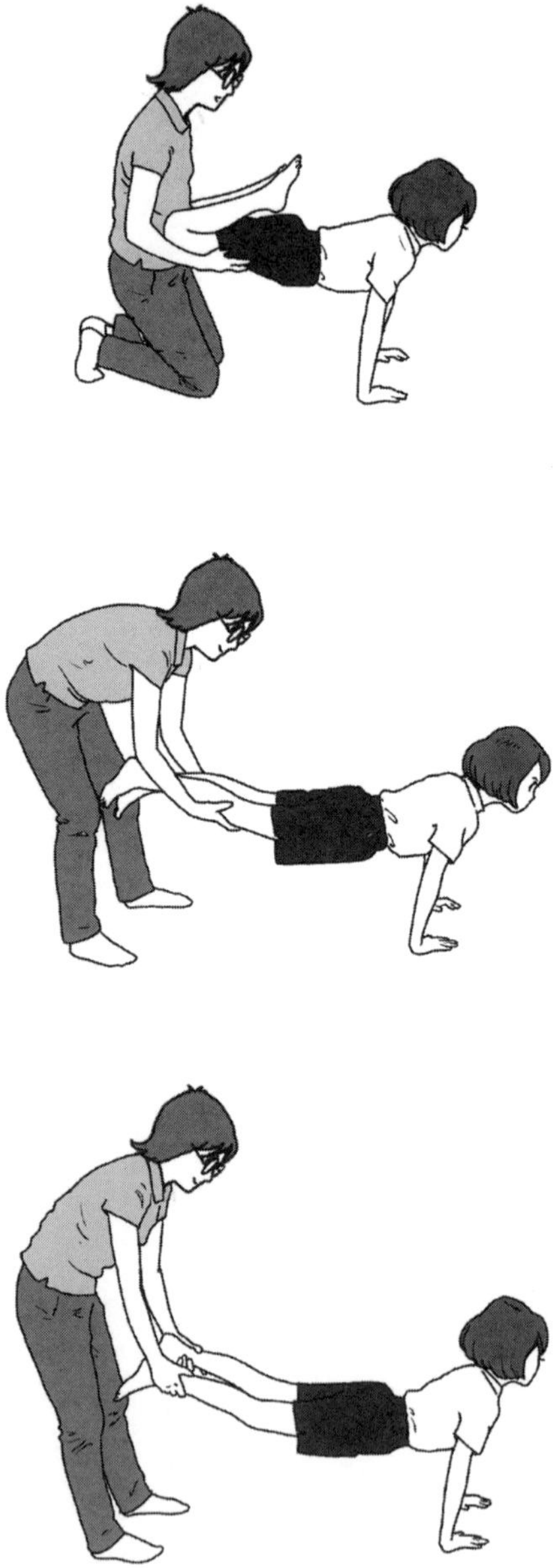

体幹筋が弱い場合は、腰や膝、足首の順で支えます。両腕に体重をかけることで、関節の安定性を高めることができます

関節の可動性を安定するための遊び・運動方法②—おさる歩き

次の遊び・運動方法として、「おさる歩き」を行います。おさる歩きは、腰を深く落とし、ゆっくりと歩行することで、通常の歩行に比較して足の筋に対して負荷を高めることができます。また、この時の歩行は体幹が床に対して、できるだけ垂直になるよう維持し、さらに歩行のリズムが崩れないように連続で行うよう指導します。

おさる歩きが安定し、リズミカルに続けられるようになれば、さらに股関節および膝関節を曲げる角度を大きくし、負荷を徐々に高めていくとよいです。なお、「おさる歩き」は姿勢を不安定にさせるためバランス感覚を養うことにも適しています。

腰を落として、リズミカルに
ゆっくり歩きます

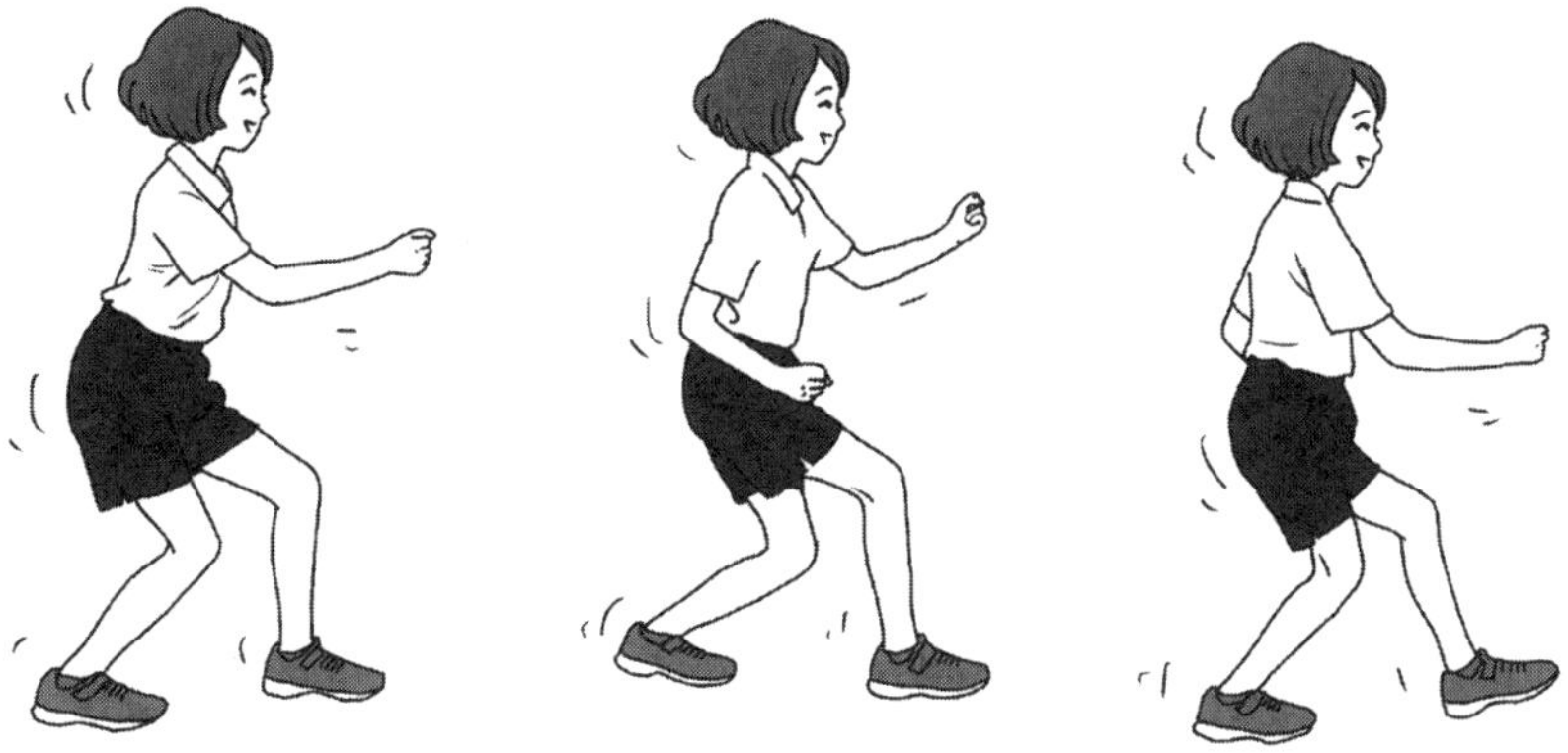

関節の可動性を安定するための遊び・運動方法③—足でタオルつかみ

次の遊び・運動方法として、「足でタオルつかみ」を行います。子どもを裸足にさせて、足の裏が床につく高さの椅子に座らせます。そして、床に置いたタオルの上に足を置き、両足の指を繰り返し曲げ伸ばしして、タオルを引き寄せるよう指示します。その際、両方の踵は床につけた状態を保ち、つま先だけ少し浮かせるようにして行います。左右の足の指は、同時に動かしてもよいですし、交互に行ってもよいです。この時、時間を計測し、早さを競うゲームにすると楽しく行えます。なお、この「タオルつかみ」は足の指で床をつかむ運動であるため、足の裏を走る後脛骨筋を刺激することでき、それにより足部アーチの形成を促し偏平足を改善させることができます。

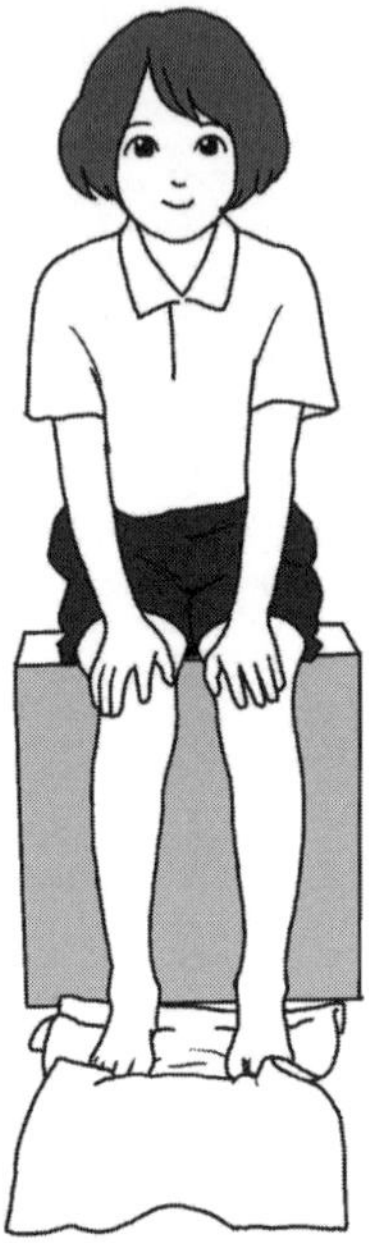

足の指でタオルを手繰り寄せて土踏まずをつくっている筋を強化します

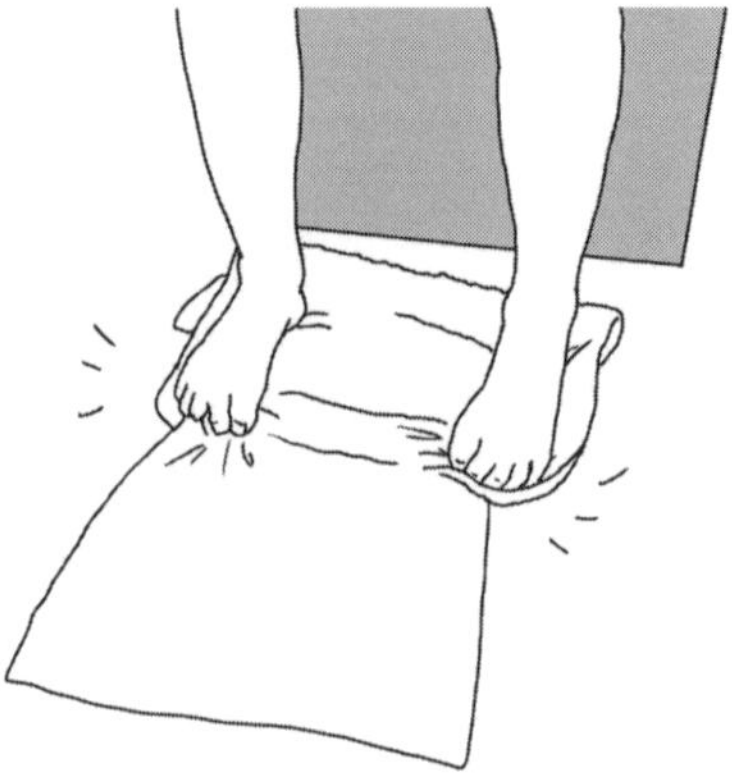

関節の可動性を安定するための遊び・運動方法④――足でお手玉つかみ

次の遊び・運動方法として、「足でお手玉つかみ」を行います。これは足の指で床に置いたタオルをつかむ運動を発展させたものです。まず、子どもを裸足にさせ、その足元にはお手玉を10個程度と足の両側にブロックを置きます。そして、足の指でお手玉をつかみ、足の横に置いたブロックの上へ移動させます。この時、速さを競うや、ブロックの位置を離れたところに移動する、足の指でつかんだお手玉を50㎝ほど離れたカゴへ投げ入れるなど、いろいろなゲームを考えて変化をつけることで楽しんで行うことができます。なお、つかむものは小さな玩具や小さなブロックなど、さまざまなものに変更することも可能です。

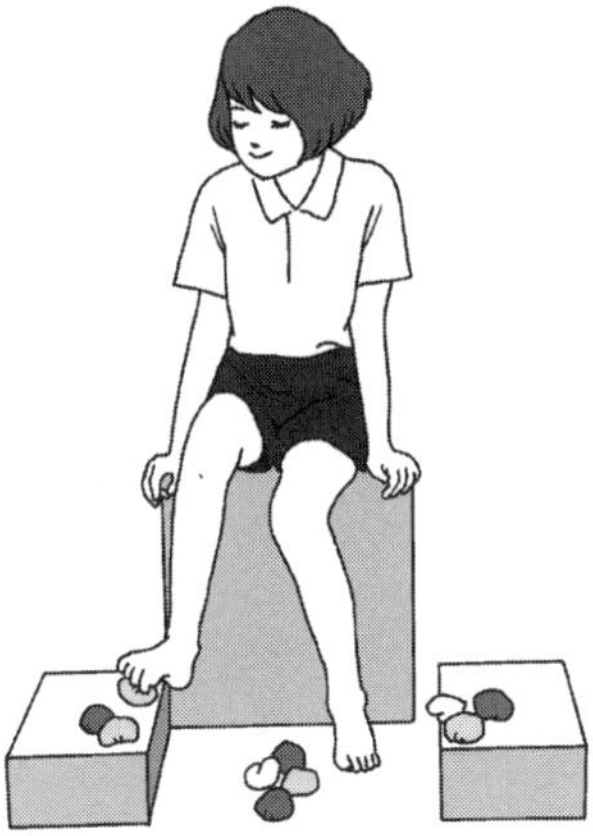

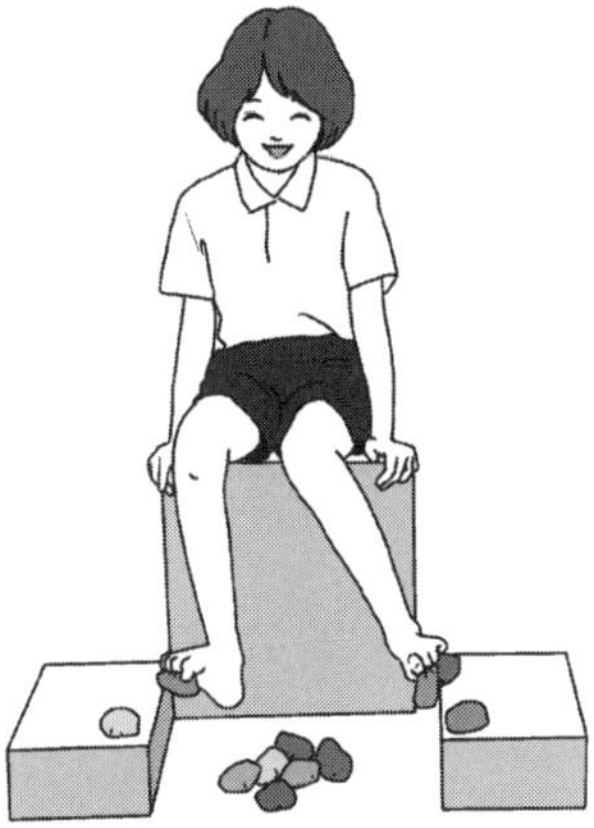

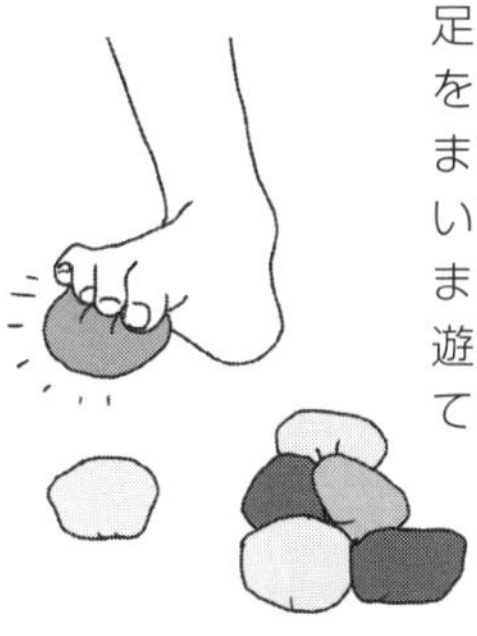

足の指でお手玉をつかみ、土踏まずをつくっている筋を強化します。この時、遊び感覚で行っても楽しいです

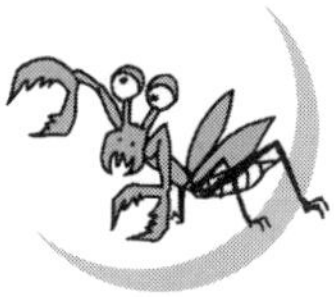

さらなる成長を目指し、運動イメージを育てましょう

運動イメージとは、自身あるいは他者における四肢の運動（両手足を動かす）を想像することです。つまり、四肢の運動を頭の中で想像したものであり、心象ともいわれ、写真的な静止画、あるいは映画のような動画として認識されるとレクチャーⅣで述べました。この運動イメージは、運動経験の蓄積によって完成度の高いものへと成長し、実際の運動を行うための基礎となります。しかし、発達障害の子どもは感覚異常があるため運動イメージの成熟が遅れています。この問題が運動における稚拙さの直接的な要因の一つとなります。

運動イメージは、自らの全身の状態を知覚することが基本となります。ところが、実際に自分の身体を視覚的に確認することが可能なのは、手先と足先の一部のみです。視覚的に確認できない身体のイメージは、日常のさまざまな姿勢、肢位、運動によって経験する情報から脳内に構築していきます。つまり、運動イメージは脳内に自身の身体像をスケッチするようなものです。はじめはぼんやりしたスケッチですが、経験を重ねることで明確な身体像へと変化します。

運動イメージを育てる方法は、視覚の助けなく手足の動きの再現を頭の中でイメージして繰り返すことで行います。さらにダイナミックな運動は、動作の模倣（子どもにセラピストの動作をまねさせる）を応用することで行います。つまり、セラピストと子どもの間でさまざまな動作の模倣を行います。この時、鏡を使うことで、子どもに自身の運動を視覚的に確認させると効果的です。いろいろな遊びや運動をとおして運動イメージを育てる方法を、次のページで説明していきます。なお、遊びや運動は難易度が低い簡単なものから紹介しています。

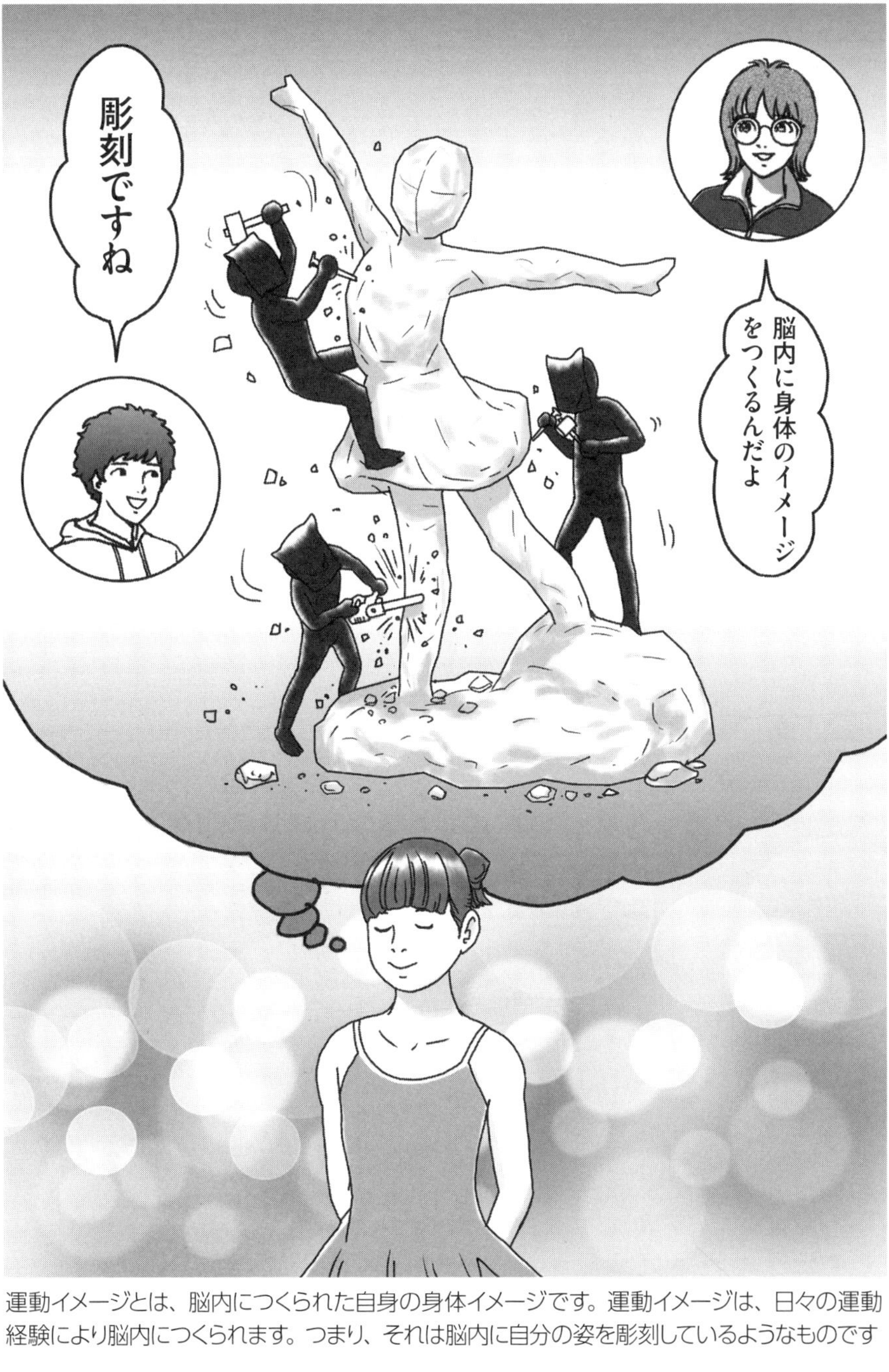

運動イメージとは、脳内につくられた自身の身体イメージです。運動イメージは、日々の運動経験により脳内につくられます。つまり、それは脳内に自分の姿を彫刻しているようなものです

運動イメージを育てる遊び・運動方法①―角度あてゲーム

最初の遊び・運動方法として、「角度あてゲーム」を行います。まず、子どもとセラピストは、椅子を横に並べて座ります。そして、子どもに目を閉じさせ、セラピストは子どもの腕を持ち、肘関節を一定の角度に動かします。子どもに目を開けさせ、肘関節の状態を確認させてから、いったん腕を元に戻します。その後、子どもに再び目を閉じさせて、先ほどの肘関節の角度を再現するよう指示します。子どもが再現した後、目を開けさせて自分が動かした肘関節の状態を確認させます。もし、肘関節の角度に誤差があれば修正させます。この角度あてが安定してできるようになったら、腕に重りを装着して負荷をかけて難易度を上げていきます。なお、再現結果は、必ず目を開かせて確認をさせます。これを繰り返すことで、運動感覚に情報が構築されていきます。

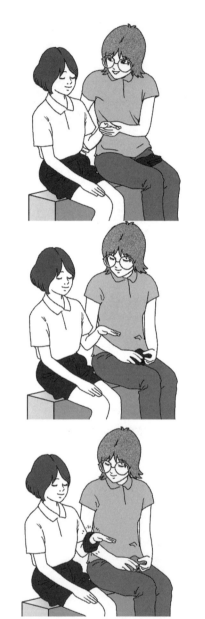

目を閉じさせて角度を指定した後、その角度を再現させます。その結果は、目を開かせて確認させます。なお、重りをつけて難易度をあげていきます

運動イメージを育てる遊び・運動方法②―重さあてゲーム

次の遊び・運動方法として、「重さあてゲーム」を行います。まず、重さの異なる2種類の重りを用意します。そして、子どもとセラピストは椅子を横に並べて座り、セラピストは子どもの肘関節を90度に曲げて、2つの内の1つの重りを持たせます。続いて、もう1つの重りに持ち替えさせます。この時、子どもにどちらが重いかを聞きます。次に、子どもに目を閉じさせ、肘関節を90度に曲げさせて1つの重りを渡し、「これは重いほうですか、軽いほうですか?」と聞きます。その後、目を開けさせ、どちらの重りか確認させます。同様なことを足でも行います。なお、重さの結果は、必ず目を開かせて確認させます。これを繰り返すことで、運動感覚に情報が構築されていきます。

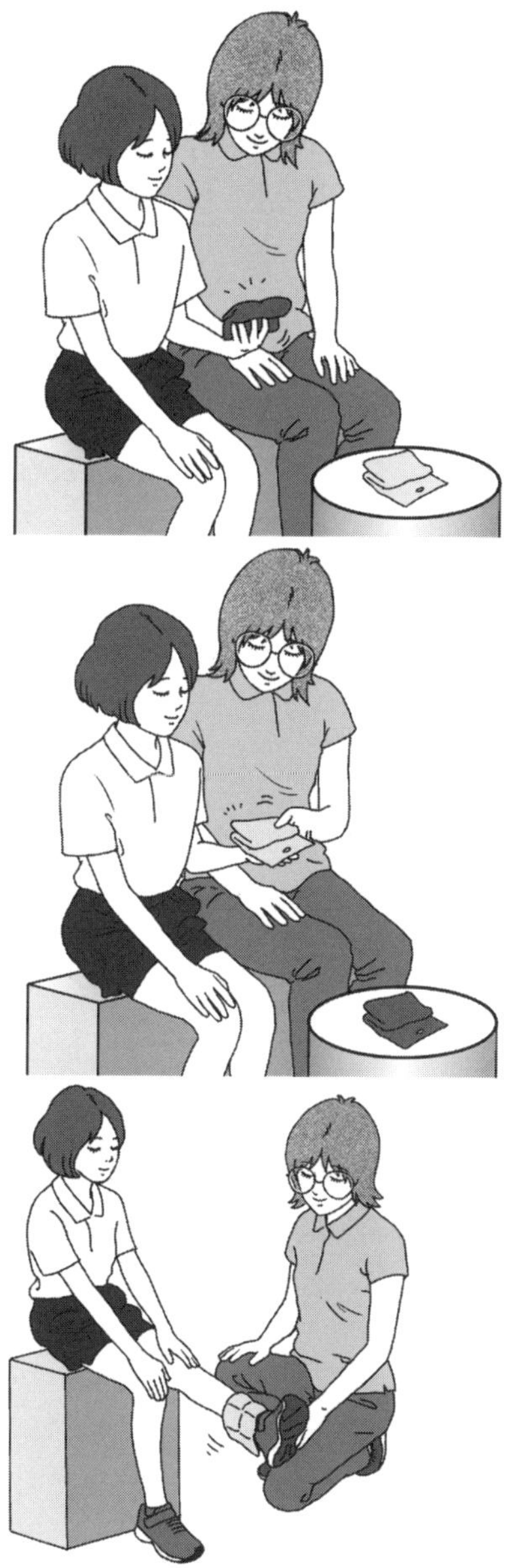

目を閉じさせて重さの違いがわかるかを聞きます。
同様に、足に重りをつけて重さの違いを聞きます。
その結果は、目を開かせて確認させます

運動イメージを育てる遊び・運動方法③—ものまねゲーム1

次の遊び・運動方法として、「ものまねゲーム1」を行います。まず、「スカイツリーとロケット」の模倣を行います。子どもに気をつけの姿勢をさせます。「体でスカイツリー（東京タワーやエッフェル塔などでもよい）の形をまねしてみて」と指示します。腕を頭上に伸ばした姿勢を正解とします。もし、子どもがまったく姿勢をとれない場合は、塔の写真やイラストなどをみせて子どもと相談しながら姿勢をつくります。

今度は、「飛行機と時計の針」の模倣を行います。まずは「飛行機の形をまねしてみて」と指示します。腕を真横に伸ばした姿勢を正解とします。もし、子どもがまったく姿勢をとれない場合は、飛行機の写真やイラストなどをみせて子どもと相談しながら姿勢をつくります。難易度を高くする場合は、「両手を時計の針だと思って、10時15分をしてみて」などと時間を指定して、腕を使って模倣させます。なお、模倣の結果は必ず確認させ、これを繰り返すことで運動感覚に情報が構築されていきます。

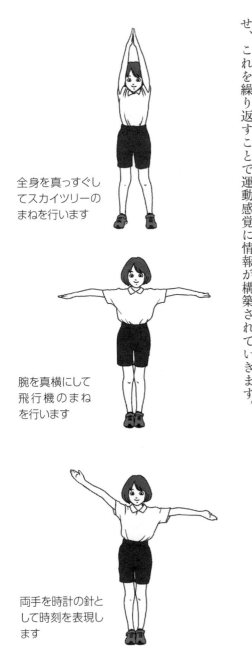

全身を真っすぐしてスカイツリーのまねを行います

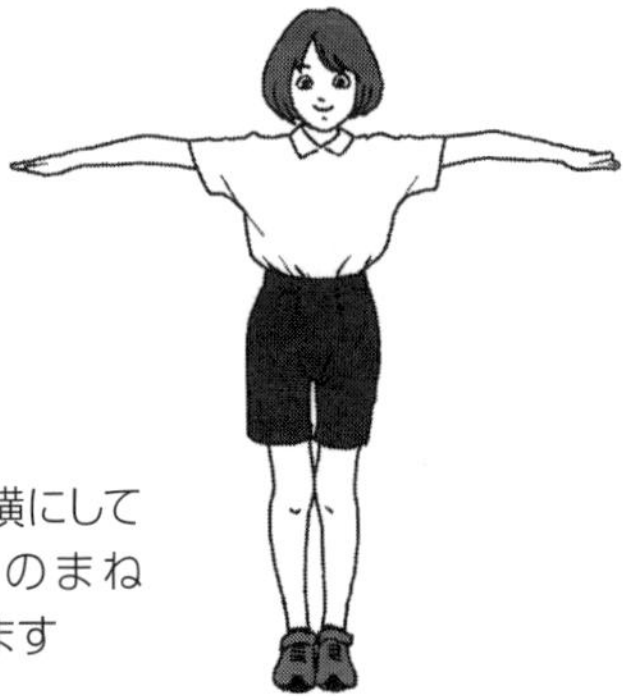

腕を真横にして飛行機のまねを行います

両手を時計の針として時刻を表現します

運動イメージを育てる遊び・運動方法④——ものまねゲーム2

次の遊び・運動方法として、「ものまねゲーム２」を行います。まず、子どもの目前でセラピストは、腕あるいは足、頭、体幹を動かし、これを子どもに模倣するよう指示します。その際のセラピストの動作は、子どもが理解しやすく、明確で動きが緩やかなものから行います。例えば、はじめは腕だけの動きから始め、その後、腕と足を組み合わせた動きへ展開します。もし、子どもがうまく模倣できないようであれば、手をとって動きを教えます。そして、動作を模倣できていることが確認できれば、次の動作を模倣させます。また、できるかぎり子どもの集中を継続できるよう動作にゲーム性をもたせたり、子ども自身に動作の課題をつくらせ、これをセラピストが模倣するといった「まねっこごっこ」へと展開してもよいです。もしくは、人形の姿勢や運動を模倣させる方法もあります。人形は子どもにとって客観的に観察しやすい特徴があります。なお、模倣の結果は必ず確認させ、これを繰り返すことで運動感覚に情報が構築されていきます。

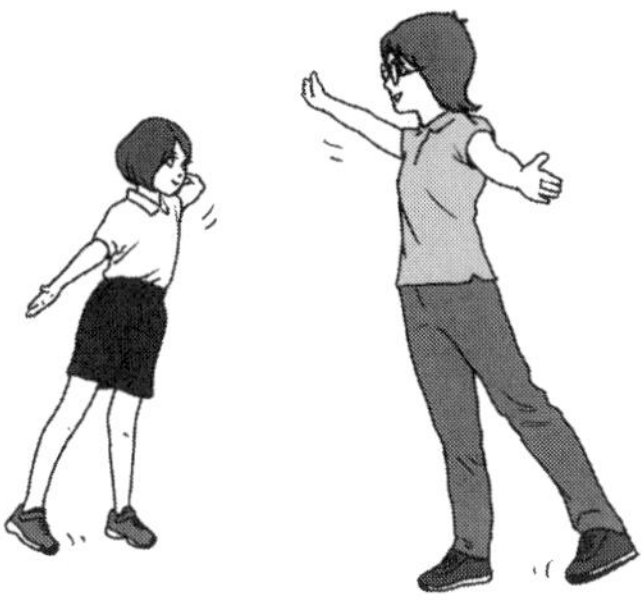

はじめは、セラピストが行う簡単な姿勢のまねから始めます

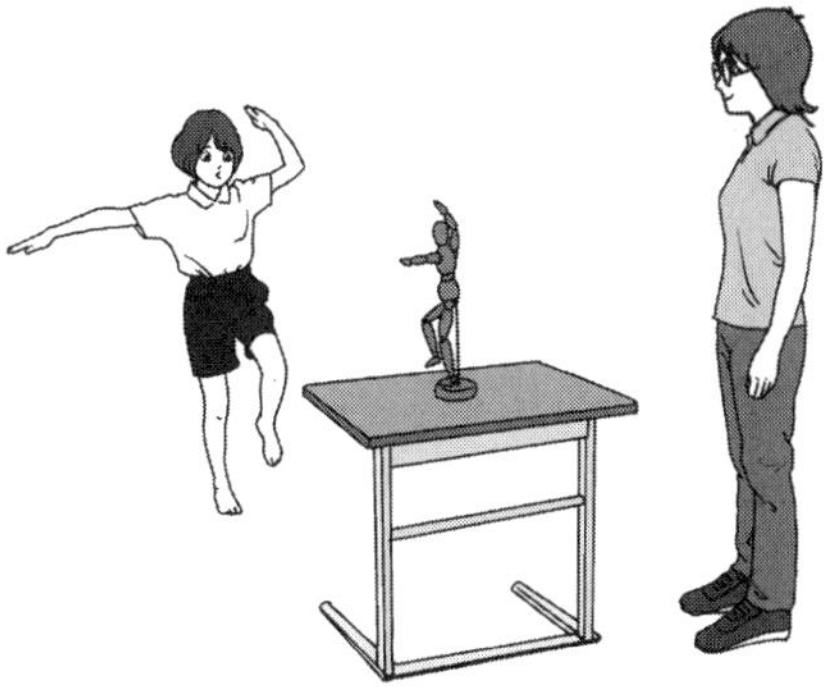

人形のまねをセラピストと子どもで行ってみてもよいでしょう

運動イメージを育てる遊び・運動方法⑤―ものまねゲーム3

次の遊び・運動方法として、「ものまねゲーム3」を行います。まず、子どもとセラピストは、全身が写り込む大きな鏡の前に座るか、もしくは立ちます。そして、セラピストは簡単な動作を行い、これを子どもは鏡越しで確認します。次に、セラピストはその動作を模倣するよう指示し、子どもは鏡をとおしてセラピストと自身の動きを視覚的に確認しながら動作を模倣します。子どもが正しく動作を模倣できたら、続いてセラピストは口頭で動作の指示を行います。例えば、「鳥さんが飛んでいる時のまねをしてみて」など、子どもが理解しやすい表現で伝えます。もし、正しい動作がとれない場合は、セラピストは子どもと相談しながらその動作をつくるとよいです。ちなみに、子どもが左右を理解できるのは4歳ごろといわれており、これ以前の年齢では手足に色違いのバンドをつけて、色で指示を伝える方法を用いると子どもは動作を行いやすいです。なお、鏡を用いた模倣は、通常では視覚的に確認できない頭部や体幹などの動きを確認することができ、運動イメージを養うには効果的です。

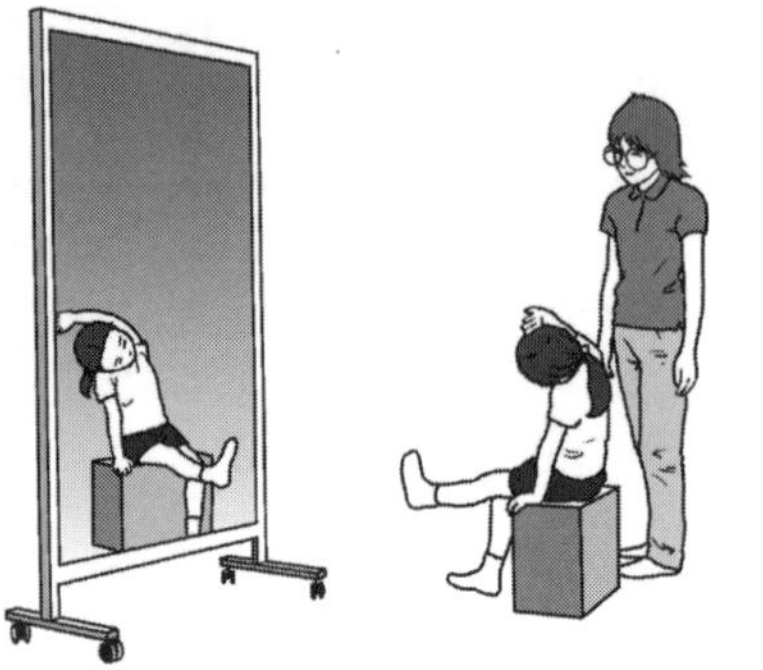

大きな鏡の前で
動作を行います

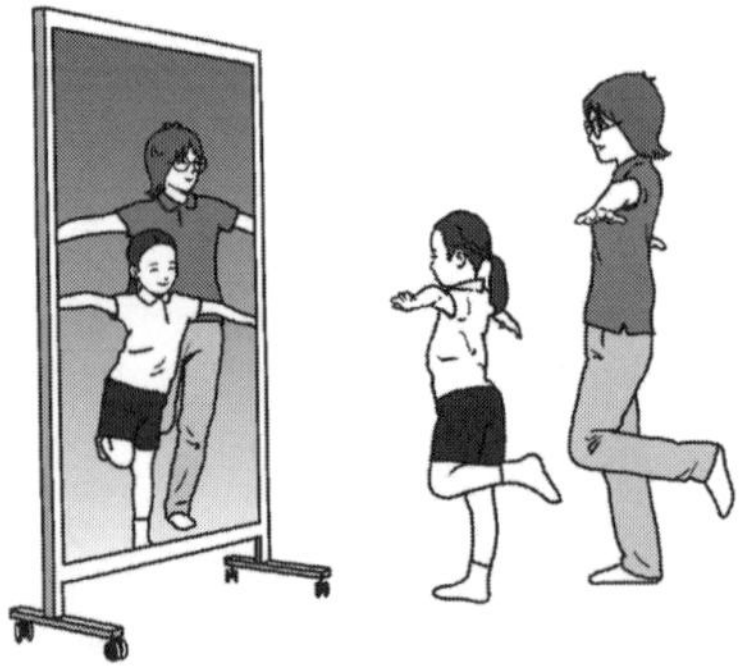

セラピストと並んで鏡の前で
動作を行います。これらは、
模倣のヒントになります

運動イメージを育てる遊び・運動方法⑥—想像ゲーム

次の遊び・運動方法として、「想像ゲーム」を行います。まず、子どもに「この運動（ブロックを渡る、縄を飛ぶ、縄の下をくぐる）をあなたはできますか?」「どのようにできますか?」「どのくらい時間がかかりそうですか?」などの質問をして、運動する姿を想像させます。このように運動を想起させることが、運動イメージの成熟においては効果的です。その後、実際の運動を行い、運動イメージが正確であったかを子どもと一緒に確認します。この過程を繰り返すことで、イメージと実際の誤差を少なくしていきます。なお、最初の課題は関節を曲げるや座る姿勢をとるといった一つの動作から始め、次に一連の動作であるブロックを渡るなどへと難易度を高くしていくとよいです。

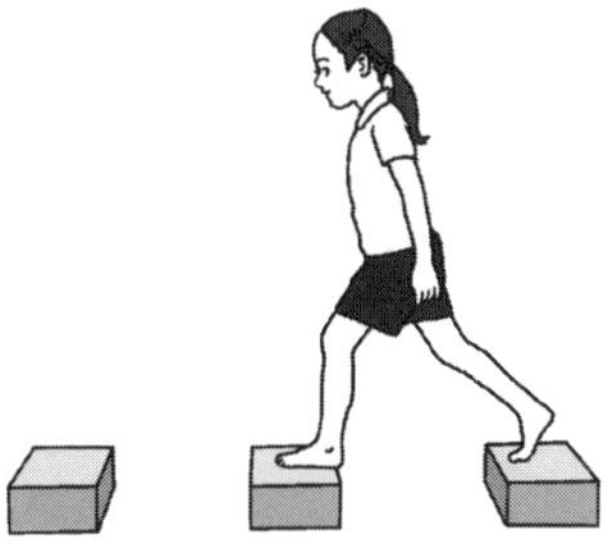

あらかじめ自分の動作を予測することが重要です。ブロックを渡ったり、縄を跳んだり、縄をくぐり抜けたりすることなどを想像させ、その後、実際に行います。これは、運動イメージの成熟に効果的です

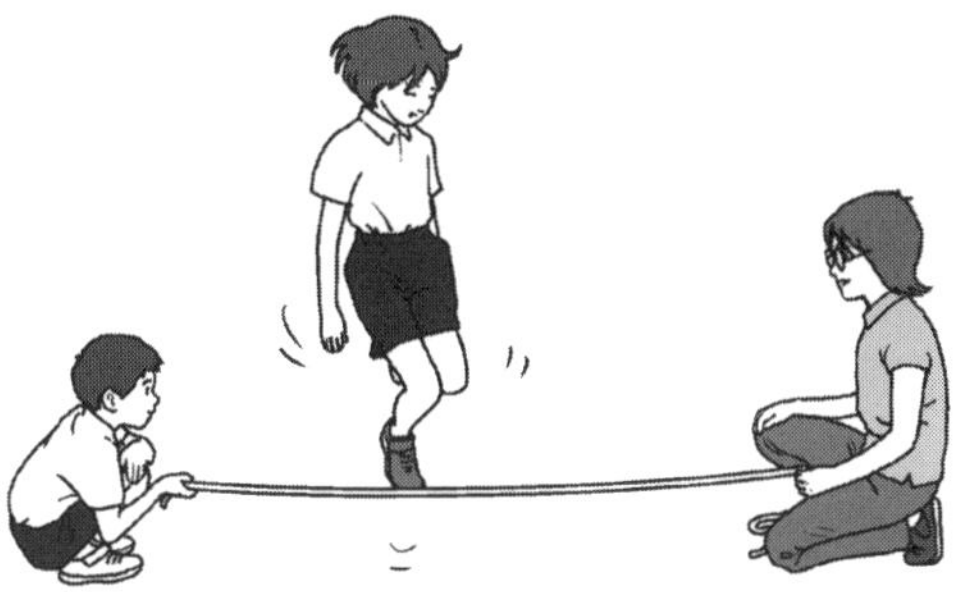

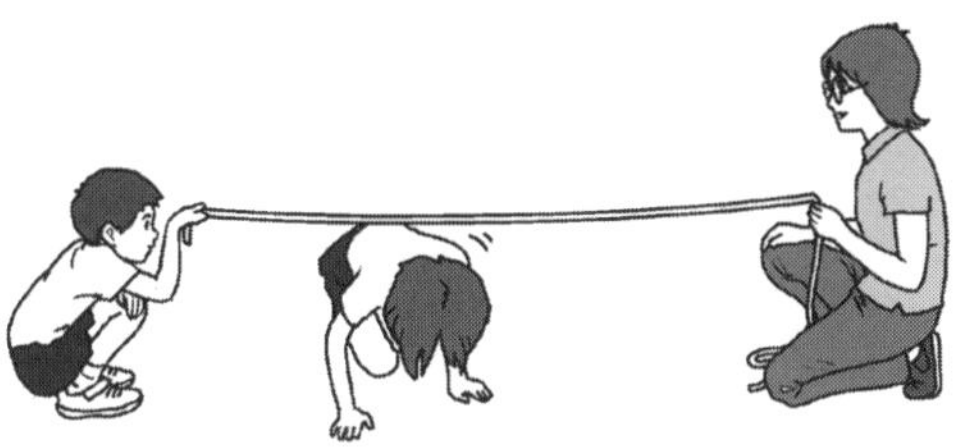

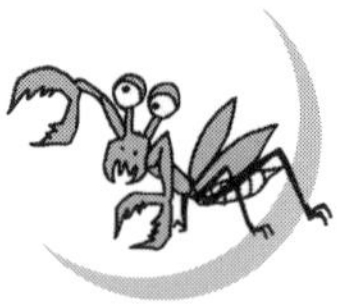

もっと成長を目指して、運動イメージと関わりが深い空間イメージも育てましょう

ヒトは、三次元空間の中で動いて生活しています。思いどおりに身体を動かせても、身体を囲む空間を十分に把握できていない場合は、身体を円滑に動かすことができないとレクチャーVで述べました。つまり、ヒトの運動は空間の奥行、高さ、幅、さらにそこに置かれた物体の数、大きさ、距離、質感、動きなどによって得られた情報（視空間認知による情報）で空間を脳内でイメージします。これを「空間イメージ」と呼び、その中に自らの身体をイメージして動かすことで運動が実行されます。この空間イメージは、生活経験の中で成熟し、正確性が向上します。空間イメージは成熟するに伴い、より大きな空間やはじめて経験する空間も、瞬時に理解することが可能となります。また、空間イメージは脳内で回転させることも可能となります。この機能の成熟により空間を移動する物体、例えばキャッチボールのボールの速度なども、予測可能となります。

発達障害の子どもは、「転がって近づいてくるボールを蹴り返す」といった、自分とボールの位置関係である空間的な認知と、これに合わせた協調的な運動が非常に苦手です。その原因には、運動イメージの未熟さが考えられます。しかし、それだけではなく空間イメージの未熟さも要因として考えられます。つまり、円滑な運動は、身体と空間の調和が必要だからです。空間イメージを成熟させるためには、自身を原点とした空間を脳内に設計すること、そしてその空間が三次元的に回転できることが必要となります。そこで、いろいろな遊びや運動をとおして空間イメージを育てる方法を、次のページで説明していきます。なお、遊びや運動は難易度が低い簡単なものから紹介しています。

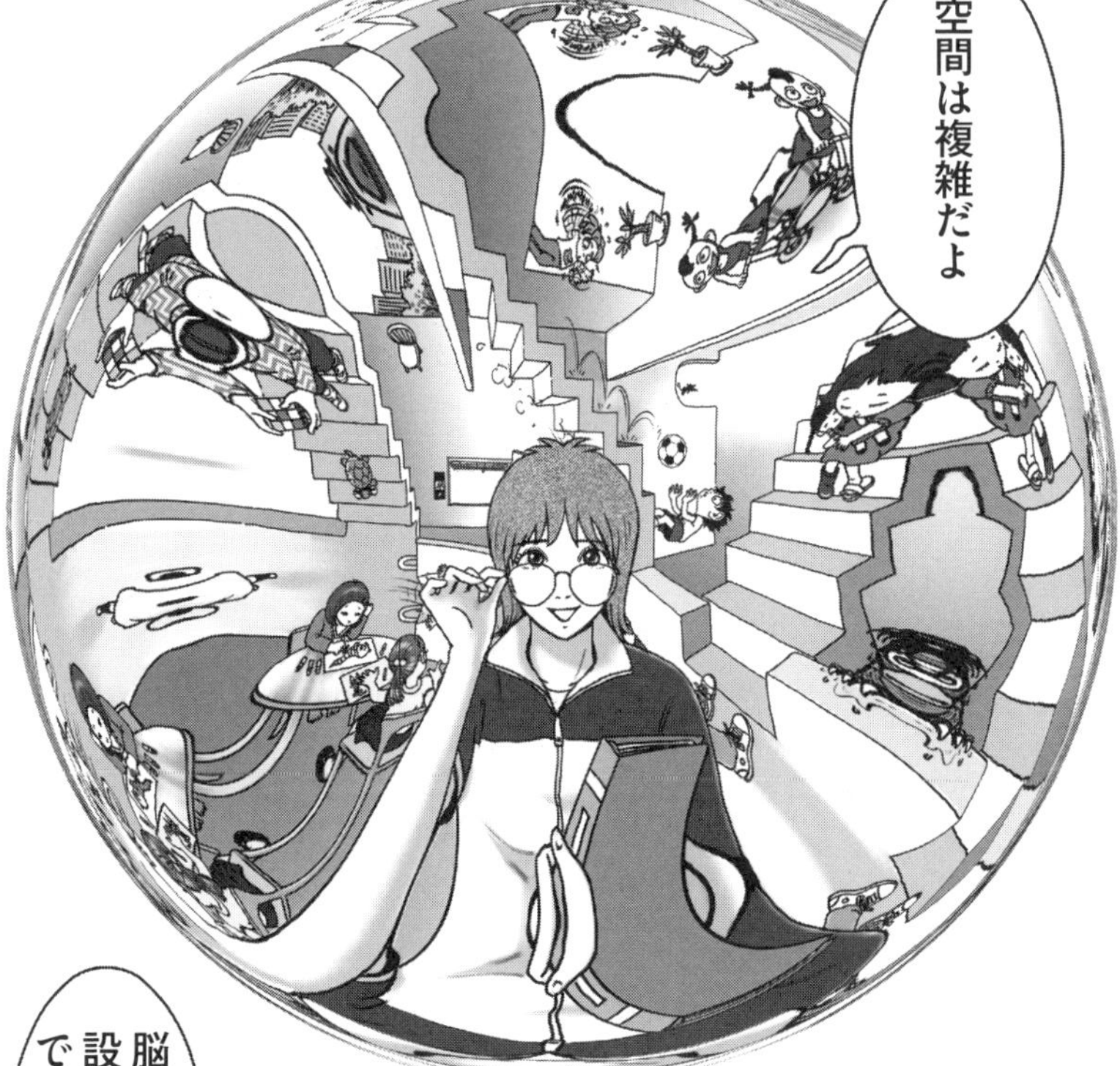

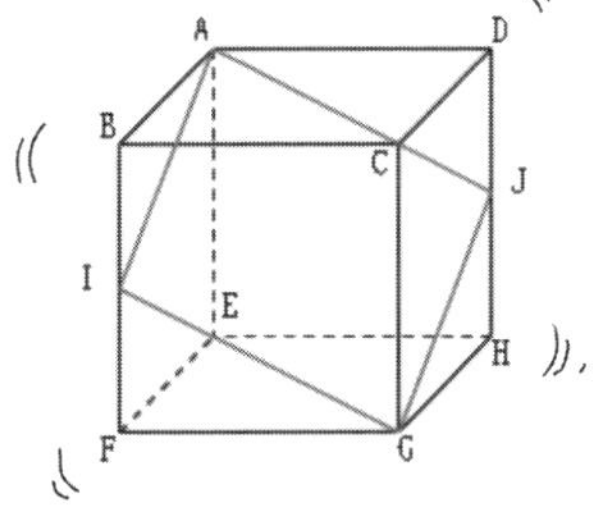

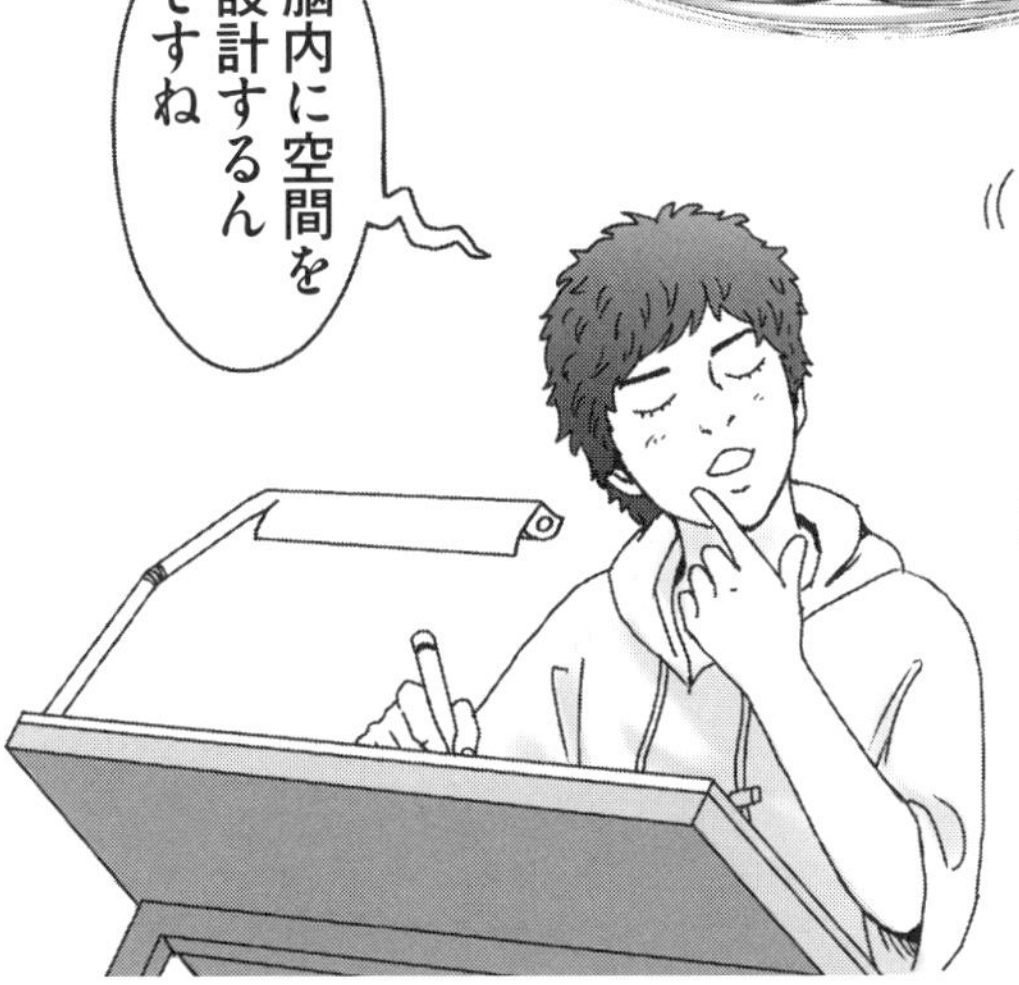

空間は複雑です。日々の経験から脳内に身の回りの空間を設計・再現することで、空間を認知することができます

空間イメージを育てる遊び・運動方法①——ボールの順番あてゲーム

最初の遊び・運動方法として、はじめは隣接した空間の認知を促します。隣接する空間の認知として、自身の前後および左右の空間の理解から始めます。まず、4つの台を並べ、端の台に子どもを座らせます。そして、子どもの前の台に3種類のボールを一つずつ置き、次の質問を子どもにして、ボールの位置を考えさせることで隣接する空間の理解を促します。

①カラーボールは、どこにありますか？テニスボールは、どこにありますか？
②テニスボールは、カラーボールのどこにありますか？
③カラーボールは、テニスボールのどこにありますか？
④テニスボールは、バレーボールのどこにありますか？

混乱するようであれば、子どもを立たせて台の周りを歩かせ、ボールの順番をセラピストとともに確認します。続いて、ボールと子どもの位置を変更したり、例えば、子どもの後方にボールを置いたりして難易度を上げることで後方の空間への理解も養っていきます。

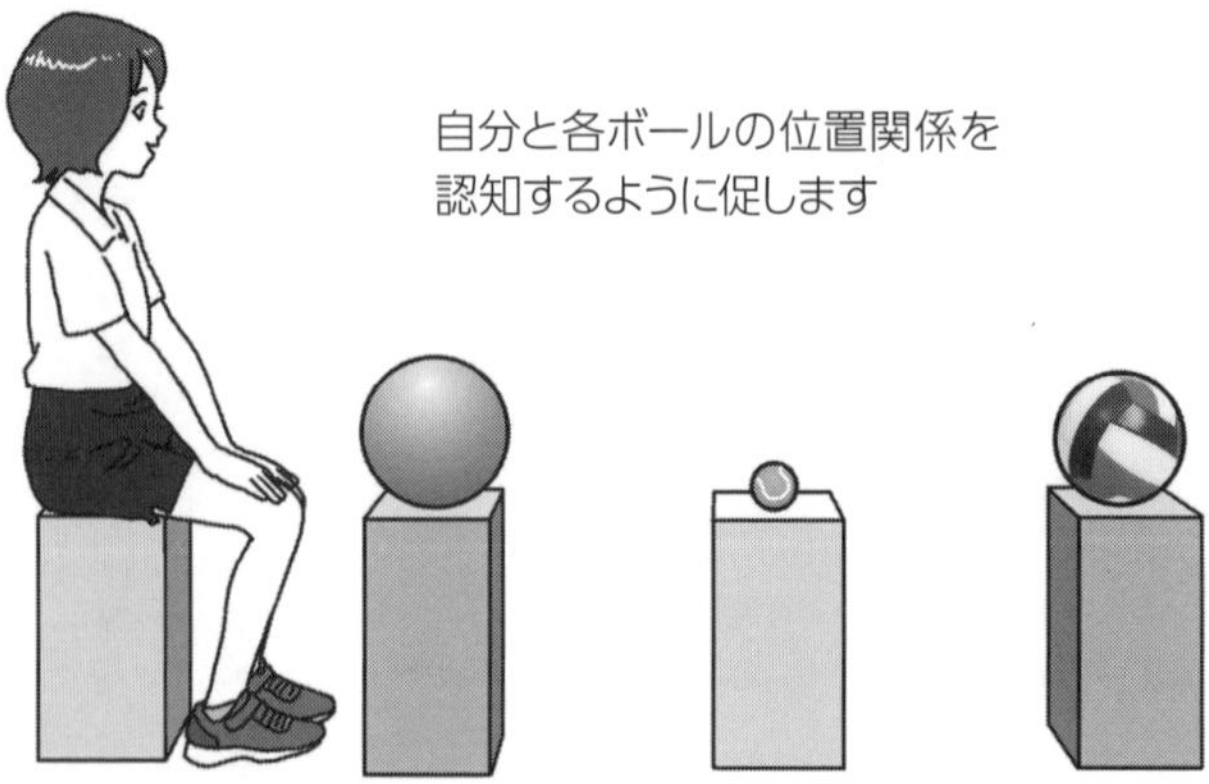
自分と各ボールの位置関係を
認知するように促します

空間イメージを育てる遊び・運動方法②――積み木で再現ゲーム

次の遊び・運動方法として、まず縦横高さの比率が等しい、積み木と大型のブロックをそれぞれ４つ用意します。そして、セラピストは４つの積み木を用いて１つの形状をつくります。この積み木の形状を、子どもにさまざまな角度から観察させ、次に大型ブロックを使って、子どもに同じ形状をつくるよう指示します。混乱するようであれば、子どもに積み木をさまざまな角度からみさせ、セラピストとともに確認して行うとよいです。その際、提示する積み木は、縦に重ねたり、平らに並べたりと、いろいろな重ね方を意識的に織り交ぜます。立体を把握するうえでは、子どもにとって小型の積み木は、全体を観察できるので便利です。また、大きいブロックは子どもの身体と近く、そのため自身が生活する空間として認識することができます。つまり、子どもは客観的に観察した積み木の縮尺を変更することで、空間イメージを養うことができます。

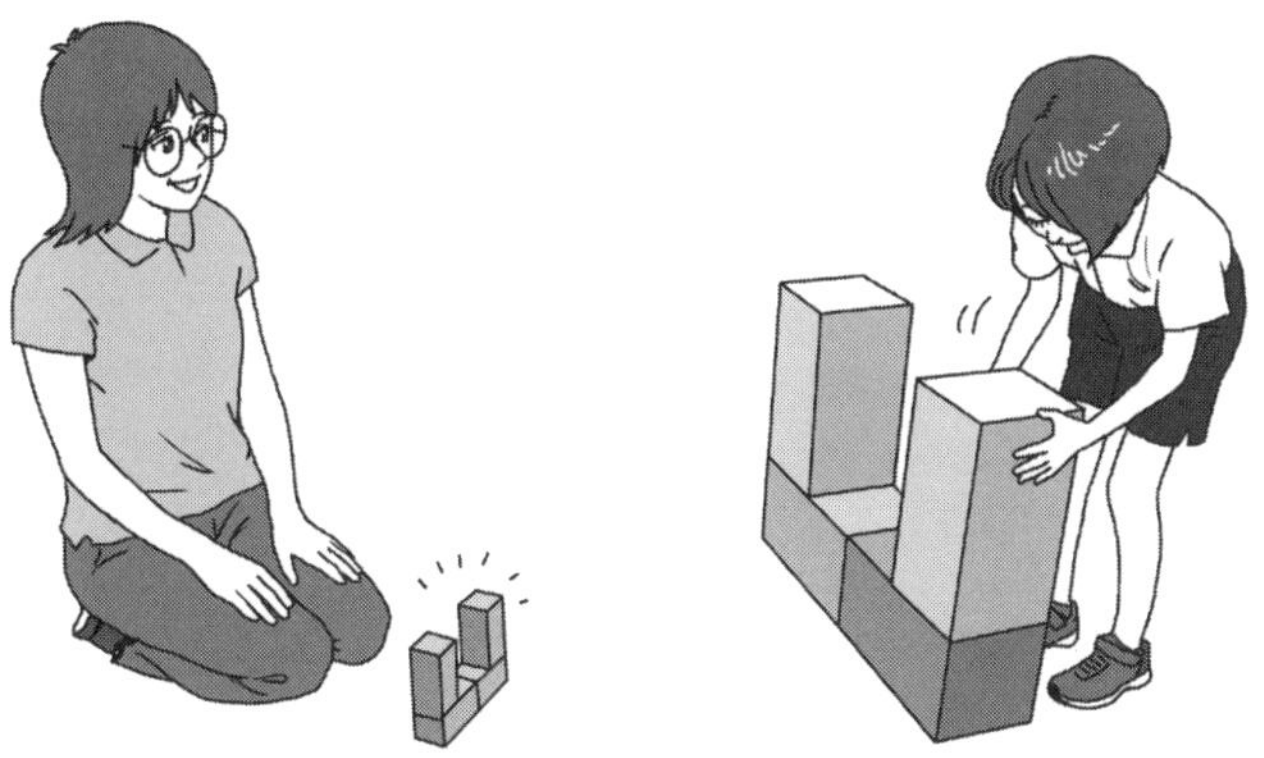

セラピストがつくった積み木の形状と同じものを、大型ブロックでつくります。これにより、スケールが変わっても形が変わらないことを認知させます

空間イメージを育てる遊び・運動方法③――ブロック探検ゲーム

次の遊び・運動方法として、まず大型のブロックで組み立てた立体の写真を撮り、それをカードに印刷します。子どもは、そのカードを手に持ち、どこからみて写真を撮ったものかを、いろいろな方向からブロックをみて探します。その際、ブロックに触れて立体であることを経験させ、二次元画像と三次元空間の違いや関係を理解させます。ヒトは、写真や絵などでみる二次元情報から三次元空間をイメージすることができます。これは、日常生活の中で物体をさまざまな角度から観察し経験を積み重ねることで、二次元情報と三次元空間を結びつけることができるからです。発達障害の子どもはこのような情報分析を苦手とするため、空間イメージの理解を養う必要があります。この「ブロック探検ゲーム」は空間イメージを培うには最適です。続いて、今度は絵カードをみせた後、子どもに動かずにどの方向からみた画像かを考えさせることで難易度を上げ、さらなる空間イメージの理解を養っていきます。

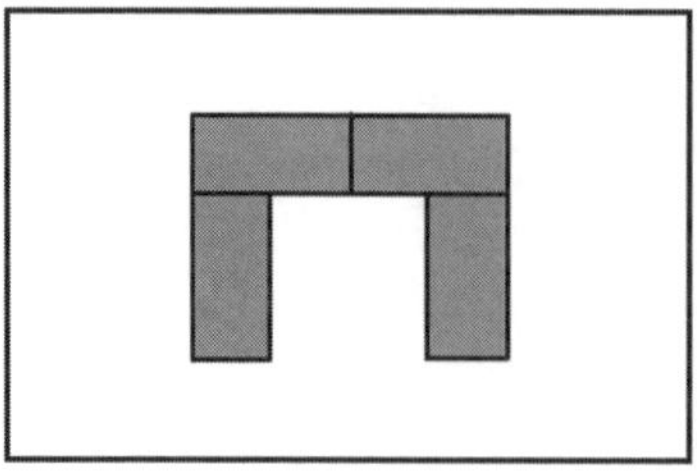

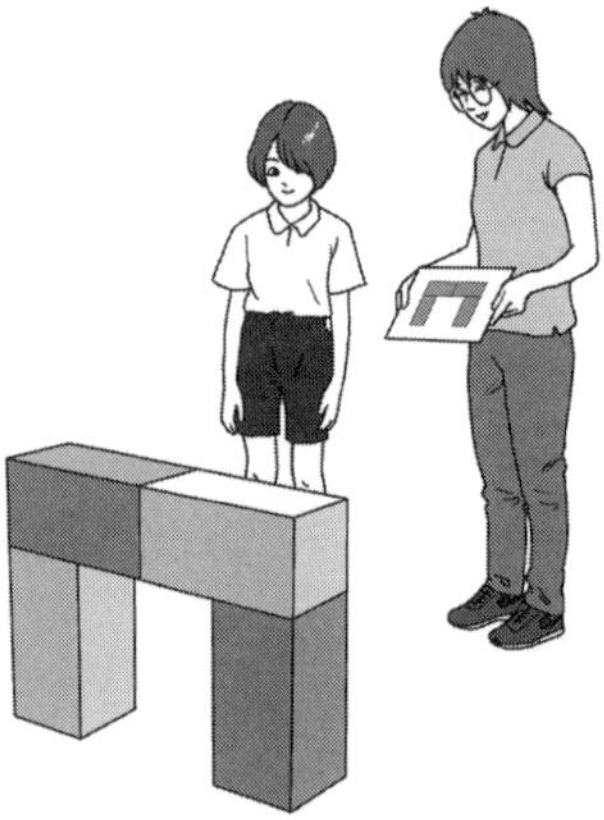

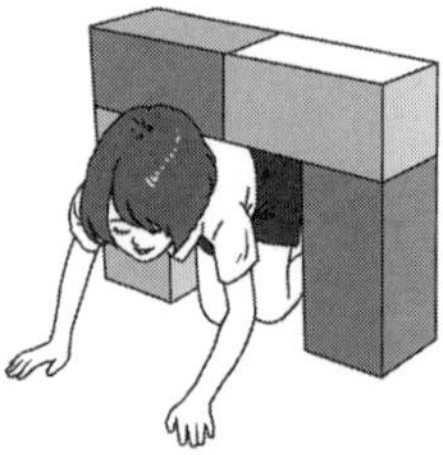

二次元画像をみて、その画像がどこから撮影されたものかを探します。これにより空間イメージの理解を養うことができます。また、ブロックに触れたり、ブロックの下をくぐることも立体空間の理解に有効です

発達障害が疑われる偉人たちの話②

発達障害では、日常的な事柄で遅れが目立つ部分がある一方、通常では考えられないような行動力をもつことがあります。

日本の開国を導いた**坂本龍馬**

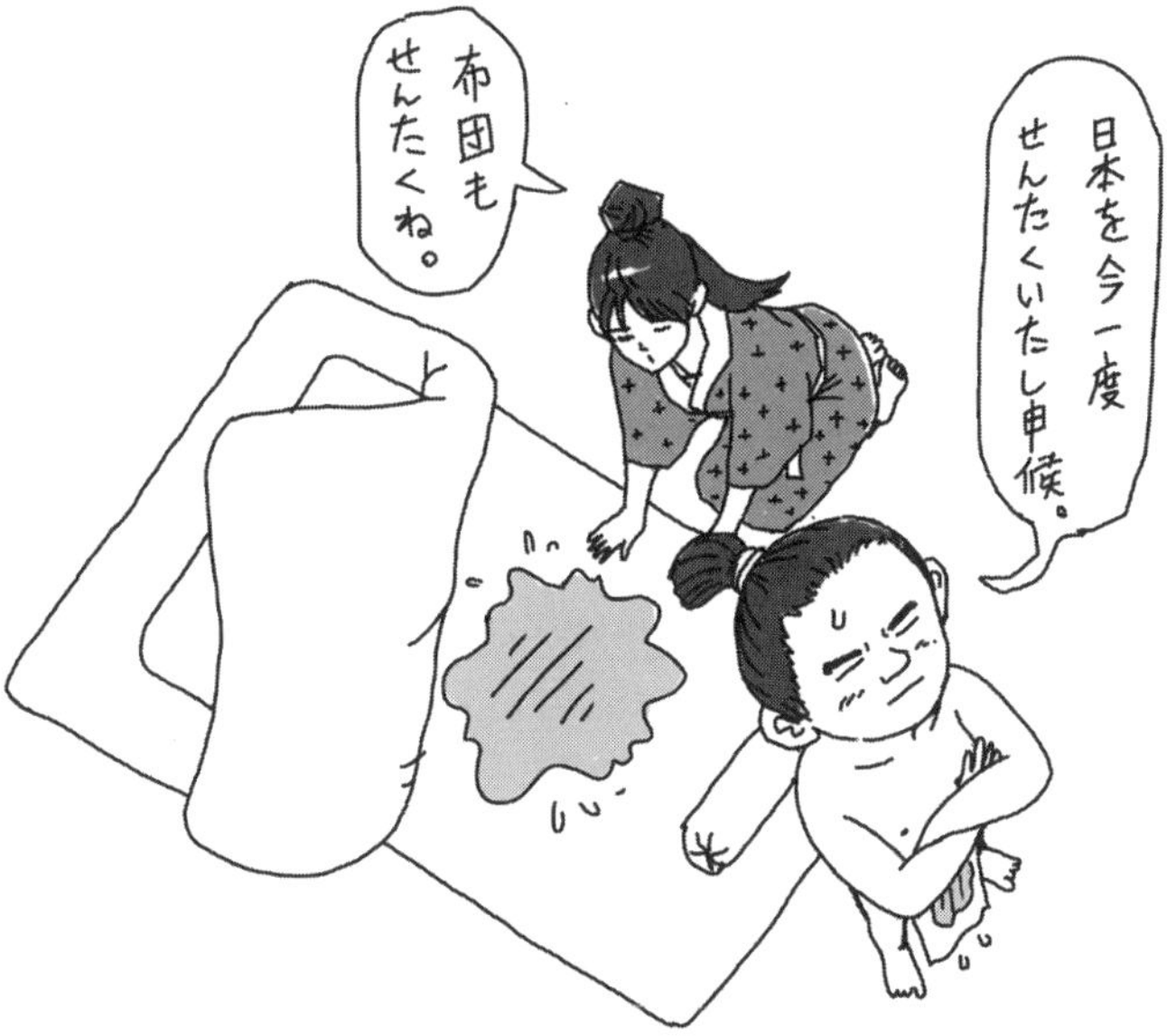
日本を今一度せんたくいたし申候。
布団もせんたくね。

発達障害をもつ子どもでは、一人考え抜くことで、だれもが見過ごした常識に捉われない画期的な発見を成し遂げることがあります。

重力の常識を破った**アルベルト・アインシュタイン**

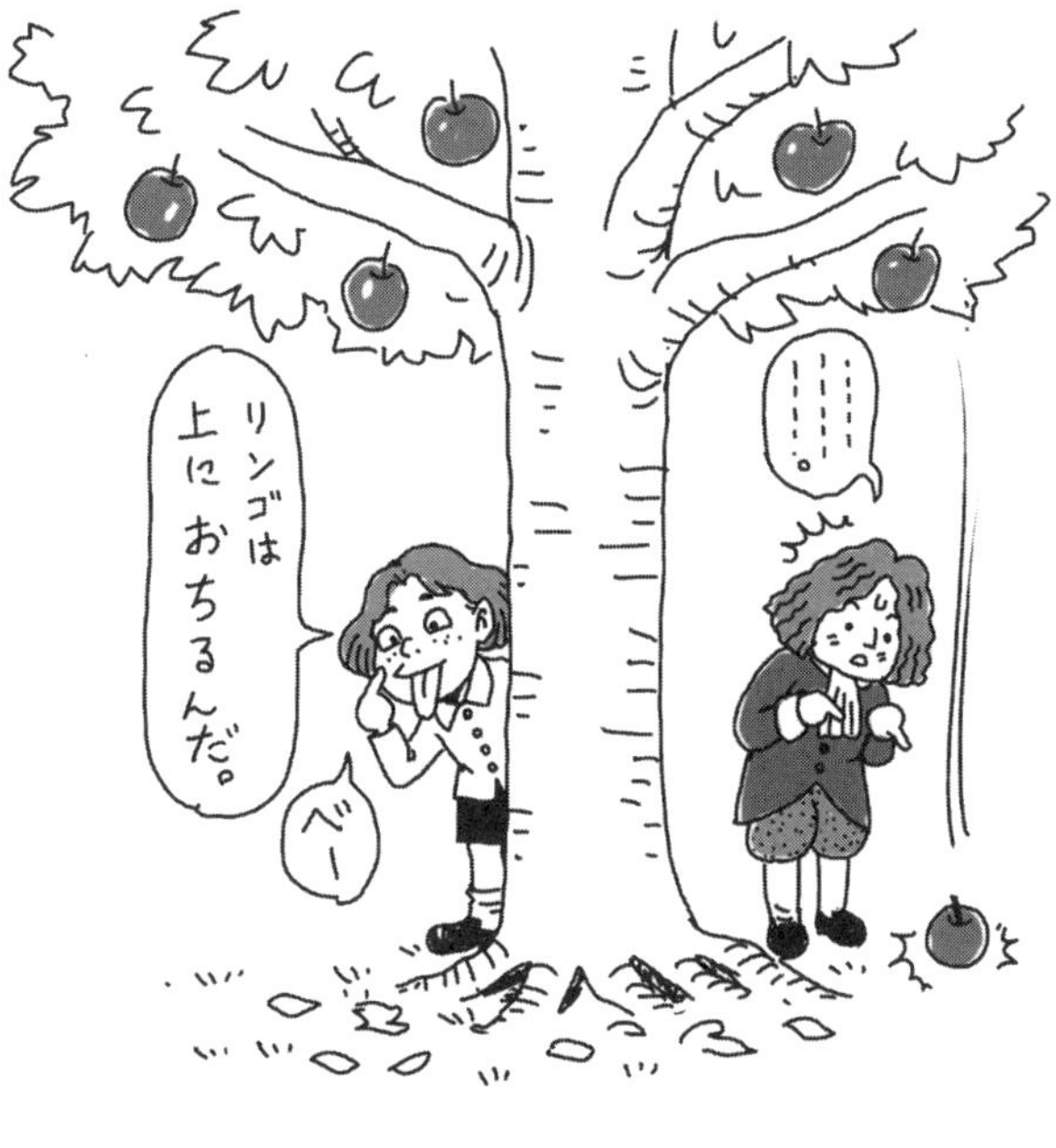
リンゴは上におちるんだ。
べー
!……。

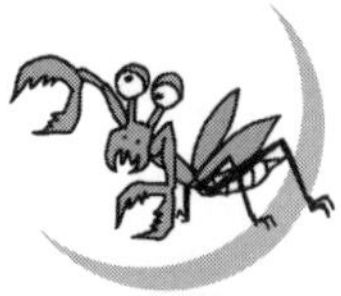

最後に一連の動きが必要な遊び・運動で全身の協調性を高めましょう

ヒトの身体は、多数の関節で成り立っており、その各関節はそれぞれ複数の筋によって制御されています。そのため比較的に単純な運動であっても、関係する各筋の協調がなければ、運動は円滑に行われません。つまり、運動に関わる筋が適切な組み合わせで、適切な瞬間に、適切な強さで活動することで、円滑で効率的な運動の実行が可能となります。これを「協調運動」と呼ぶと、レクチャーVで述べました。

ヒトは協調運動を行う時、運動に関わる筋の活動を意識することはありません。例えば、右手での投球動作では、踏み込む左足があり、一方で踏ん張る右足があります。また、投球に合わせて回旋する体幹やボールを握る右手があり、バランスをとるために振る上げた左腕があります。さらに分析すると、股関節、膝関節、足関節は異なる動きとなり、体幹と頭部も異なる動きをします。しかし、実際に投球動作を行う際は、イメージするのはボールの挙動と手を離れたボールが相手のミットへ投げ込まれる瞬間です。そのイメージの中に各関節の動きはありません。つまり、投球のターゲットである相手のミットの位置と、投球という動作を意識するだけで、無意識下で協調運動を行っています。

この協調運動を高める方法としては、まず全身運動を伴う一連の動作をいったん運動の要素ごとに分解して練習します。各要素の動作が円滑にできるようになったら、一連の動作として行います。さらに、協調運動の円滑さを高める課題としては、運動の結果として協調運動が高まっているかを確認できるものがよいです。例えば、ボール投げを行った後、ボールの動きを観察することで、協調運動がどの程度高まったか客観的に捉えることができます。そこで、いろいろな遊びや運動をとおして協調運動を高める方法を、次のページで説明していきます。なお、遊びや運動は難易度が低い簡単なものから紹介していきます。

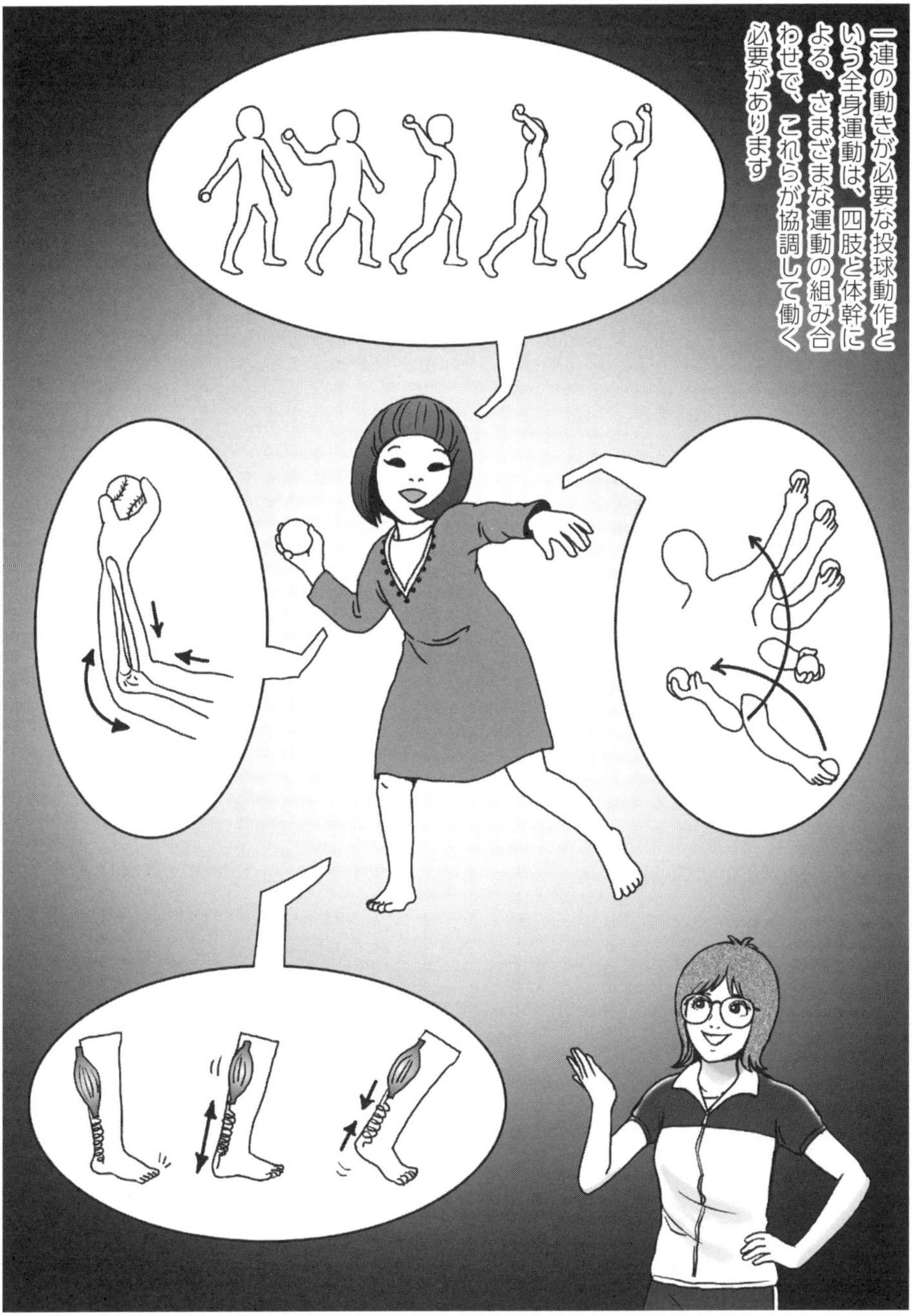
一連の動きが必要な投球動作という全身運動は、四肢と体幹による、さまざまな運動の組み合わせで、これらが協調して働く必要があります

全身の協調性を高める遊び・運動方法①—ボールのキャッチ

最初の遊び・運動方法として、ボールのキャッチを行います。これは、視覚と運動の協調性を高めることができます。通常、空間を移動するボールをキャッチするには、子ども自身が三次元的に、ボールの動きを分析し、姿勢や手足の動きを調節する必要があります。なお、ボールのキャッチでは、二次元ボールキャッチ、三次元ボールキャッチと2段階の難易度に分けて行います。

まず、二次元ボールキャッチでは、セラピストは子どもの腰の高さ、あるいは胸の高さでボールを転がし、子どもに捕球やボールを転がし返えさせます。最初は、平坦なテーブルで行うことで、子どもはボールの動きを認識しやすく、少ない身体運動でボールをキャッチすることが可能です。徐々にボールの転がるスピードを変化させるなど、平坦なテーブルでのボールキャッチが安定したら、次は傾斜をつけた板上のボールキャッチへと進みます。二次元ボールキャッチが十分に可能であれば、三次元ボールキャッチへ進みます。三次元ボールキャッチは、セラピストと子どもが3メートルほど離れて向かい合い立ちます。そして、セラピストがボールを投げ、子どもに両手で捕球やボールを投げ返させます。もし、捕球が困難な場合はセラピストが合図をしてからボールを軽く投げて捕球をしやすくします。

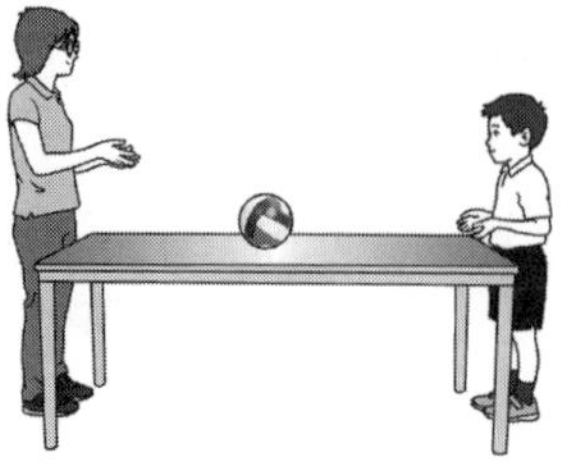

まずは、平らなテーブルの上でボールを転がすといった二次元上の動きから始めます

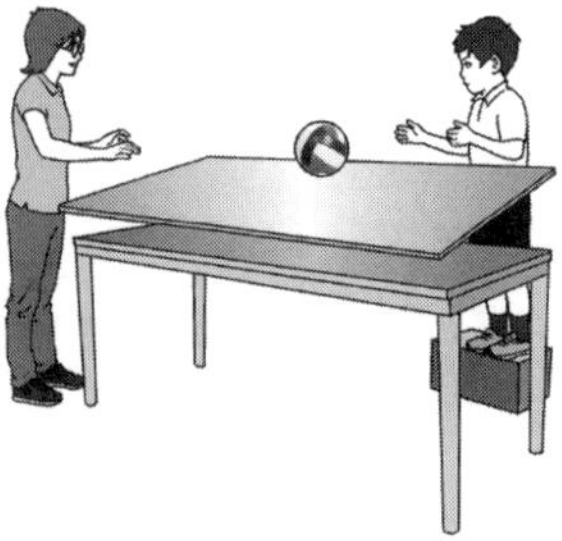

台に角度をつけ、ボールに変化を与えます

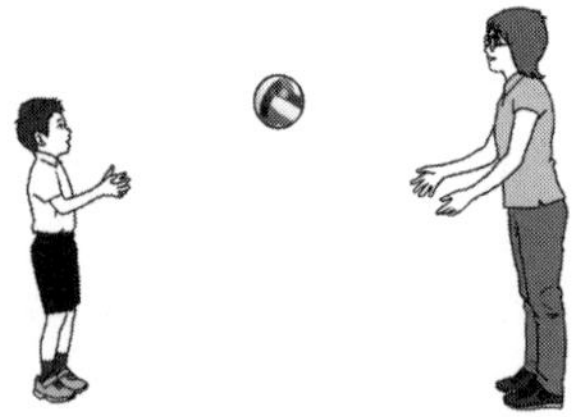

最後は、直接、捕球やボールの投げ返しといった三次元の動きを行います

全身の協調性を高める遊び・運動方法②―テニスボール投げ

次の遊び・運動方法として、テニスボール投げを行います。テニスボール投げは、小さいボールを片手で把持し投げる動作です。具体的には、バックスウィングし、腕は体幹後方から体幹前方を斜めに横切る動きによってテニスボールは投げ出されます。この時、体幹の回旋も重要な要素となっています。このように投球動作は、複雑な動きとなるため、全身の筋が協調して働く必要があります。特に片手投げは、足、体幹、腕の複雑な要素が組み合わされて、はじめて投球の強さや方向が決定されます。そのため動作の難易度を下げるために、はじめは椅子に座わってテニスボールを投げる練習を行うとよいです。

まず、椅子に座ったテニスボール投げは、子どもを椅子に座らせ、利き手でテニスボールを持ち、テニスボールをかごに投げ入れるよう指示します。その際、バックスウィングや腕の振りがうまく行えない場合などは、セラピストが子どもの手を補助してコントロールをつけて投げさせるとよいです。立ったテニスボール投げは、立った姿勢で足を動かさずに、腕のみでテニスボールを投げさせます。投げる動作が安定してきたら、徐々に体幹を回旋した動作を加えて投げさせ、難易度を上げていきます。

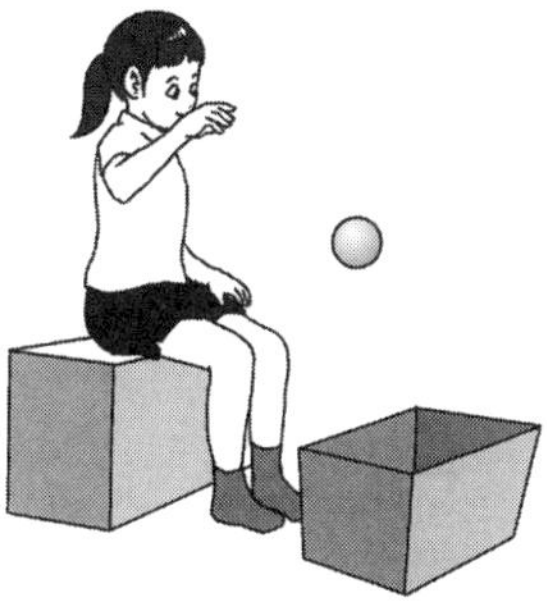

座って箱の中にボールを
投げ入れます

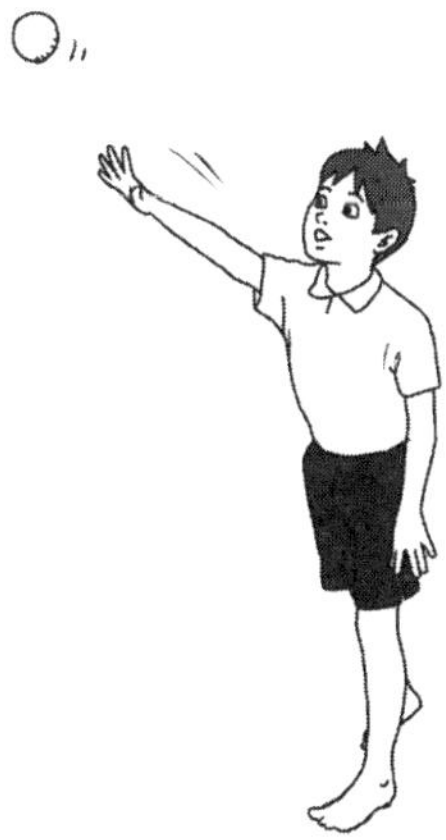

最後は、大きなモーション
で投げます

全身の協調性を高める遊び・運動方法③—テニスボールのキャッチ

次の遊び・運動方法として、テニスボールのキャッチを行います。テニスボールの捕球動作では、ボールが小さいために、より正確にボールを追視し、手のひらで捕球することが求められます。また、大きく姿勢を変化させ、両手を動かしてボールをつかみに行くことが必要です。そこではじめは、子どもとセラピストは3mほど離れて向かい合って立ち、子どもにかごを持たせ、セラピストが投げるテニスボールをかごで受けとる「かごキャッチ」を行います。その際、セラピストは意識的にボールをかごへ投げ入れるようにし、徐々にボールを子どもの左右前後に投げて受けとる際の難易度をあげていきます。この動作が十分に安定したら素手で捕球する「素手キャッチ」へと進みます。セラピストが投げるテニスボールを、子どもに素手で捕球させます。ここでもはじめのうちは、意識的にテニスボールを子どもの手へ投げ入れるようにし、徐々にテニスボールを子どもの左右前後に投げて受けとる際の難易度をあげていきます。

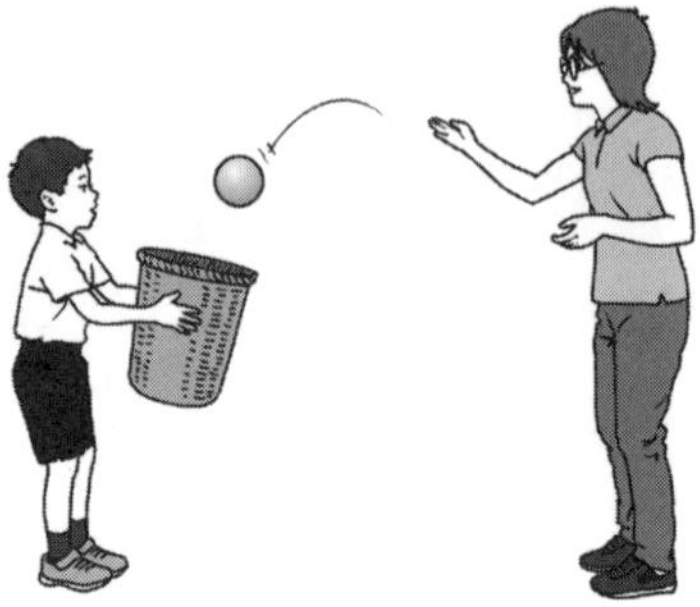

はじめはカゴでボールを受けます

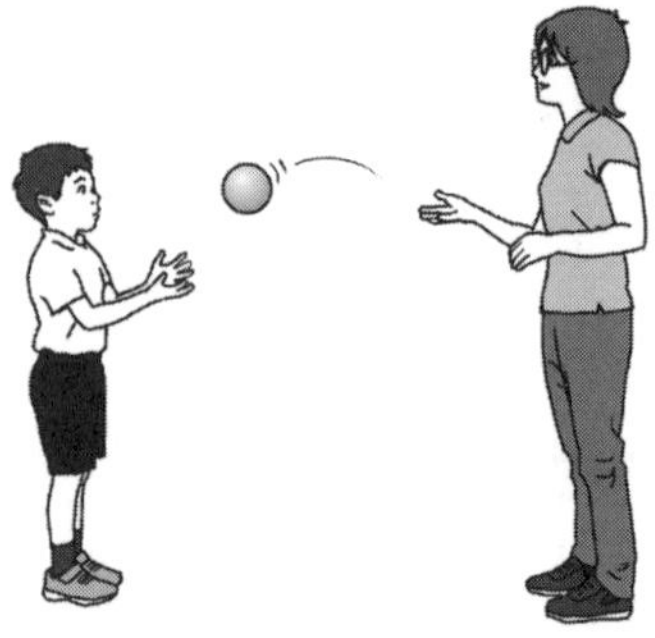

うまくできるようになったら、手でキャッチします

全身の協調性を高める遊び・運動方法④―サッカーボールのキック

次の遊び・運動方法として、サッカーボールをゴールへ正確に蹴り込むという動作を、サッカーボールが静止した場合と動いている場合の2段階で行います。まず、「静止したボールを蹴り込む」では子どもの足下にサッカーボールを置き、2～3m前に設定したゴールにサッカーボールを蹴り込ませます。サッカーボールを蹴り込むことが理解できないようであれば、子どもがサッカーボールを少し前方へ押し出せば、簡単にゴールへ入るような設定から開始します。もし、キック動作が不安な場合は、椅子に座らせキック動作を指導します。次に「動いているボールを蹴り込む」では、セラピストは子どもの斜め横前方からサッカーボールを転がします。子どもはタイミングを合わせ、前方にあるゴールへ蹴り込みます。転がすボールの速度や、ゴールまでの距離により難易度を変化させます。その際、ゲームの要素を取り込むなどで、ゴールに蹴りこむことに集中させるよう工夫するとよいです。

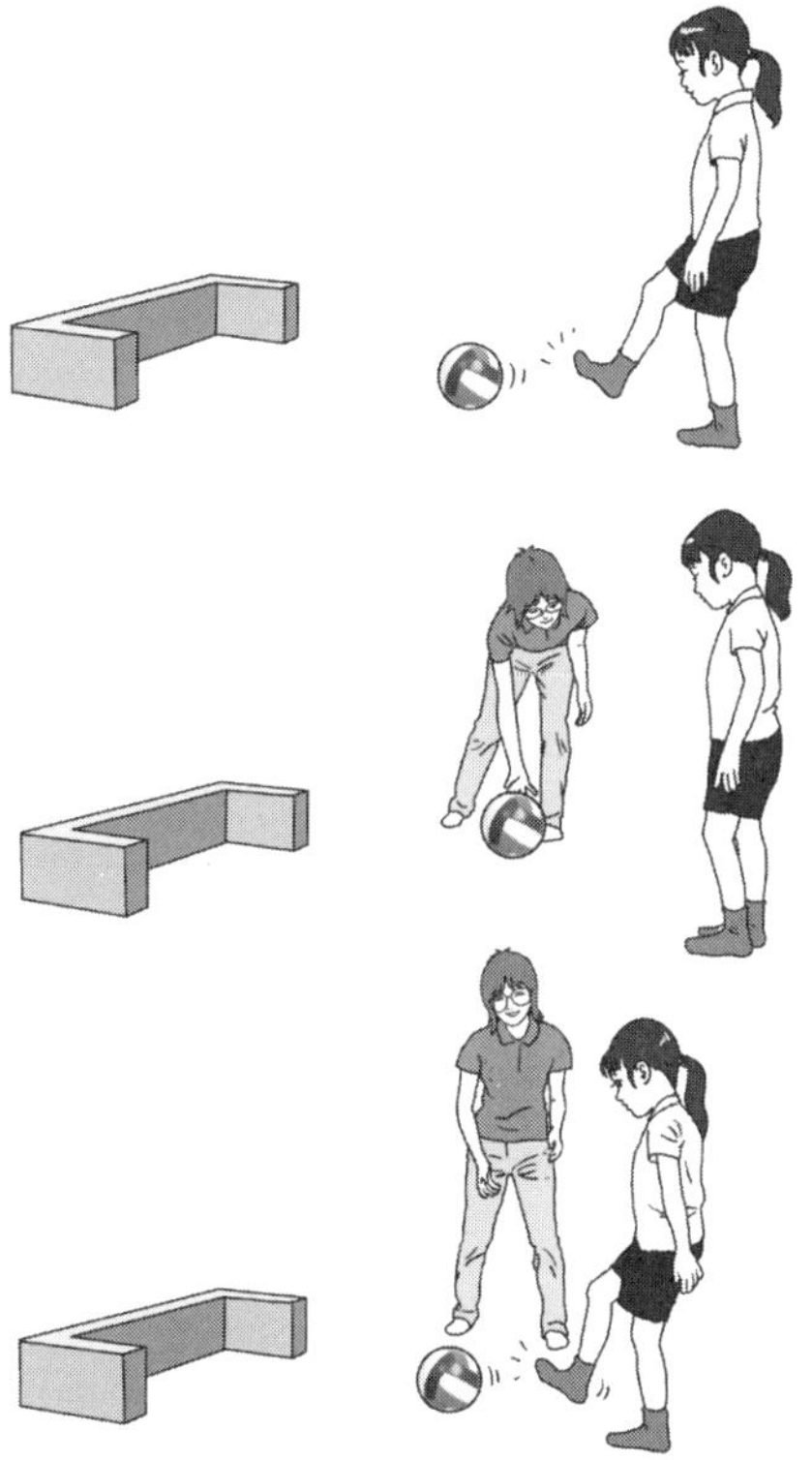

はじめは、静止したボールのキックから始め、次に動いているボールのキックへと進みます

全身の協調性を高める遊び・運動方法⑤――サッカーボールのドリブル

次の遊び・運動方法として、サッカーボールのドリブルを行います。まず、コーンを1～2m間隔で並べます。子どもにサッカーボールを蹴りながらコーンをスラロームし、前進するよう指示します。ゆっくりしたスピードから開始し、徐々にスピードを上げます。その際、時間を競争するようなゲーム形式にしてもよいでしょう。例えば、スムーズにできるようであれば、セラピストと1対1でボールを取り合い、ゴールする「ワンオンワン」ゲームにしてもよいでしょう。はじめは、セラピストはあまり動かず、段階的にセラピストも動き、子どものドリブルを妨害します。適宜、攻めと守りの役割を交換するとよいです。この方法は、子ども自身が動きながら動くサッカーボールを捉えるため、高度な追視機能が必要です。この機能は、日常の運動場面においては重要です。また、走りながらボールを蹴るため、バランス感覚が成熟する必要もあります。つまり、視覚と全身が協調的に活動することができて、はじめてスムーズな動きになります。

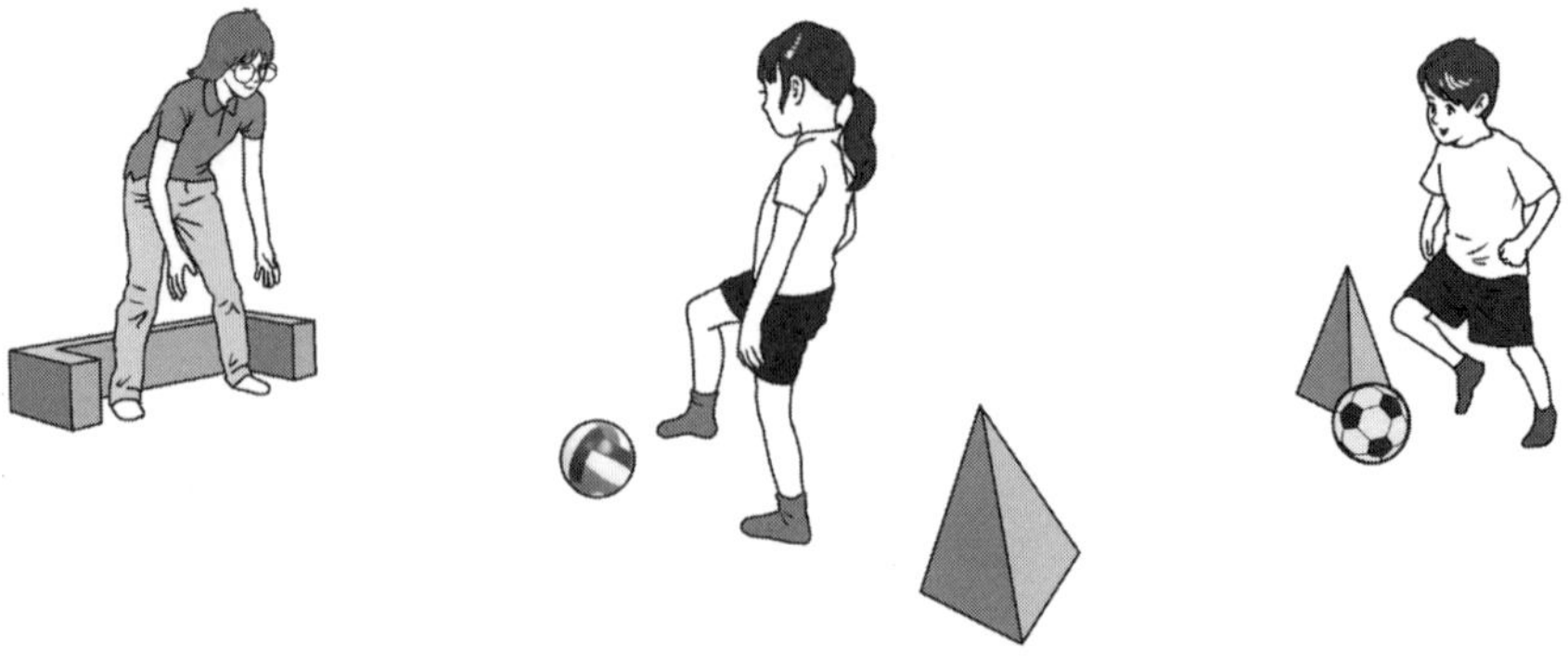

まずは、ドリブルの練習から始めます。うまくできるようになったら、セラピストと一対一のゲームへと進めます

全身の協調性を高める遊び・運動方法⑥──縄跳び

次の遊び・運動方法として、縄跳びを行います。縄跳びでは、縄の動きを追視し、タイミングを計り飛び込む運動となります。縄は回転運動しているので、視覚的に速さと軌道を分析し、動きを予測する必要があります。この予測の上でタイミングを合わせ、回転する縄へ跳びみます。この動作は視覚と全身運動の協調が前提となります。さらに、縄の中の制限された空間で跳び続けるためには高度な姿勢の調整とバランス感覚が求められます。なお、縄跳びは「縄潜り」「固定縄跳び」「大縄跳び」の順で難易度を上げていきます。まず、縄潜りは縄を大きく回転させ、子どもに「はい」などタイミングを指示して縄の下を走り抜けさせます。徐々に慣れたら子どものタイミングで行わせます。次に、固定縄跳びは膝下の高さに縄を張り、このまま縄を動かさずに、子どもに縄を片足踏み切りあるいは両脚踏み切りで跳び越えるよう指示します。最後に、通常の大縄跳びを行います。

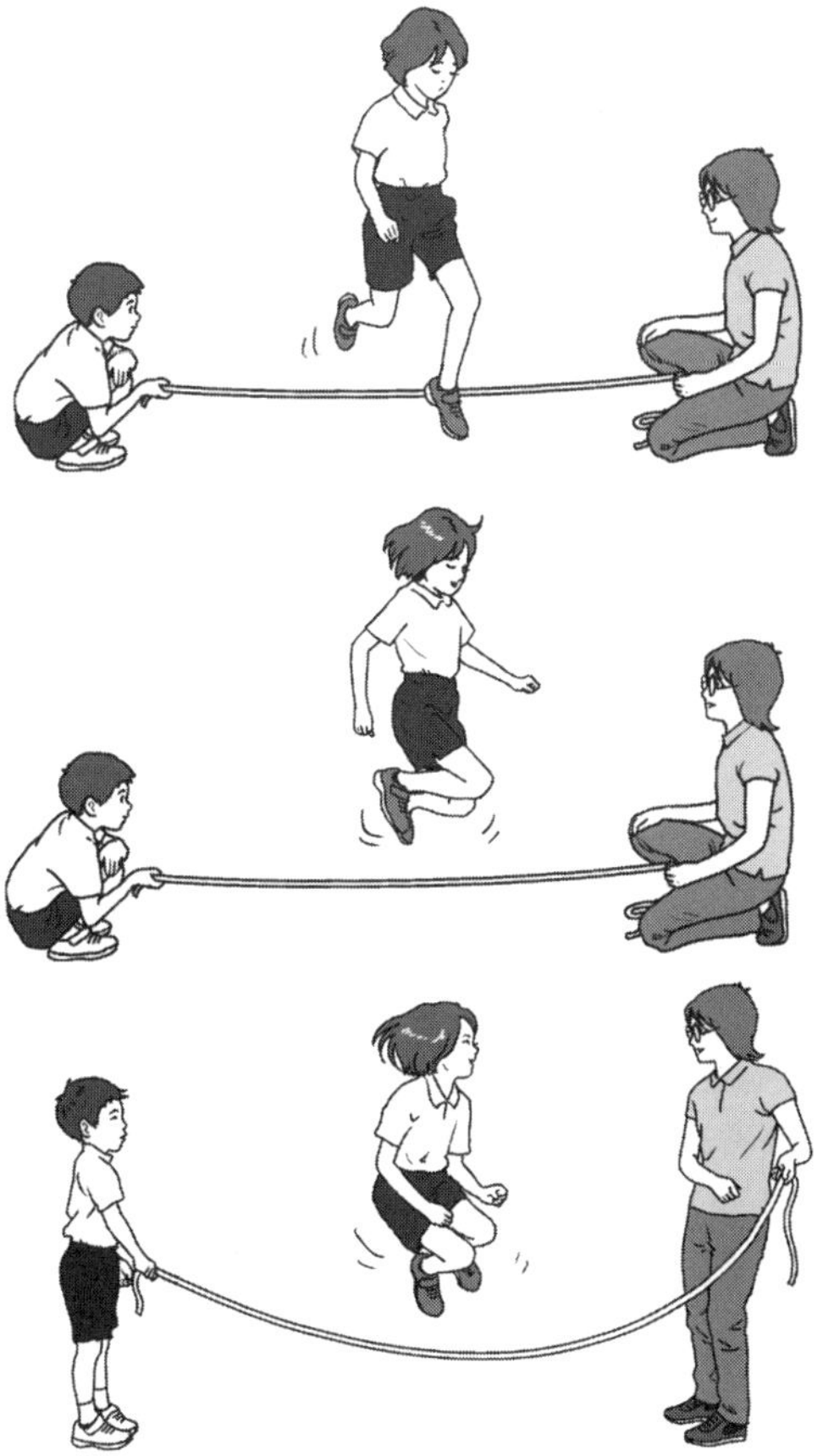

はじめは固定した縄を跳びます。最後に大縄跳びへと進みます

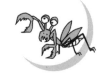

効果的な遊び・運動の進め方

発達障害の子どもにみられる運動の不器用さは、協調運動の障害として捉えることができます。協調運動は、さまざまな機能の上に成り立っています。この運動の不器用さは、キャッチボールができない、縄跳びができない、といった具体的な事例によって確認されます。しかしこれらは、それぞれの運動技術の未熟さとして捉えるだけでは解決しません。なぜならば、こうした運動技術は、感覚、姿勢保持、バランス、関節可動性の安定、運動イメージ、空間イメージといった機能が、十分に成熟していることが前提条件であり、そのうえで協調して発揮されるものだからです。

そのため遊びの進め方についても、はじめから最終段階の協調運動に関する遊びを行おうとしても効果的ではありません。まずは協調運動を構成する要素に着目し、基礎となる感覚に対する遊びから始め、姿勢、バランス、関節の可動性、運動イメージ、空間イメージへと順序立てて進めることが大切です。また、子どもによっては運動の問題もさまざまであり、個人差があります。レクチャーⅥの評価結果をもとに、特に機能の成熟が遅れている部分を把握してから進めることで、その効果を上げることができます。

これにより、発達障害の改善および日常生活が快適に過ごすことができれば、子どもにとって輝いた毎日となります。

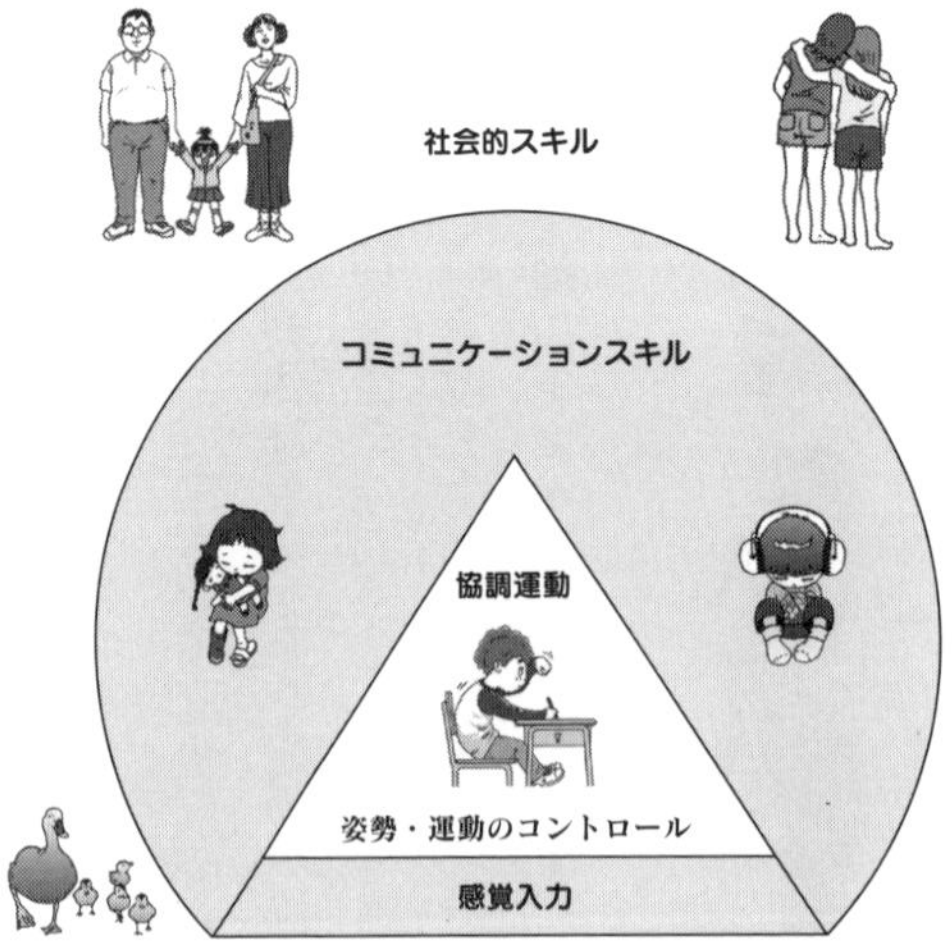

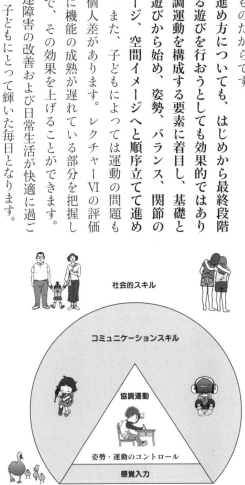

協調運動は、コミュニケーションや社会的スキルの基礎となるものです。これが安定することで日常生活の快適さが促進されます

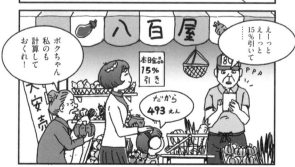

さんすうならまかせとけ!!

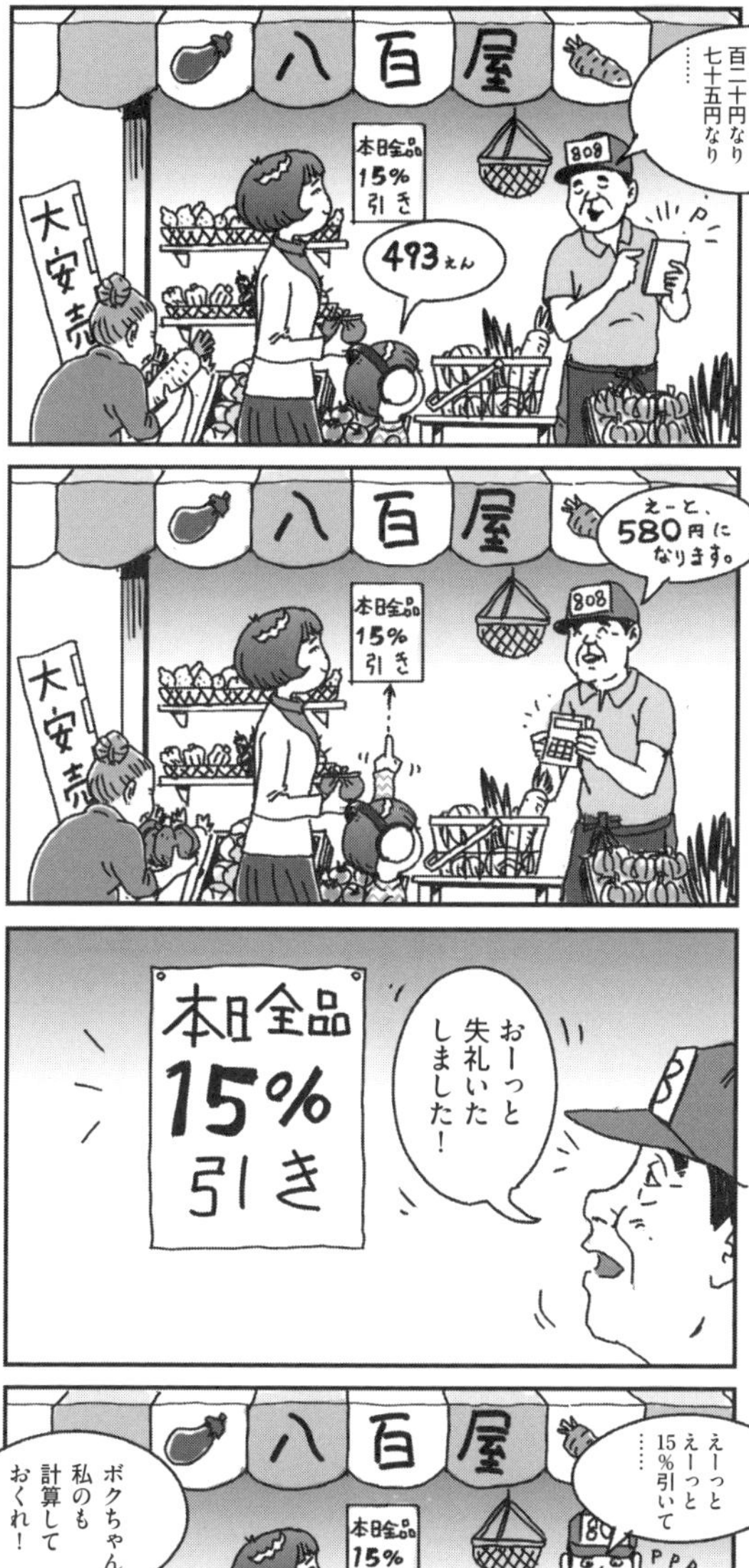

自閉スペクトラム障害のじゅん君は数学がとても得意です。お母さんの買い物の計算も簡単にできます。発達障害の子どもの中には、特定の能力がずば抜けていることがよくみられます。こうした、個別の能力を最大限に伸ばしてあげることは、自信につながり、さまざまな苦手を克服するための起点となります

レクチャーⅧ

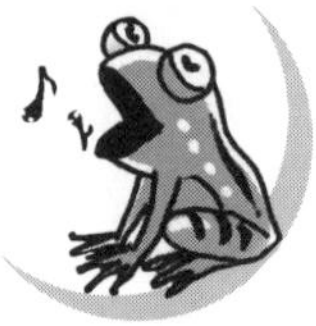

発達障害の悩み相談室

なんでも疑問にお答えします

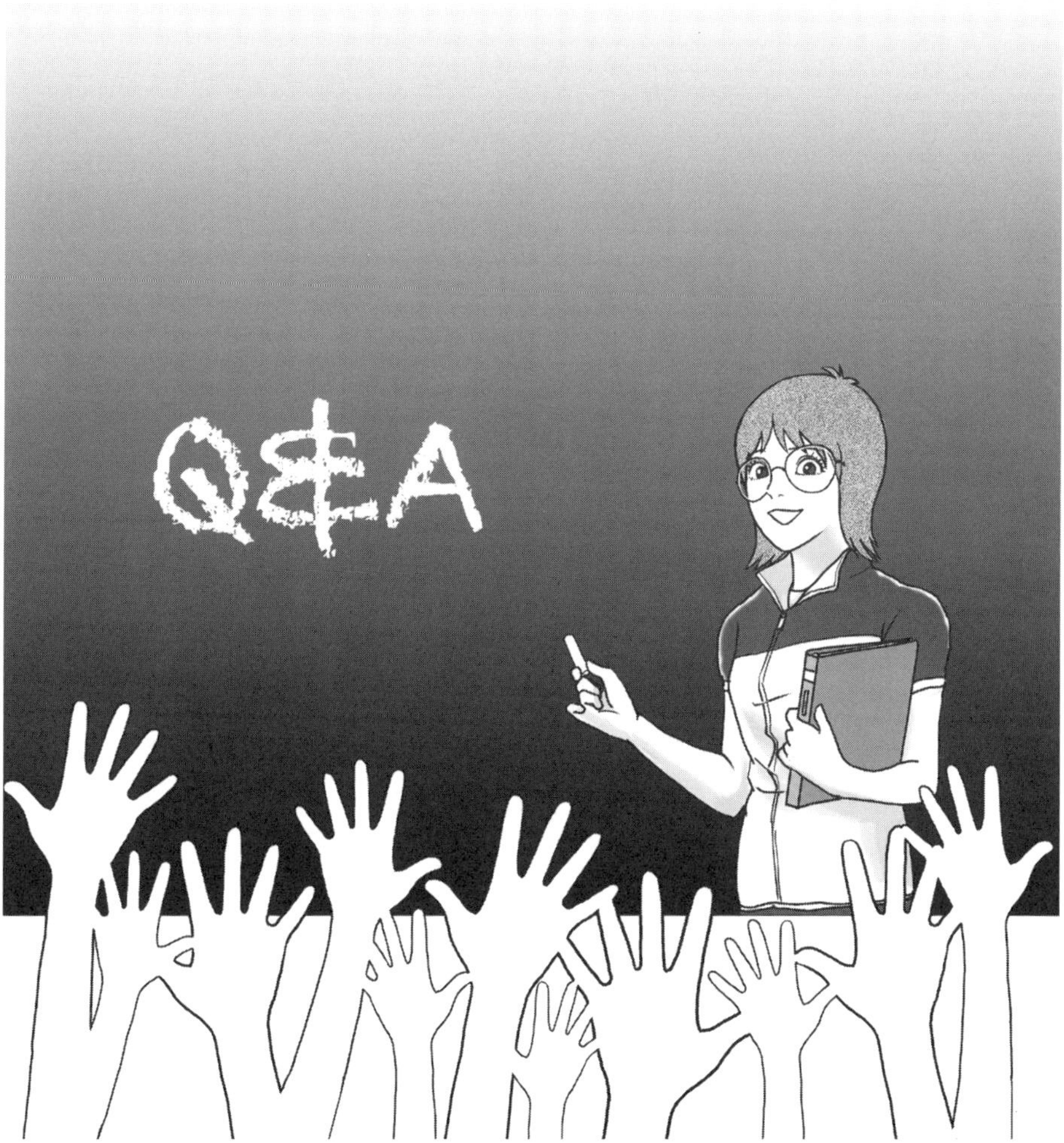

Q

子どもが音に敏感で、パニックになることがあります。どうしたらよいですか

A

発達障害をもつ子どもは、音に敏感なことが多いです。まずは、どのような音に反応しているか、観察してみてください。その際に、特定の音に対してパニックになる場合と、すべての音に対してパニックになる場合がみられます。特定な音とは、例えば掃除機のようなモーター音などを指します。そのような特定の音に敏感な場合の対処方法としては、音が出ることがわかっている時は、前もって音が聞こえない場所に移動させるか、あらかじめ音が始まることを子どもに伝えるなどが効果的です。突然の音の始まりは、もっとも避ける必要があります。もう一つ、すべての音に対する対処方法は、防音用のヘッドフォンが有効で商品化もされています。10代後半であれば、イヤフォンもいいかもしれません。肝心なことは、刺激を最小限にすることが大切です。

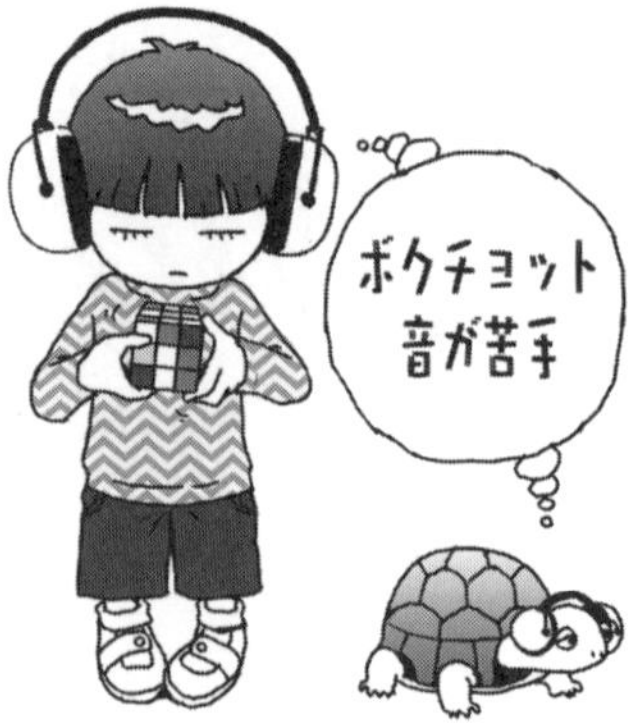

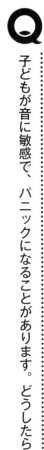

Q

家では、落ち着いて会話ができますが、街へ出ると混乱してしまい、会話が成り立たず、突然走り出すや、うずくまってしまうことがあります。どうしたらよいでしょうか

人混みや雑音といった刺激に対して、弱い子どももいます。そのような場合、家を出てからどこへ、どのようなルートで、何を目的に出かけるのかを、あらかじめ説明し理解させるとよいです。これから起こることを、前もって知っていると、落ち着いて行動できることが多いです。また、先にも紹介しました防音用のヘッドフォン、あるいはイヤフォンで静かな音楽を流して雑音などを聞こえなくする方法も有効です。視覚に関しては、眼鏡やツバのある帽子などを使って、人混みなどを感じさせないようにするのも効果的です。あと、屋外で会話する時は、子どもと目線を合わせ、自分の口元がみえるようにして、ゆっくり話すことでも、子どもは落ち着くので行ってみてください。

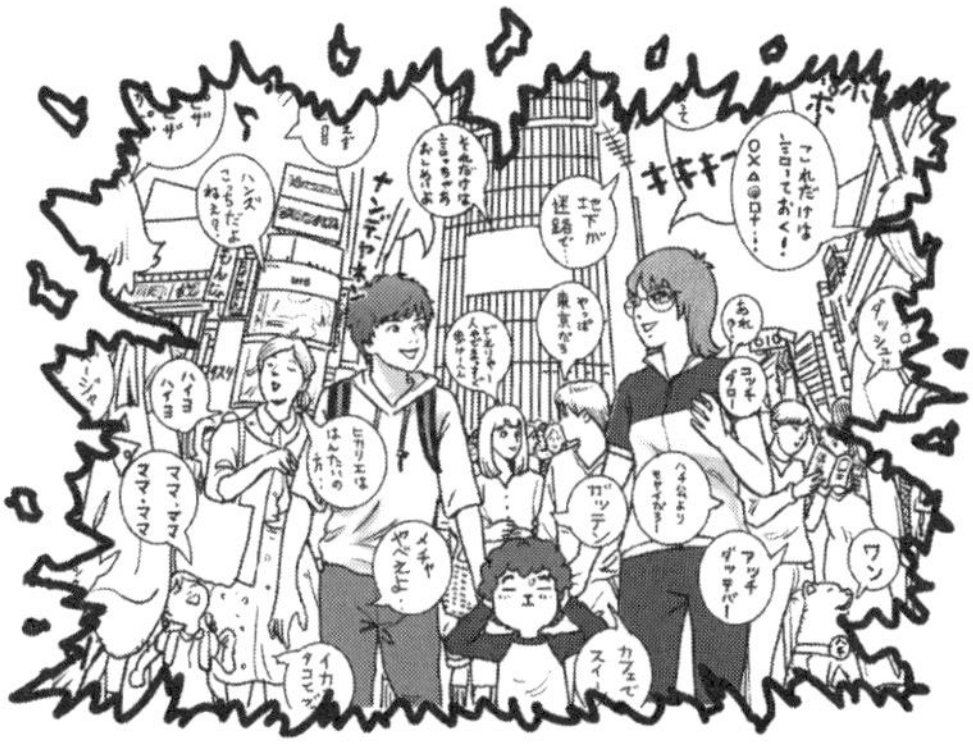

キキキー
これだけは言っておく!
地下が迷路で…
やっぱ東京だな
ハンズこっちだよねえ?
ハイヨハイヨ
ヒカリエははんたいの方…
コッチダロー
ママ・ママママ・ママ
メチャやべえよ
ワン
カフェでスイー

遊びなどの物事の切り替えが苦手で暴れることがよくあります。どうしたらよいですか

遊びに集中している子どもは、この楽しい状況が終わるという予測をしていません。そのため、遊びの中止を告げられると、突然予定が変更されたと感じてしまい、それを受け入れることができず、パニック状態になることがあります。その対処方法としては、事前に予定を示しおくことが重要です。そこで時計を用意し、「遊びの時間は、大きな針が12のところへいくまで」など、子どもが容易に理解できるように伝えます。さらに、「針が12のところになったら、片づけてご飯を食べるよ」などと、その後の予定

も説明するとよいです。また、終了時間の近くになったら「あと5分でおしまいだね」などの予告も効果的ですので行ってみてください。

Q いつも家の中を走り回り、食事の時も体を動かしていますが、どうしたらよいでしょうか

A 幼児期に、落ち着きがなく、じっとしていられないことは、比較的に多くみられます。このような状況が極端な場合を「注意欠如・多動性障害（ADHD）」といわれます。こうした落ち着きのなさは、成長に伴い安定化することが多く、時間をかけて成長を見守る必要があります。子どもにとって走り回っている状態は、楽しいことであり、精神的にハイになり、急にやめることができません。完全に止めさせようとせずに、静かにすることの楽しさを教えることが大切です。例えば、テレビなどを消して、膝の上に子どもを抱き、一緒に話しをしたり、本の読み聞かせや、子どもにマッサージをするなどの時間をつくり、「静かにいる楽しさ」を根気よく伝えることで変わってきますので、実践してみてください。

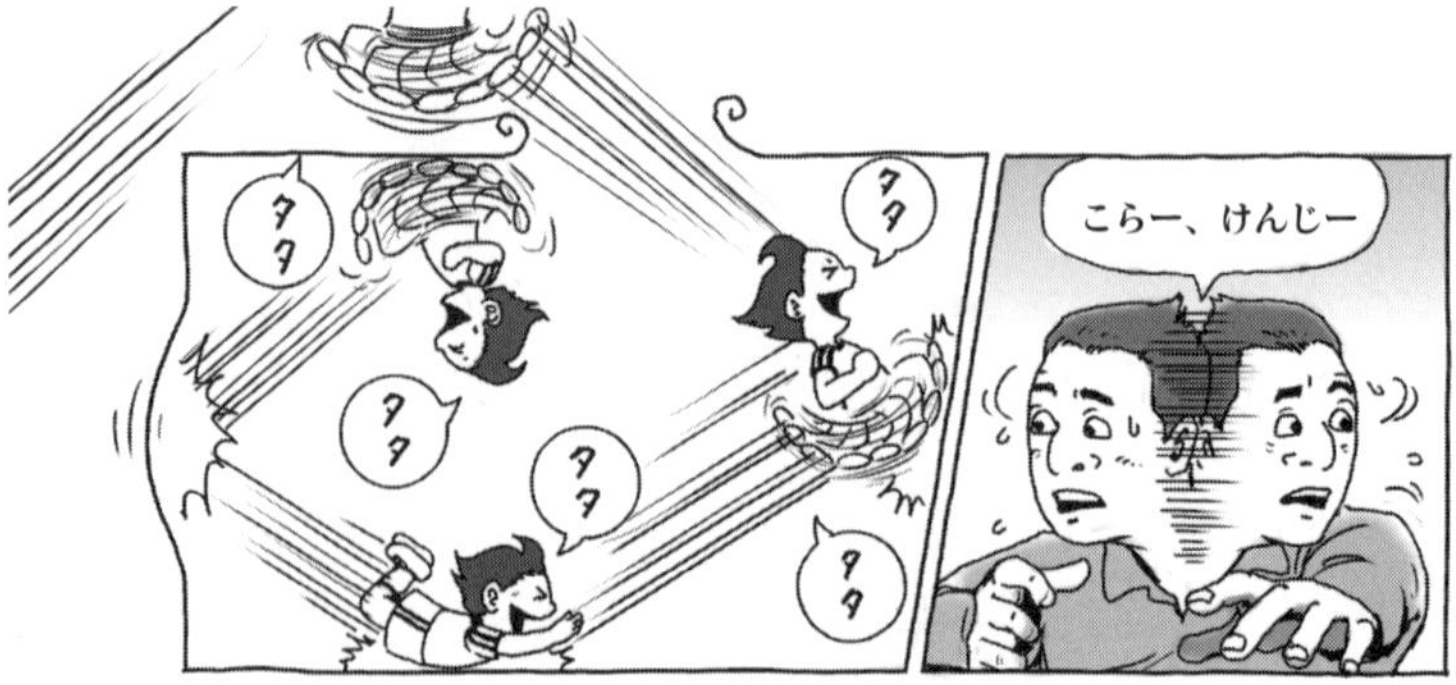

Q 子どもが心配な時、どのような機関に相談したらよいでしょうか

A 身近な地方自治体や区および市の子育て支援課、あるいは子育て支援相談窓口に相談されるのがよいと思います。学齢期の場合は、学校へ相談するのもよいと思います。もし、出生時に低出生体重などから新生児集中治療室（ＮＩＣＵ）に入院経験がある場合は、入院していた病院でもフォローアップの相談に対応してもらえると思います。

Q 小学生になっても椅子に座るのが苦手です。どのような椅子を選んだらよいでしょうか

A 椅子を選ぶ際には、まず足が床にしっかりついていることが重要です。よって、座面高を調整できる椅子を選ぶと、成長しても対応できます。

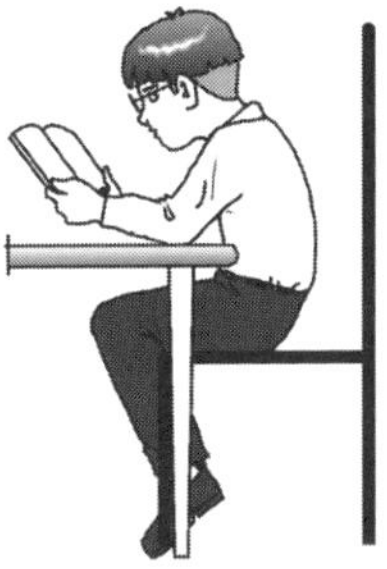

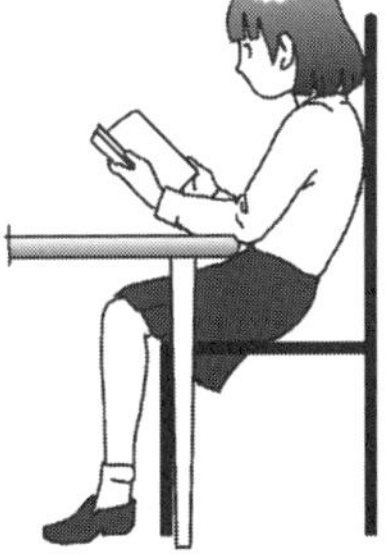

Q 運動が苦手で、その時間になると教室から出ていこうとします。どうしたらよいでしょうか

A 大人がみて簡単そうにみえる動作でも、苦手な場合が多くみられます。例えば、クラスで運動しているその場で改善させようとすることは、子どもにとって非常にストレスで辛いことです。それでも運動させると、運動そのものに対する拒否感を強めてしまいます。その場の運動は、いったん終了し、別の時間に一対一で、ゆっくり、運動を練習し自信をつけさせることが大切です。その後、様子をみながらクラスに戻るようにするとよいです。

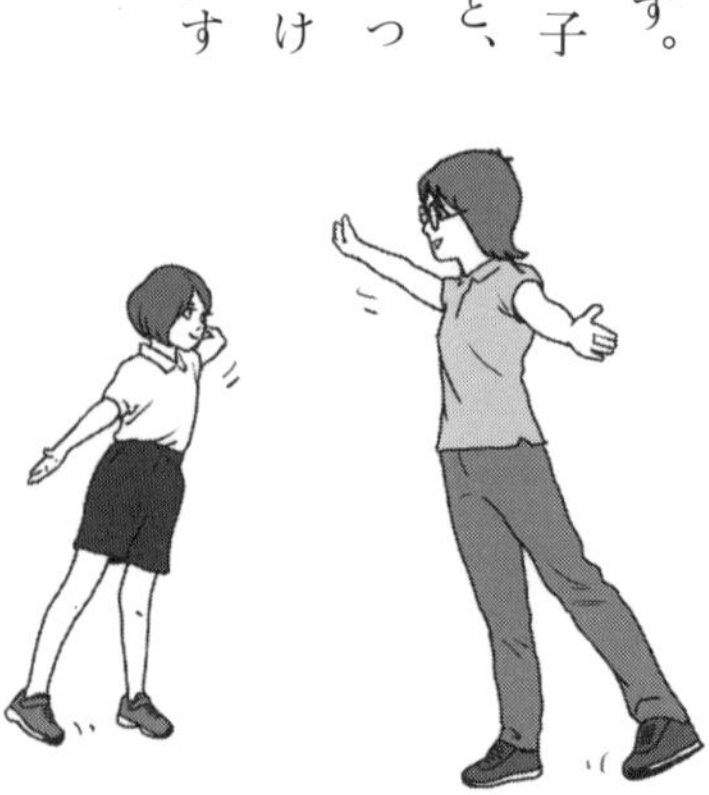

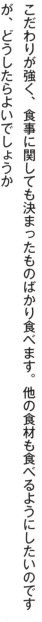

Q こだわりが強く、食事に関しても決まったものばかり食べます。他の食材も食べるようにしたいのですが、どうしたらよいでしょうか

A 味覚に対する過敏があるようです。発達障害をもつ子どもは、さまざまな感覚異常がみられ、味覚に対しても敏感なことが多いです。このような場合、味だけではなく、食物の温度も関係します。例えば、食事の温度が高すぎても、低すぎても食べることができません。そこで、まずは食べることのできるものを特定します。そのうえで、特定した食べ物に似ている食材や近い味付けで提供します。その際、温度にも注意してください。このようなわずかな変化から始め、少しずつ種類を拡大させていくと克服できるようになります。

【参考図書】

・新田　收：発達性協調運動障害の評価と運動指導．ナップ，2018

・中井昭夫：不器用な子どもたちに関する基本的な理解―発達性協調運動障害．チャイルドヘルス　18：406－409，2015

・American Psychiatric Association（原著），日本精神神経学会（監訳）：DSM－5 精神疾患の診断・統計マニュアル．医学書院，2014

・森栄美子：DCD（発達性協調運動障害）における発達と障害．障害問題研究　40：26－33，2012

・中井昭夫：発達障害は身体障害？協調運動から発達障害へのアプローチ．小児の精神と神経　54：143－145，2014

・ニキ・キリコ，他：自閉っ子，こうゆう風にできてます！花風社，2010

・グニラ・ガーランド（著），ニキ・キリコ（訳）：ずっと「普通」になりたかった．花風社，2008

・宮原資英：発達性協調運動障害が子どもの発達に及ぼす身体的および心理社会的影響と支援の方向性．小児の神経と精神　54：105－117，2014

・板谷　厚：感覚と姿勢制御フィードバックシステム．バイオメカニズム学会誌　39：197－203，2015

・高橋克昌：前庭刺激と視覚刺激の頭頂連合野における感覚統合．THE KITAKANTO MEDICAL JOURNAL　59：115－116, 2009

・新田　收，他：軽度発達障害児と定型発達児の発達における感覚経験の差異．第45回日本臨床神経生理学会，2015

・新田　收，他：幼児における運動発達と感覚異常の関係．第71回日本体力医学会，2016

・NittaO,et al: The relationship between motor coordination and sensory disturbance in children.11th Annual Congress of the International Society of Physical and Rehabilitation Medicine，2017

・辻井正次，他：発達障害児者支援とアセスメントのガイドライン．金子書房 ,2014

・宮本信也：発達障害．小児科診療　9：1517－1526，2008

・中井昭夫：発達性協調運動障害．臨床精神医学　40：335－338，2011

あとがき

本書を手にとっていただき、ありがとうございます。本書では、発達障害について原因と特徴を解説し、子どもの生活を快適にする遊びをとおした運動の指導方法を説明しました。当初は、理学療法士や作業療法士といったセラピストや特別支援学校の教員など、発達障害の子どものケアに関わる専門職の皆様へのヒントになればと思い、執筆を始めました。その後、発達障害をもつ子どものご家族の皆様にも、広く読んでいただきたいと思うようになり、友人であるイラストレーターの田中治氏の助けをえながら、文章とイラストでわかりやすく、専門用語もできるだけ用いないよう心がけ執筆しました。

さて、発達障害については、以前から市民講座などでお話しする機会がありました。その際、発達障害をもつ子どもの保護者から子どものことが少し理解できるようになり、ほっとしましたといった感想をもらうことがありました。つまり、これまで子どもの行動や物事に対する反応が不思議で、なぜだろうと思うことが多かったとのことでした。発達障害をもつ子どもの不思議な行動の大きな原因は感覚の偏りです。ここはとても大事な部分です。もともとヒトは、誰でも見ることや聞くこと、触ることなど、五感をとおして世界を理解しています。しかし、ヒトの感覚は機械のようにすべて同一であることはありません。それぞれ個性があるわけです。そのため感じている世界は、実は一人ひとり少しずつ異なっています。ちょっとSFのような話です。ただし、われわれは同じ世界で経験を重ねることで、多少の感じ方の差を補い、ほとんど違和感なく生活することができます。

発達障害の子どもでは、感覚の偏りが予想を超えて大きい場合があります。そのため彼ら彼女らが感じている世界は、一般的にわれわれが感じる世界とは大きく異なったものとなっています。例えば、発達障害の子どもとそのお母さんが、公園のベンチで並んで座っているとします。この時のお母さんは穏やかな午後に、緑の木々にそよぐ風を感じています。ところが、隣に座る子どもは襲いかかるような激しい風の音を感じ、言い知れぬ不安を抱いているのです。このように発達障害の子どもは、一人で苦しんでいる場合が多くみられます。彼ら彼女らの側からみると、われわれの普通な世界が不思議で理解できない世界となっているのです。

解決の糸口は、彼ら彼女らとどのように関わればいいのか、あるいはどうのようにわれわれの世界へ順応させればよいのかということです。まずは、彼ら彼女らをよく理解することです。そして、イマジネーションを動員して、彼ら彼女らの感じている世界を自分のものとして感じることです。これにより問題の半分は解決するかもしれません。残りの半分は、彼ら彼女らに、われわれの世界と通じるドアを開く手伝いをすることです。

発達障害は、コミュニケーションや集団生活でのつまずきによって発見されることが多いです。それに比べると、姿勢や運動が問題として取り上げられることは、まれです。ところが、子どもの成長において姿勢や運動はコミュニケーションよりも先に成熟します。そのため姿勢や運動とコミュニケーションの発達は、子どもの成長において切り離して考えることはできません。つまり、姿勢と運動の安定が土台となってコミュニケーションが発達していくのです。姿勢や運動は、感覚とも深く結びついています。体を動かすことで、身の回りの世界を感じとり、自らの心身を理解する手助けとなるのです。本書では、具体的な解決法を説明しています。ぜひ、楽しく過ごせる世界への窓口（ドア）として活用いただけることを願っております。

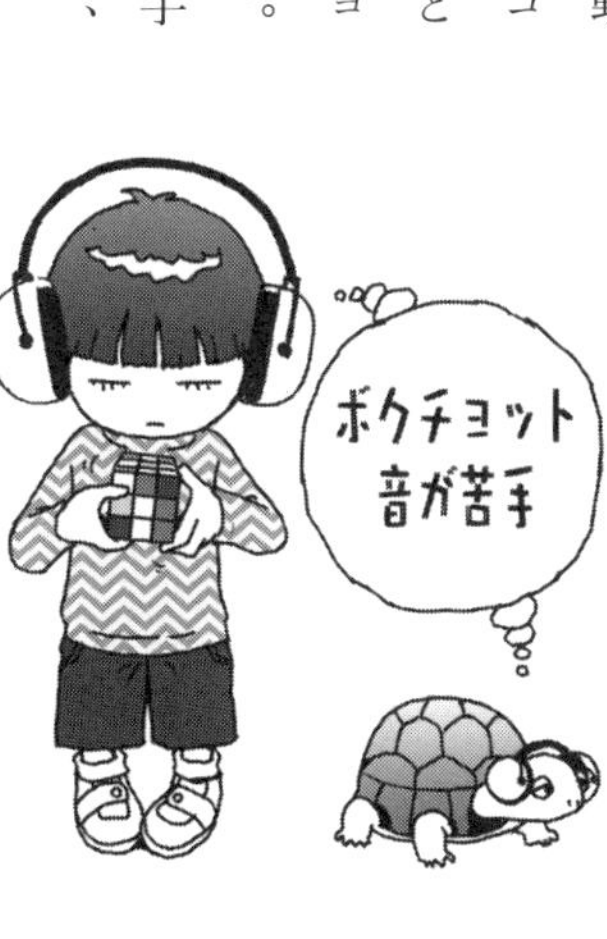

作者代表として　新田 收

発達障害の不思議な世界
～その理解と評価から導く最適な指導法

発　行　2021年4月19日　第1版第1刷
原　作　新田《にった》　收《おさむ》
作　画　田中《たなか》　治《おさむ》
発行者　濱田亮宏
発行所　株式会社ヒューマン・プレス
〒244-0805　横浜市戸塚区川上町167-1
電話045-410-8792　FAX045-410-8793
https://www.human-press.jp/
装　丁　関原直子
印刷所　モリモト印刷株式会社

ISBN　978-4-908933-31-8　C 3047